영양제119

지은이 정비환은 서울대학교 약학대학, 동 대학원을 졸업하고 국내 굴지의 제약회사 연구실에서 10년간 근무했다. 이후 서울 광진구에서 약국을 개업하여 14년째 운영하고 있다. 안타깝게도 약국을 찾은 많은 사람들이 "○○○ 주세요"라는 식으로 무턱대고 영양제를 구입하는 현실을 접하고 제대로 된 영양 및 건강 정보를 알릴 수 있는 방법을 궁리하기 시작했다. 키, 나이, 체중, 본인이 느끼는 필요성 등을 입력하면 자신에게 필요한 영양 성분과 그 성분을 함유한 식품, 이를 보충하기 위한 영양제 등을 알려주는 프로그램을 오랜 시간 들여 개발하였다. 3년간 '비타체크' 홈페이지를 열어 무료 상담을 하기도 하는 등 우리 사회에 '올바른 건강 정보'를 퍼뜨리고자 하는 열정이 가득한 약사로 알려져 있다. 지금도 영양제에 대한 최신의 에비던스(과학적 근거)를 분석해 영양제의 허와 실을 널리 알리기 위해 노력 중이다.

블로그 http://blog.naver.com/vitacheck

영양제 119

2011년 11월 10일 초판 1쇄 발행
2023년 1월 1일 초판 5쇄 발행

지은이 정비환
펴낸곳 부키(주)
펴낸이 박윤우
등록일 1992년 10월 2일 등록번호 제2-1736호
주소 03785 서울 서대문구 창천동 506-10 산성빌딩 6층
전화 02) 325-0846
팩스 02) 3141-4066
홈페이지 www.bookie.co.kr
이메일 webmaster@bookie.co.kr
제작지원 (주)체인지컬러 hicorea@gmail.com
제작진행 올인피앤비 bobys1@nate.com
ISBN 978-89-6051-183-5 13590

책값은 뒤표지에 있습니다.
잘못된 책은 구입하신 서점에서 바꿔 드립니다.

영양제 119

정비환 지음

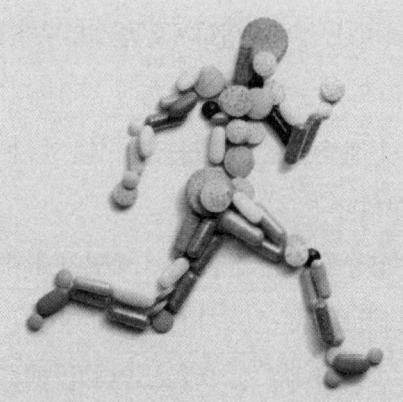

부·키

머리말

영양제 살 때 에비던스를 물어라

"그냥 ○○○ 주세요."
대개는 영양제를 사러 와서 다른 사람의 약을 사듯 이렇게 말합니다. 14년간 약국을 운영하면서 접하는 안타까운 현실입니다. 누구나 건강이 중요하다고 말하고 오가는 인사말로도 항상 건강하라고 하면서 정작 자신의 건강 상태나 제품에 들어 있는 영양 성분에 대해 알고자 하는 절실함은 부족해 보입니다.

예를 들어 의약품 영양제인지, 건강기능식품인지에 대한 기본적인 인식도 부족합니다. 그것이 무슨 차이가 있는지에 대해서 잘 알지 못합니다. 자신의 나이나 건강 상태를 생각해 보고 어떤 영양 성분을, 어느 정도 섭취해야 하는지에 대한 이해도 없습니다.

건강이 중요하다고 말하는 만큼 건강을 위한 노력이나 투자를 충분히 하고 있나요? 자신의 담뱃값이나 술값, 커피값보다 건강에 더 투자하는 사람은 얼마나 될까요?

건강을 생각해서 영양제를 먹는다는 분들도 영양제를 선택할 때 내 몸에 맞는지, 안전하고 확실한 효과를 얻을 수 있는 성분을 가진 제품인지 꼼꼼하게 따지지 않습니다. 그저 광고나 주위 사람들로부터 얻은 신뢰할 수 없는 정보에 의존할 뿐입니다.(물론 이런 상황이 된 데에는 영양제에 관한 전문가인 저희들의 책임이 큰 것은 부정할 수 없는 사실입니다.)

건강은 패션이 아니므로 감성이나 유행을 쫓기보다는 냉철하게 비교해 보고 영양제의 에비던스(evidence, 근거 또는 증거)로 판단해야 합니다.

이 책에서 에비던스라는 단어를 자주 볼 것입니다. 우리말 뜻인 '근거' 또는 '증거'라고 하지 않고 굳이 '에비던스'라고 하는 이유는 근거나 증거라고 했을 때 기존에 쓰이던 의미와 혼동을 일으키기 때문입니다. 여기서 말하는 '에비던스'는 가장 믿을 만한 과학적 데이터로서, 의학에서는 주로 임상 시험을 통한 결과를 의미합니다.

집집마다 영양제 한 통 없는 집이 없습니다. 영양제를 복용하는 사람들이 늘어남에 따라 떠도는 정보도 권하는 사람들도 많아 어디서 뭘 보고 영양제를 선택해야 하는지 판단이 서지 않는 것이 현실입니다. 이런 현실에서 각 제품마다 에비던스를 찾아 정확한 정보를 알리고 잘못 알려진 정보를 바로 잡으려고 합니다. 영양제로 얻을 수 있는 효과와 부작용에 대한 에비던스를 판단하지 않고서는 진짜와 가짜를 구별할 수 없기 때문입니다. 지금까지 우리가 에비던스로 판단하지 않아서 혼란스러웠던 것들을 조금 나열해 볼까요.

건강 요법: 발바닥 노폐물 배출 시트, 이침, 경혈 파스 요법, 금붕어 운동기(누워 다리를 올려놓고 흔들어 주는), 메가비타민 요법(비타민을 무조건 많이 쓰면 좋을 것이라는 생각), 자석 반지 목걸이, 토르말린 목걸이, 산성 체질 개선, 혈액형별 건강법, 장 청소, 커피 관장, 바나나 다이어트 등의

여러 다이어트 방법, 오링 테스트.

영양제, 식품: 영지, 운지, DHEA, 오가피, 석류, 음양곽, 알로에, 동충하초, 홍화씨, 상황버섯, 구기자, 청국장, 검은콩, 로열젤리, 프로폴리스, 복분자, 육각수, 알칼리수, 마, 게르마늄, 유황 오리, 스쿠알렌, 구연산, 제주도 말뼈 가루, 불광동 산골.

이 중에서 어떤 것이 우리의 건강을 개선하는 효과가 있을까요? 어떻게 그 효과를 판단할 수 있을까요? 정보의 바다라는 인터넷을 찾아봐도 '이게 정보인지 아니면 홍보나 광고인지' 판단하기 어려울 때가 많습니다. 이처럼 판매 업체들은 점점 영악해지는데 어떻게 나에게 맞는 영양제를 찾을 수 있을까요?

"에비던스를 보여 주세요."

바로 이 한 마디에 답이 있습니다. 그 효과에 대한 객관적이고 과학적인 결과를 알려 달라는 것이지요. 물론 일반인이 에비던스를 평가하는 게 쉽지 않을 수도 있지만 그럴 때는 믿을 만한 전문가에게 문의하면 됩니다.

약대와 대학원 6년, 제약회사 연구소 10년, 그리고 약국 개업 14년. 제가 약학과 인연을 맺은 지 벌써 30년이 되어 갑니다. 거기에 3년에 걸쳐 찾은 과학적 에비던스를 바탕으로 영양제에 대한 모든 것을 이 책에 담았습니다. 영양제에 대한 과학적 사실을 다룬 책이지만 일반인들이 이해하기 쉽게 쓰려고 노력하였고, 전문가들에게도 도움이 되도록 근거가 되는 참고 자료를 꼼꼼하게 정리하였습니다. 자신과 가족들의 건강을 위해 올바른 영양제 선택과 복용에 도움이 되었으면 합니다.

이 책을 준비하면서 농사일로 항상 갈라지고 부르텄던 아버지의 손을 떠올렸습니다. 못난 자식 때문에 돌아가실 때까지도 기도를 쉬지 않으셨던 그 손을 기억하며 힘든 시간을 이겨냈습니다. 그저 죄송하고 또 감사한 마음뿐입니다. 또 책을 쓴답시고 주변에 신경을 많이 쓰지 못했는데 특히 고 박경호 형(서울대병원 약제부)께 미안함과 감사한 마음을 전합니다. 약사로서 또 선배로서 형은 언제나 후배들이 기댈 수 있는 언덕이었습니다. 진심으로 고맙습니다.

2011년 11월
정비환

차례

머리말 영양제 살 때 에비던스를 물어라 ··· 4

1장 꼼꼼히 따져 먹어야 효과 2배

바쁜 현대인에게 필요한 영양제 ··· 14
영양제, 비타민제, MVM, 서플리먼트? ··· 17
다양한 영양제 종류 ··· 20
사람마다 계절마다 필요한 영양제가 다르다 ··· 24
내 몸에 맞는 영양제 고르기 ··· 28
식전 식후 언제 먹어야 할까? ··· 36
MVM 한 알이면 충분할까? ··· 39
권장섭취량만 먹으면 충분할까? ··· 42
비타민 C도 부작용 생길 수 있다 ··· 45
이것만은 알고 먹어라 ··· 49
column 미국 영양제의 불편한 진실 ··· 53

2장 나이별 증상별 영양제 맞춤처방

올바른 영양 섭취가 중요한 어린이 ··· 60
에너지가 많이 필요한 10대 청소년(초등 후반~중고생) ··· 67
건강과 아름다움에 관심 많은 젊은 여성 ··· 72
불규칙한 생활을 하는 젊은 남성 ··· 79

갱년기 증상으로 괴로운 50대 여성	⋯ 83
남성호르몬 분비가 줄어드는 50대 갱년기 남성	⋯ 87
노화가 진행되는 노년층	⋯ 91
키가 작아 고민인 청소년	⋯ 94
공부에 시달리는 수험생	⋯ 99
영양 보충에 특히 신경 써야 하는 임산부	⋯ 102
모유 수유하는 산모	⋯ 109
과중한 업무에 시달리는 사람	⋯ 112
운동을 많이 하는 사람	⋯ 116
잇몸이 걱정인 사람	⋯ 119
늘 피곤한 사람	⋯ 122
술을 많이 마시는 사람	⋯ 125
스트레스가 많은 사람	⋯ 128
면역력이 떨어졌을 때	⋯ 130
식욕이 없을 때	⋯ 134
혈액순환이 잘되지 않을 때	⋯ 138
피부 건강이 염려될 때	⋯ 141
근육이 불편할 때(눈꺼풀 떨림, 근육 경련, 하지불안증후군)	⋯ 144
사십견, 오십견이 왔을 때	⋯ 148
노안이 걱정될 때	⋯ 151
자주 재발하는 심각한 고질병, 방광염과 질염	⋯ 154
일상생활을 방해하는 생리통	⋯ 157
철분이 부족할 때(빈혈)	⋯ 160
다이어트를 하는 사람	⋯ 164
column 오메가-3지방산과 오메가-6지방산	⋯ 168

3장 성인병으로부터 내 몸 살리는 영양제

고혈압 ··· 176
당뇨병 ··· 184
고지혈증(이상지질혈증) ··· 190
치매(또는 노인성 인지력 저하) ··· 196
대사증후군 ··· 204
비만 ··· 210
암 ··· 220
퇴행성관절염 ··· 231
골다공증 ··· 238
시력 저하 ··· 246

4장 영양제에 대한 오해와 진실

천연 비타민 제품의 안타까운 진실 ··· 256
웅담 성분(UDCA)이 피로 회복에 좋다? ··· 261
임신과 엽산에 대한 중대한 오해 ··· 263
잇몸약은 잇몸 보약일까? ··· 267
성장 촉진 영양제가 따로 있다? ··· 269
초유는 면역력을 증가시킨다? ··· 272
입병에는 비타민 C 츄잉정을 먹는다? ··· 274
어지러우면 철분 영양제를 먹는다? ··· 276
남자는 굳이 철분을 섭취할 필요가 없다? ··· 278
여성 갱년기에는 식물성 호르몬이 더 좋다? ··· 281
갱년기 여성만 칼슘 섭취가 중요하다? ··· 284

열이 많아서 인삼을 못 먹는다? ···287
골다공증에는 뼈로 만든 칼슘 영양제가 좋다? ···290
베타카로틴은 누가 먹어도 안전하다? ···292
겨우살이가 암에 좋다? ···294
유산균은 계속 먹지 않아도 된다? ···296
식물성 오메가-3 지방산인 아마인유(아마씨 기름)가 더 좋다? ···298
지용성 비타민은 축적되므로 조심해야 한다? ···300
동물성 지방은 몸에 나쁘다? ···302
숙변 때문에 장 청소는 가끔씩 해 주는 것이 좋다? ···306
제품에 적힌 효과가 전부다? ···309
건강기능식품은 부작용이 없다? ···312
영양제 회사에는 영양제 전문가가 많다? ···317

부록

A. 우리나라 영양 섭취 기준 ···322
B. 다른 나라와 영양 섭취 기준 비교 ···332

참고 자료 ···334
찾아보기 ···345

일러두기

1. 본문에 나오는 MVM(멀티비타민 미네랄)은 우리가 흔히 부르는 '종합비타민', '멀티비타민', '복합비타민' 등을 일컫는 것으로 좀 더 정확한 용어 사용을 위해 MVM으로 표기하였습니다.

2. 흔히 오메가3, 오메가6라고 부르지만 정확한 표기를 위해 오메가-3지방산, 오메가-6지방산으로 표기하였습니다.

3. '에비던스'는 우리말로 '근거' '증거'라는 말로 쓰이는데 이 책에서는 가장 믿을 만한 과학적 자료라는 의미로, 의학에서는 주로 임상 시험을 통한 결과를 뜻합니다. 의미를 좀 더 명확히 하기 위해 '에비던스'라고 표기하였습니다. 그 에비던스에 대한 정확한 정보를 원하시는 분들을 위해 참고 자료를 꼼꼼하게 적었습니다.

1장

꼼꼼히 따져 먹어야 효과 2배

바쁜 현대인에게 필요한 영양제

영양제는 우리가 생명을 유지하기 위해 꼭 필요한 영양소를 먹기 편하게 만든 제품입니다. 일반적으로 탄수화물, 단백질(아미노산), 지방 등 3대 영양소에 비타민과 미네랄을 포함해서 5대 영양소라고 부릅니다. 요즘은 생명 유지에 꼭 필요한 영양소는 아니더라도 영양이나 기능을 좋게 하는 생리활성물질을 함유한 것 예를 들면 유산균, 은행잎 엑스(추출물), 식이섬유, 생약 또는 한약 등을 함유한 제품도 영양제라고 부릅니다. 영양소가 우리 몸에서 하는 역할을 간략히 그림으로 나타내면 다음과 같습니다.

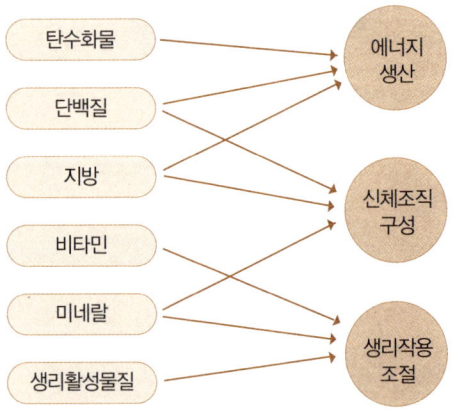

탄수화물은 대부분 음식으로 섭취하여 따로 보충할 필요가 없지만 특수한 기능을 가진 성분(예를 들어 난소화성덱스트린 등)의 영양제가 있습니다. 단백질은 주로 아미노산을, 지방 중에는 필수지방산을 주로 영양제로 만듭니다. 비타민과 미네랄은 가장 영양제로 친숙하며 생리활성물질은 대개 생약이나 한약에서 추출한 식물성 성분으로 만듭니다.

이러한 영양소나 생리활성물질을 식사를 통해서 매일 충분히 섭취할 수 있다면 영양제는 따로 필요하지 않습니다. 그러나 아이러니하게도 먹을거리가 풍부해지고 생활이 윤택해질수록 영양소 부족이나 불균형을 일으키는 위험요소들이 증가합니다.

불규칙한 생활

현대인들의 생활 방식이 복잡하게 변하면서 온갖 스트레스, 불규칙한 식사, 지나친 술과 담배, 운동 부족, 비만 등 건강 상의 문제가 부쩍 증가했습니다. 밤늦게까지 스트레스 받으며 일하고 밤늦게까지 먹고 마시게 될 줄 100년 전에는 상상이나 했을까요?

가공식품 증가

마트마다 손쉽게 살 수 있는 가공식품이 가득합니다. 대량으로 생산하여 오래 보관할 수 있게 한 가공식품은 트랜스지방과 칼로리는 많고 비타민과 미네랄은 적어 현대인의 영양 상태를 악화시키고 있습니다.

심각한 오염 물질 증가

자동차 매연, 다이옥신, 중금속, 방사능 오염, 환경호르몬, 수은 중독 된 등푸른 생선, 위험 물질이 들어 있는 중국산 농수산물 등으로 건강에 대한 위험이 증가하였습니다.

늘어난 먹을거리, 감소된 영양가

과일이나 채소 등은 빨리 수확할 수 있는 것, 크고 색깔이 선명한 것 등 생산량과 외관에 신경 쓰다 보니 엄청난 양의 화학비료나 살충제를 뿌립니다. 그 결과 크기나 색깔은 좋아졌지만 오히려 영양가는 예전보다 많이 감소했습니다. 곡물 또한 도정, 세척, 가공 과정을 거치면서 원래 영양 상태대로 식탁에 올라오지 않습니다.

　이런 위험으로부터 우리의 건강을 지키려면 어떻게 해야 할까요? 우선 건강에 해로운 생활 습관을 개선하고 우리 몸에 필요한 영양소는 음식을 통해서 적절하게 섭취하도록 노력합니다. 어쩔 수 없이 부족한 부분이나 음식에서 섭취하기 어려운 생리활성물질 등은 적절한 영양제로 보충해 주는 것이 최선의 방법입니다.

영양제, 비타민제, MVM, 서플리먼트?

 미국 영양제 = 서플리먼트

우리나라에서는 일반적으로 영양제 또는 비타민제라고 부르는데, 영어로는 보통 서플리먼트(supplements)라고 합니다. 서플리먼트는 '보충해 주는 제품'이라는 뜻도 있지만 미국에서는 1994년에 생긴 새로운 식품 카테고리의 하나인 다이어터리 서플리먼트(dietary supplements) 제품들을 말합니다. 미국 서플리먼트는 '영양 보충제'로 번역하기도 하지만 '다이어터리 서플리먼트'나 '서플리먼트'로 부르는 것이 우리나라 영양제와 혼동을 피할 수 있는 방법입니다.

미국의 서플리먼트 관련 법은 미국 보건 당국이 서플리먼트를 제대로 관리할 수 없게 만들어졌습니다. 이 때문에 미국에서 '서플리먼트'로 판매되는 제품들이 과연 안전한지 또는 효과가 있는지에 대해서 많은 전문가들이 문제 제기를 했습니다. 서플리먼트 제품 4개 중 1개는 문제가 있다며 악법을 개정하라고 요구했으나 식품업계의 로비 때문에 번번이 좌절되었습니다.(53쪽 참조)

우리나라도 미국 서플리먼트의 영향을 받아 식품에 일부 기능성을 표기할 수 있게 한 건강기능식품 제도를 시행하고 있습니다. 그래서 크게 영양제를 세 가지로 분류합니다. '의약품 영양제(품질과 약효가 입증된 것)', '의약외품(식품의약품안전청 지정 저함량 비타민 미네랄)', '건강기능식품(다양한 원료와 편리성에 중점)'으로 나눕니다.

우리나라 영양제는 보건 당국이 철저히 감독하기 때문에 최소한 미국의 서플리먼트보다는 신뢰할 수 있습니다.

비타민제와 영양제를 구분한다

비타민제라는 명칭은 비타민만 함유한 제품을 말합니다. 비타민 이외에도 아미노산, 지방, 미네랄이나 식물 성분 또는 유산균 등 여러 성분이 함유된 제품을 그냥 '비타민제'라고 표현하는 것은 정확하지 않습니다. 그러나 아직까지는 관례적으로 많이 쓰입니다. 명칭 때문에 오해가 생기지 않도록 비타민 이외의 성분이 들어 있는 제품은 '영양제'라고 부르는 것이 적절합니다.

멀티비타민 미네랄(MVM)이 정확한 표현이다

자주 쓰이는 '종합비타민'이라는 표현도 오해를 낳습니다. 비타민만 함유한 것과 미네랄까지 함유한 것은 그 효과에서 큰 차이가 있습니다. 여러 가지 비타민과 미네랄을 함유한 제품을 정확하게 표현하면 '종합비타민 미네랄' 또는 '멀티비타민 미네랄'입니다. 영어로는 'Multi-Vitamin and Mineral'로 줄여서 'MVM'이라고 부르기도 합니다.

우리나라에서 섭취 기준이 있는 비타민은 지용성 4종, 수용성 9종으로 총 13종입니다. 섭취 기준이 있는 미네랄은 14종입니다. 그러나 미네랄 가운데 인, 칼륨, 나트륨, 염소 등 4가지는 영양제로 보충하는 의미가 없어서 보통 10종을 영양제에 사용합니다. 시판되는 대부분의 MVM 제품은 비타민과 미네랄 섭취 성분 총 23종 중에서 대략 18종 이상이 들어 있습니다. MVM은 다수의 영양 성분을 쉽게 공급할 수 있어서 영양제의 기본이 되는 제품입니다. 각 비타민과 미네랄의 함량에 따라서 자신에게 맞는 것을 잘 선택하는 것이 중요합니다.

예를 들어 철분 함량으로 MVM을 선택할 때는 섭취 기준을 참고로 '10대 임신부, 임신부, 사춘기 여성, 사춘기 남성, 젊은 여성, 젊은 남성, 갱년기 남성, 갱년기 여성'의 순서입니다. 10대 임신부가 가장 철분이 많이 필요하고 갱년기인 50세 이후에는 들어 있지 않거나 적게 들어 있는 것을 선택합니다. 철분이 많이 필요한 사람이 섭취가 부족하면 철결핍성 빈혈이 생길 수 있습니다. 반면에 철분이 필요 없는 사람이 많이 섭취하면 몸에 부담을 주어 심장병, 당뇨병 등을 증가시킨다는 주장도 있습니다. 따라서 MVM을 잘 선택하려면 여러 사항을 고려해야 합니다.

다양한 영양제 종류

우리나라 영양제는 크게 의약품과 의약외품 그리고 건강기능식품으로 나뉩니다. 이 중에서 자신에게 가장 필요한 제품을 선택하는 것이 중요합니다. 우리나라에서 영양제는 다음과 같이 분류합니다.

	의약품 영양제			의약외품	건강기능식품	
성분 구분	비타민 및 미네랄	생리활성물질	한약	비타민 및 미네랄 (함량이 낮은 것)	고시형 원료	개별인정형 원료
효과	약효 인정(질병 치료 및 예방)				기능성 인정	4등급별 기능성
판매	약국만 가능			약국 및 약국 외 판매		
예	비타민제 MVM 칼슘제 철분제 마그네슘제 항산화 영양제 골다공증 영양제 혈액순환제 근육 경련 개선제 신경영양제 임산부 영양제 고함량 비타민 B제	은행잎(혈액순환) 글루코사민(관절) 콘드로이틴(관절) 실리마린(간장) 빌베리 엑스(눈) 코엔자임큐텐(심장) 서양승마(갱년기) 갱년기 영양제	보중익기탕 십전대보탕 쌍화탕 신장약	비타민과 미네랄 중 함량이 낮은 것 일부	비타민 미네랄 단백질 식이섬유 오메가3 로열젤리 홍삼 클로렐라 프로폴리스 알로에 루테인 소팔메토	자일리톨 덱스트린 펩타이드 천연 비타민 석류 녹색입홍합 마카 복분자 양파

간편한 영양제 선택 요령

같은 목적으로 쓸 수 있는 영양제 중에서는 효과를 인정받는 순서대로 선택할 것을 추천합니다.

① 의약품 영양제.
② 의약외품.
③ 건강기능식품 고시형.
④ 건강기능식품 개별인정형 질병 발생 감소 기능.
⑤ 건강기능식품 개별인정형 기타 Ⅰ등급.
⑥ 건강기능식품 개별인정형 기타 Ⅱ등급.
⑦ 건강기능식품 개별인정형 기타 Ⅲ등급.

의약품 영양제는 약효가 인정되고 까다로운 규격과 제조 과정을 거치기 때문에 가장 신뢰성이 높습니다. 의약품은 질병의 치료나 예방에 중요하기 때문에 약국에서만 판매할 수 있습니다. 약사가 운영하는 인터넷 쇼핑몰에서도 의약품 영양제는 판매하지 못하고 오직 약국에서만 취급할 수 있습니다. 인터넷이나 홈쇼핑 또는 병원에서 판매되는 것을 의약품으로 착각하지 말아야 합니다.

의약외품은 이전에는 의약품이었던 비타민과 미네랄 제품 중에서 함량이 낮아 위험성이 적은 것을 약국 외에서도 취급할 수 있도록 한 것입니다. 약효는 적지만 약국 이외에서도 판매할 수 있어 구입하기에 편리합니다. 단 그 종류는 많지 않습니다.

건강기능식품은 약효는 인정되지 않으나 건강에 도움이 될 수 있다는 기능성을 표기할 수 있습니다. 건강기능식품공전에서 지정한 고시형 원료와 각 회사가 신청하여 건강기능식품 원료로 인정받은 것으로 만듭니다. 건강기능식품공전에서 지정한 성분들은 대체로 효과가 널리 알려져 있습니다. 반면에 개별인정형은 건강기능식품 회사가 개발하려는 성분을 인정받는 것으로, 제출한 자료를 평가하여 4가지 등급으로 세분합니다. 건강기능식품은 약국뿐만 아니라 약국 이외에서도 판매가 가능하기 때문에 고시형인지, 개별인정형인지, 개별인정형이면 몇 등급인지를 참고하여 효과와 안전성을 살펴봐야 합니다. 쉽게 판단할 수 없다면 전문가의 자문을 받습니다.

plus tip

의약품은 '쌍화탕', 식품은 '쌍화'

쌍화탕이나 한방 음료 제품으로 생산되는 대부분은 『동의보감』과 같은 옛 한약서에 적혀 있는 한방 처방에 따른다. 그 당시에는 모두 치료용 의약품으로 쓰였지만 지금은 그 위상이 많이 바뀌었다. 특히 쌍화탕, 십전대보탕, 보중익기탕 등은 현재 '기타의 자양강장 변질제'로 분류해 영양제로 취급하는데, 이 중에서도 우리가 가장 흔히 접하는 것이 쌍화탕이다.

현재 우리나라에서 보통 쌍화탕이라고 부르는 것에는 의약품도 있고 식품(혼합 음료)

도 있다. 의약품 쌍화탕은 한약서의 처방을 그대로 따라 한약으로 만들기 때문에 약효를 인정받는다. 식품인 혼합 음료는 효과가 아닌 맛이나 기호 때문에 마시는 것으로, 한약으로 만들지 않고 인공향료나 색소 등으로 제조되므로 엄밀하게는 '쌍화탕'이라고 할 수 없다. 효과를 생각해서 선택하려면 당연히 의약품 음료를 선택해야 하는데 의약품과 식품(혼합 음료) 음료 제품이 겉모양뿐만 아니라 맛도 비슷하기 때문에 일반 소비자들은 구별하기 어렵다. 의약품 음료 제품을 원하면 꼭 제품에 '의약품'이라고 표기되었는지 확인하는 것이 필수다.

의약품 쌍화탕과 식품 쌍화탕 구별하는 방법

	의약품	식품(혼합 음료)
제품명	'쌍화탕' 또는 '원방 쌍화탕' 사용 가능 예) ○○쌍화탕, △△원방쌍화탕	'쌍화'는 사용 가능 예) ○○쌍화, 쌍화원, 쌍화보, 쌍화골드, 궁중쌍화, 쌍화천, 생강쌍화
라벨 표기	의약품	혼합 음료
성분 함량	g, mg	없거나 %로 표시
비고	생약 함량: 『동의보감』 처방 약효 있음	생약 함량: 알 수 없음 약효 없음

사람마다 계절마다 필요한 영양제가 다르다

우리에게 필요한 영양소 중에서 음식으로 섭취하지 못한 것을 간편하게 보충해 주는 것이 영양제의 역할입니다. '필요 영양소=음식의 영양소+영양제' 따라서 가장 바람직한 영양제는 '영양제=필요 영양소-음식의 영양소'로 나타낼 수 있습니다. 사람마다 키와 체형이 다르면 꼭 맞는 옷이 다르듯이 각자에게 필요한 영양소와 음식으로 섭취하는 영양소가 모두 다릅니다. 이렇듯 개인마다 영양제로 보충해야 할 영양소가 달라지기 때문에 필요한 영양제도 달라집니다.

사람마다 필요한 영양소가 다른 이유

① **남녀**: 필요한 칼로리와 영양소가 다름. 여성호르몬이 중요한 원인.
② **노소**: 나이에 따라 필요 칼로리와 영양소가 다름.
③ **월경, 폐경**: 월경 때문에 철분 결핍이 생기기 쉬우며 폐경 이후에는 골다공증 빈발.
④ **직업**: 하는 일에 따라서 활동 정도가 다르므로 필요 칼로리와 영양소가 달라짐.
⑤ **생활 습관**: 음주, 흡연, 운동, 여가 생활에 따라 달라짐.

⑥ 건강의 목표: 목표로 하는 최상의 몸 상태에 따라 필요한 영양소가 달라짐.

충분한 영양소 섭취를 방해하는 원인
① 아침 결식.
② 패스트푸드, 원푸드, 정크푸드.
③ 불규칙한 식사.
④ 음주와 야식.
⑤ 식품 자체의 영양가 저하.

개인별로 자신에게 맞는 영양제를 고른다

개인의 건강 상태나 생활 습관 등을 고려하여 필요한 영양제를 맞춰서 제조할 수는 없으므로 시판하는 제품 중에서 자신에게 잘 맞는 제품을 찾을 수밖에 없습니다. 한 가지 영양제로 필요한 영양소 모두를 보충할 수 있다면 좋겠지만 그렇지 못할 때는 몇 가지 제품을 같이 복용하는 것도 괜찮습니다.

청소년기에는 철분과 칼슘이 많은 제품이 좋고, 임신을 준비 중인 여성은 비타민 A가 많이 들어 있지 않고 엽산은 400~800μgDFE까지 함유된 MVM(멀티비타민 미네랄 제품)이 적절합니다. 이처럼 개인마다 필요한 영양 성분이 조금씩 다릅니다. 따라서 가능하면 각자 필요한 영양제를 따로 복용하되 부득이 가족이 같이 복용할 때는 안전한 양이 들어 있는 제품을 선택합니다.

온 가족에게 적합한 영양제는 없다

MVM(멀티비타민 미네랄, 종합비타민이라고도 함.)을 온 가족이 함께 복용하는 경우가 많은데 다같이 복용하는 것은 권장하지 않습니다. 가족 구성원마다 필요한 영양소의 종류와 양이 다르기 때문입니다. 가장 문제가 되는 것은 철분의 양이며 칼슘이나 엽산, 비타민 A 등도 신경 써야 합니다.

철(Fe)의 경우 다음과 같이 섭취하도록 권장합니다.

'성인 남성이나 폐경 이후의 여성은 10mg 이하로, 청소년이나 폐경 이전의 성인 여성은 10~20mg, 임신부나 빈혈인 사람은 20~45mg.'

따라서 철분 함량이 적은 MVM은 빈혈이 있는 사람, 임신부, 젊은 여성, 청소년에게는 부족할 수 있습니다. 반면 철분 함량이 많은 MVM은 노인들, 성인 남성에게 심장병이나 당뇨병 등을 증가시킬 수도 있어 주의가 필요합니다.

계절에 따라 필요한 영양제가 다르다

계절에 따라서도 영양제가 달라질까요? 영양제가 왜 필요한지 생각해 보면 답을 찾을 수 있습니다. 필요한 영양소를 매 끼니마다 식사로 충분히 챙겨 먹는 것이 쉽지 않기 때문에 영양제로 따로 보충하는 것입니다. 계절별로 우리가 필요로 하는 양과 섭취하는 양이 어떻게 달라지는지를 확인해 보면 계절에 따라서도 필요한 영양제가 달라진다는 점을 잘 알 수 있습니다.

	동절기	하절기
필요량 변화 요인	운동 부족 섭취 칼로리 증가(명절, 회식) 체중 증가 교감신경 흥분 피부 건조 일조량 저하 혈압 상승, 순환기질환 악화 호흡기 질환 빈발	체력 저하 혈압 저하 수면 부족 자외선 증가 운동으로 인한 부상 감염성 질환(장염 등) 냉방병 자율신경 기능 이상
섭취량 변화 요인	지방 섭취 증가 칼로리 과잉 채소, 과일 섭취 감소	식욕 저하로 칼로리 저하 음료수 섭취 증가
필요한 성분들	오메가-3지방산 비타민 E 식이섬유 그린티 엑스 칼슘 비타민 D 비타민 A 글루코사민	비타민 B군 코엔자임큐텐 유산균 미네랄 비타민 C 단백질, 아미노산 베타카로틴 인삼

동절기에는 체중이 증가하지 않도록 주의하고 운동을 게을리하지 말고 채소나 과일을 많이 섭취해야 합니다. 하절기에는 식욕을 북돋울 수 있는 식단을 짜고 땀으로 배출되는 수분과 미네랄을 보충하도록 합니다. 또 장염 같은 감염성 질환에 걸리지 않도록 위생에도 신경 써야 합니다. 이외에도 자신의 생활 습관과 식사 습관을 잘 감안해서 영양제를 선택해야 효과적입니다.

내 몸에 맞는 영양제 고르기

현대는 정보가 범람하는 시대입니다. 공중파와 케이블 텔레비전, 신문, 잡지, 전단, 지하철 광고물 등 너무나 많은 정보가 우리를 혼란스럽게 합니다. 인터넷의 질문과 답변 사이트에 올라 있는 내용을 보면 과연 정확한 정보인지 홍보인지 구별하기가 쉽지 않습니다. 앞으로는 소셜네트워크로 정보가 더 넘쳐날 텐데, 에비던스를 파악하기 힘든 '카더라 통신'이 될 가능성이 많아 걱정입니다.

에비던스 없이 어떻게 제품을 정확하게 평가할 수 있을까요? 영양제를 복용한 느낌만으로 제품을 객관적으로 정확하게 평가한다는 것은 약사나 의사도 불가능합니다. 제각각 느낌이 다르고 편견이나 선입견이 개입되어 정확하게 판단하기가 쉽지 않기 때문입니다. 제품의 효과를 정확하게 평가하려면 가능한 한 많은 시험 대상에게 선입견, 편견, 다른 원인을 없앨 수 있는 까다로운 실험 방법과 통계 분석을 적용해야 합니다.

주의해야 할 정보

① 인터넷: 정보로 위장한 홍보가 많음.

② 홈쇼핑: 약효가 있는 것으로 오해할 만한 표현이 많음.

③ 케이블 텔레비전 제품 광고: 공중파 텔레비전의 광고로 착각하거나 약효로 오해할 만한 표현이 많음.

④ 지인이나 이웃: 제품의 효과나 부작용에 대해서 정확한 평가가 불가능, 선입견 많음.

⑤ 판매원(방문, 다단계): 약효가 있는 것으로 오해할 만한 표현이 많음.

권장하는 정보

① 방송, 신문 등의 일과성 매체보다는 책으로 된 정보.

② 참고문헌을 상세히 밝힌 정보.

③ 애매한 표현보다는 수치로 설명하는 정보('많이 좋아짐' 보다는 '76%가 증가됨').

④ 판매자나 생산자의 정보보다는 전문가 집단, 정부, 공공 기관의 정보.

⑤ 1건에 대한 자극적인 정보보다는 그 주제에 대한 리뷰(통설,종합) 정보.

⑥ 전문가가 인정하는 정보.

에비던스가 중요하다

영양제에 대한 연구는 곧 수많은 정보의 신빙성을 판단하는 데서 시작합니다. 막연한 추측이 아니라 구체적 효과가 있었는지, 그 주장의 근거는 무엇인지 항상 에비던스와 씨름해야 합니다. 다른 주장을 반박할 때에도 개인의 의견이 아니라 에비던스를 갖고 우열을 가립니다. 예를 들어 우리가 자주 참조하는 미국 국립의학도서관과 국립보건원이 제공하는 MedlinePlus, 미국 소재 세계 최대 병원인 Mayoclinic, 영국의 국립의료서비스인 NHS, 일본의 국립건강영양연구소, 우리나라 식품의약품안전청의 자료 등에서 에비던스가 서로 다르다면 어느 정보를 더 신뢰해야 할까요? 이럴 때는 결론을 내리기가 어렵습니다. 그 정보들의 기본 데이터와 참고문헌, 업데이트 주기, 효능·효과와 안전성, 타 기관에서 인용하는 정도 등을 통해 에비던스를 좀 더 세밀하게 판단해야 하기 때문입니다.

영양제 고를 때 주의할 점

영양제를 구입할 때 그냥 텔레비전 광고나 다른 사람들이 하는 이야기를 듣고서 구입하지는 않습니까? 현명하게 영양제를 선택하는 요령을 알아보겠습니다.

① MVM을 기본으로 한다

가장 기본이 되는 영양제는 MVM(멀티비타민 미네랄) 제품입니다. 영양제로 섭취해야 하는 23가지 비타민과 미네랄 중 약 18종 이상이 들어간 제품이 적절합니다. 권장섭취량을 목표로 하되 남녀노소에 따라 자신에게 가장 적합한 MVM을 선택합니다. 특히 철분 함량에 따라 임산부용, 청소년용, 여성용, 남성용, 어르신용 등으로 나누어 권장할 수 있습니다.

② 칼슘, 마그네슘은 따로 복용한다

칼슘과 마그네슘은 섭취량이 많아서 MVM 한 알에 충분 섭취량을 넣기 어렵습니다. 따라서 칼슘이나 마그네슘이 많이 필요하면 따로 칼슘제나 마그네슘제를 복용할 필요가 있습니다. 수유 중인 여성에게 칼슘이 제일 많이 필요하고, 임신 중인 여성이나 사춘기의 남녀에게도 칼슘이 많이 필요합니다. 성인이 칼슘 보충을 위해 우유를 많이 마시면 암 발생이 증가한다는 주장이 있어서 칼슘 영양제가 더욱 각광을 받고 있습니다.

③ 생리활성물질 제품은 목적에 맞게 복용한다

비타민과 미네랄은 아니지만 건강에 도움이 되는 성분들은 개인의 필요에 따라 복용합니다. 혈압이나 혈액순환 또는 고지혈증에는 오메가-3지방산이나 은행잎 엑스, 장이 약한 사람은 프로바이오틱(유산균)과 프리바이오틱(식이섬유), 간이 안 좋은 사람은 밀크시슬(실리마린), 심장이 약한 사람은 코엔자임큐텐 등 개인의 필요에 따라 보충할 수 있는 제품이 다양하게 있습니다.

④ 광고에 현혹되지 말자

광고는 영양제의 필요성을 알려주는 좋은 면도 있지만 자신의 상황과는 상관없이 제품을 복용하게 하는 부작용도 있습니다. 어떤 영양제에 대한 광고가 시작되면 그 제품을 찾는 사람이 급격히 늘어납니다. 남성에게나 권장할 수 있는 제품을 여성이 찾고, 위장이 약한 사람이 위장 장애를 일으키기 쉬운 제품을 찾는 일들이 벌어집니다. 비타민 함량이 낮다는 사실을 모른 채 '천연 비타민'을 찾기도 합니다.

⑤ 무엇보다 전문가의 의견을 참고한다

영양제를 생산하는 회사에 영양 성분 전문가가 별로 없다면 의외인가요? 안타깝지만 사실입니다. 그러다 보니 전문가들이 이해하기 어려운 제품도 많고, 소비자의 필요에 따라 다양한 제품을 생산하지도 못합니다. 유명 회사도 사정은 비슷해서 무턱대고 믿을 수는 없습니다. 그래서 자신에게 가장 필요한 것이 무엇이고 이를 어떻게 보충할 것인지에 대해 전문가의 의견을 참고로 하는 것입니다.

⑥ 기획 상품과 OEM에 주의하자

일회성 판매를 위한 기획 상품은 가급적 피하고, 홈쇼핑이나 인터넷 쇼핑에서 식품을 구입할 때는 특별히 주의해야 합니다. OEM(Original Equipment Manufacturing, 주문자 위탁 생산)은 판매자와 생산자가 달라 책임 소재가 불분명하여 제품의 질이 떨어질 가능성이 있습니다. 그러나 OEM 방식이 시설 투자나 원가 등에서 불가피한 측면도 있으므로 다수의 OEM 방식 제품 중에서 선택해야 한다면 회사의 신뢰도를 기준으로 판단합니다.

⑦ 약효에서 의약품이 뛰어나다

질병의 치료나 예방을 위해 개발된 의약품 영양제가 건강기능식품보다는 효과를 더 신뢰할 수 있습니다. 또한 건강기능식품보다 제조 과정이나 사후 관리가 훨씬 까다롭습니다.

원료도 다릅니다. 예를 들어 의약품 글루코사민은 모두 황산염인 반면 건강기능식품은 염산염이 많습니다. 염산염은 위장 장애 때문에 장기간 복용하지 않도록 하고 있습니다. 황산염이 더 안전하고 효과도 우수한 것으로 밝혀져 있습니다.

함량 기준이 다릅니다. 예를 들어 비타민 C 1,000mg 정제의 경우 의약품은 900~1,100mg을, 건강기능식품은 800~1,500mg을 충족하면 됩니다. 의약품 영양제는 더 정확하게 제조하지 않으면 안 됩니다.

제제 균일성에서도 차이가 납니다. 의약품 비타민 C 1,000mg 제품이라면 한 알 한 알이 모두 900~1,100mg이어야 합니다. 그러나 건강기능식품은 여러 알의 평균으로 평가하므로 낱알의 품질이 떨어져도 전체 제품은 합격할 수 있습니다. 절반이 아예 성분이 없는 0mg이고 나머지는 표시량의 2배인 2,000mg이 들어 있어도 건강기능식품으로서는 문제가 되지 않습니다.

⑧ 건강기능식품의 종류와 등급: 고시형〉개별인정형(질병 위험 감소)〉기타Ⅰ〉기타Ⅱ〉기타Ⅲ)

같은 성분의 의약품 영양제가 없어서 비슷한 효과가 있는 건강기능식품을 이용할 때, 어떻게 비교하는 것이 좋을까요? 먼저 전문적인 자료를 찾아봅니다. 그것이 불가능하면 식품의약품안전청에 등록된 건강기능식품의 종류와 그 등급을 비교합니다. 대체로 건강기능식품공전에서 고시된 것들이 더 효과가 인정된 것들입니다. 회사가 신청하는 개별인정형 제품 간에는 기능성 등급을 비교하면 됩니다. 개별인정형의 기능성 등급은 효과가 높은 것부터 '질병 발생 위험 감소'와 '기타 Ⅰ~Ⅲ 등급'으로 네 가지 등급이 있습니다. 식품의약품안전청의 건강기능식품 정보 홈페이지(http://hfoodi.kfda.go.kr)에서 확인할 수 있습니다.

⑨ 의약품 회사의 제품이 안전하다

영양제의 기획, 생산과 품질 관리를 제대로 하기 위해서는 고도의 전문 지식과 기술, 경험이 필요합니다. 정제나 캡슐로 만드는 것, 보관할 때 빛이나 수분에 의해 변질되지 않도록 하는 모든 것이 약학에 관련된 사항들입니다. 이런 영양제의 특징을 제대로 파악하지 못하면 우수한 제품을 만들 수 없습니다. 따라서 의약품과 관련이 없던 화장품, 요구르트 회사 등이 갑자기 판매하는 영양제는 권장하기 어렵습니다.

plus tip

의약품과 식품의 성분이 서로 같으면 효과도 같을까

같은 성분이 들어 있는 의약품 영양제와 건강기능식품은 뭐가 다를까? 비타민 C가 똑같이 1,000mg씩 들어 있다면 효과는 같아야 하지 않을까? 그렇다면 굳이 의약품 영양제와 건강기능식품으로 구분하는 이유는 무엇일까? 영양제의 변천 과정을 보면 이해할 수 있다. 처음 의약품으로 영양제가 개발될 때는 신약에 버금가는 임상 시험을 거쳐야 비로소 영양제로 판매할 수 있었다. 지금은 식품의약품안전청에서 고시한 '표준제조기준'에 따라 그 기준 안에서 자유롭게 의약품 영양제를 만들 수 있게 되었지만 까다로운 품질 규정은 여전하다.

반면 건강기능식품은 최소한의 규정을 정해 놓고 그 규정을 지키는 제품에 대해서는 기능성(약효보다는 약하지만 도움이 된다는 것)을 인정해 주는 것이다.

원래 식품은 별 규정이 없었기 때문에 근거도 없이 약효를 사칭하여 소비자를 현혹시키고 국민의 건강을 위협하는 일이 자주 발생하였다. 이에 정부는 일정한 규정을 지키는 식품에 대해서 약간의 효과인 '기능성'을 표기하여 일반 식품과 구분될 수 있게 하였다. 저질 식품을 도태시키기 위해서 일반 식품과는 다른 기능성을 인정해 양성화한 것이 건강기능식품이다. 일반 식품과 구분하기 위해서 기능성을 인정해 준 것이기 때문에 그 규정이 약효를 인정할 만큼 까다롭지 않은 것은 너무나 당연하다. 이런 과정을 이해하면 건강기능식품에서 기대할 수 있는 효과가 의약품 영양제와 다른 것 또한 당연하다. 겉모양과 성분이 비슷하다고 해서 같은 제품이라고 오해해서는 안 된다.

식전 식후 언제 먹어야 할까?

영양제는 치료약이나 처방약에 비해서 부작용이 적어 식사와 관계없이 복용해도 괜찮습니다. 그러나 효과적으로 영양제를 섭취하려면 몇 가지 고려할 사항이 있습니다.

첫째 음식이 영양제의 흡수에 미치는 영향을 고려해야 합니다.

식후 복용 때 효과가 증가하는 영양소: 지용성 비타민(비타민 A, D, E, K), 오메가-3지방산, 칼슘(Ca).

공복 복용 때 효과가 증가하는 영양소: 엽산, 비타민 B12, 철(Fe), 프로바이오틱(유산균).

둘째 음식이 영양제의 부작용에 미치는 영향을 고려해야 합니다.

식후 복용 때 부작용이 감소하는 영양소: 비타민 B 복합, 철(Fe), 아연(Zn), 칼슘(Ca).

각 영양제별로 효과적인 복용법을 알아보겠습니다.

① **지용성 비타민, 오메가-3지방산**

지용성 비타민 A, D, E, K와 오메가-3지방산은 물에는 녹지 않고 지방에 잘 녹습니다. 따라서 소장에서 흡수될 때 음식의 지방 성분과 함께 림프(혈관과 조직을 연결하며 면역 항체를 수송하고 장에서는 지방을 흡수 운반하는 무색의 액체)로 흡수된 뒤 나중에 혈액으로 합류합니다. 섭취한 음식에 지방이 없으면 이들 영양 성분을 녹여서 림프로 운반해 주지 못해 흡수가 줄어들겠지요. 그래서 아침 식사보다는 지방의 섭취가 많은 저녁 식사 후에 복용할 것을 권하기도 합니다.

② 칼슘

식후에 복용하면 흡수에도 도움이 되고 혹시 발생할 수 있는 부작용을 줄일 수도 있습니다. 다른 영양 성분이나 약물의 흡수를 방해하는 성질이 있으므로 고함량의 칼슘제를 복용할 때는 주의해야 합니다.(특히 갑상선 호르몬, 철분, 골밀도 증가제 등)

③ 엽산

섭취하는 엽산의 흡수율은 공복 시 엽산 영양제, 식후 엽산 영양제, 음식 중 엽산 순입니다. 따라서 엽산 단일제는 공복에 복용할 때 가장 흡수율이 높아 효과적입니다.

④ 비타민 B 복합

엽산이나 비타민 B12가 복합되어 있으면 공복에 복용할 때 더욱 효과적입니다. 그러나 공복에 비타민 B 복합을 복용하면 오심(nausea, 속이 미식거리고 불편함)이 생기는 경우가 많습니다. 그럴 땐 식후에 복용하면 부작용을 줄일 수 있습니다.

⑤ 철분

공복에 복용할 때 흡수가 잘됩니다. 물론 오렌지 주스와 같은 산성 물질과 같이 복용하면 흡수가 더 잘되는 것으로 알려져 있습니다. 그런데 공복에 철분을 복용하면 위장 장애 등의 부작용이 생기기도 합니다. 부작용이 걱정될 때는 식후에 복용합니다.

⑥ 프로바이오틱(Probiotics)

프로바이오틱은 몸 속 장내 미생물 균형을 조절하여 우리 몸의 건강에 도움을 주는 살아 있는 미생물을 말합니다. 유산균과 같은 생균제는 식후에 위산이 많이 분비된 상태에서 복용하면 위산 때문에 생균이 사멸할 확률이 높아진다는 주장이 많습니다. 따라서 공복에 복용할 것을 권장하기도 합니다.

⑦ 아연

많은 양을 한 번에 복용하면 복통을 일으킬 수 있습니다. 식후에 먹는 것이 좋고 1회 복용량이 많으면 2~3회로 나누어 복용할 것을 권합니다.

⑧ MVM(멀티비타민 미네랄)

여러 종류의 비타민과 미네랄이 들어 있는 MVM의 복용 방법에 정석은 없습니다. 철분이나 엽산이 중요하면 공복에, 칼슘이나 지용성 비타민이 중요하면 식후에, 속이 불편하거나 비타민 냄새가 거북할 때에도 식후에 복용하면 됩니다.

MVM 한 알이면 충분할까?

여러 가지 비타민과 미네랄이 들어 있는 제품을 흔히들 '종합비타민'이라고 합니다. 그런데 미네랄은 빠져 있는 느낌을 주기 때문에 정확한 표현은 아닙니다. 영어로는 '멀티비타민 미네랄(Multi-Vitamin and Mineral)', 그냥 'MVM' 또는 '종합비타민 미네랄제'라고 부르기도 합니다.

MVM은 건강 증진에 효과적인 기본 영양제

MVM은 여러 가지 성분들을 한번에 공급하는 매우 편리한 영양제입니다. 많은 종류의 영양소를 골고루 공급해서 편식을 하거나 아침을 거르기 때문에 생기는 영양 성분의 불균형을 간편하게 예방하기도 합니다. 현재 우리나라에서 섭취 기준이 정해져 있고 영양제로서 의미가 있는 비타민과 미네랄 총 23종 중 대략 18종 이상을 함유한 제품들이 대부분입니다. 나이, 성별, 개인적 특징을 고려하여 적절한 MVM을 선택하면 건강을 증진하는 데 매우 효과적입니다. 젊은 여성은 철분이 많은 제품, 어르신들은 칼슘이 많이 든 제품, 남성은 아연과 항산화 성분, 청소년은 철분과 칼슘이 많이 든 제품을 권장합니다.

필요에 따라 다양한 영양제로 보충한다

우리는 결핍을 예방하기 위한 권장량이 아니라 건강 증진을 위한 최적 섭취량으로 영양제를 복용하는 경우가 많습니다. 예를 들어 비타민 B_1이나 B_2의 경우 권장량은 1mg 정도라서 보통 1~5mg을 함유한 MVM으로도 권장량을 충족시킵니다. 그러나 특별한 효과를 얻기 위해서는 50~100mg까지도 복용하기 때문에 MVM만으로는 부족합니다. 이럴 경우에는 비타민 B 영양제를 같이 사용할 수 있습니다.

칼슘, 마그네슘은 따로 복용한다

칼슘과 마그네슘은 권장섭취량이 수백mg인데, MVM에는 이 양을 다 넣을 수 없습니다. 칼슘과 마그네슘의 권장량을 충족시키려면 MVM 외에 따로 칼슘과 마그네슘 영양제를 복용하는 것이 좋습니다.

몸의 기능을 도와주는 여러 영양소를 섭취한다

부족하면 결핍증이 생길 수 있는 비타민, 미네랄, 필수아미노산, 필수지방산은 아니지만 우리 몸의 대사를 개선해 주는 넓은 의미의 영양 성분이 많이 있습니다. 혈액순환을 도와주고 기억력을 개선하는 은행잎 엑스, 피로를 풀어주고 몸의 대사 과정을 전반적으로 향상시키는 인삼 엑스, 변비나 설사를 예방하며 장내 건강을 지키는 유산균과 식이섬유, 항산화 작용이 있는 폴리페놀이나 플라보노이드류, 연골의 생산을 도와 관절의 건강을 돕는 글루코사민과 콘드로이틴 등은 MVM에 들어 있지 않습니다. 따라서 적극적으로 건강을 개선하려면 자신의 상황을 충분히 고려해 유용한 제품을 선택해 따로 복용할 필요가 있습니다.

　MVM은 영양 성분을 효과적으로 간편하게 제공하는 가장 기본이 되는 훌륭한 영양제입니다. 그러나 이 제품 한 가지로 모든 영양 성분을 만족스럽게 섭취할 수는 없습니다. MVM을 기본으로 하되 적절하게 다른 영양제를 보충해 주면 훨씬 효과적입니다. 물론 같이 복용할 때 발생할 수 있는 부작용은 미리 확인해야 합니다.

권장섭취량만 먹으면 충분할까?

한 건강 전문가가 비타민 C는 권장량이 100mg에 불과하기 때문에 비타민 C 1,000mg 정제를 복용하는 것은 의미가 없다고 말한 적이 있습니다. 반면 다른 전문가는 비타민 C를 하루에 3번 식전 식후 각각 1,000mg씩 총 6,000mg을 복용하라고 말하기도 합니다. 왜 이런 혼란이 생길까요? 그 이유는 영양제의 복용량에 대해서 오해하고 있기 때문입니다.

영양제의 복용량은 결핍을 예방하는 권장량, 부작용이 생기기 시작하는 상한량, 그리고 이들의 중간쯤으로 가장 효과를 기대할 수 있는 최적량으로 나눌 수 있습니다. 권장량과 상한량은 정부나 단체에서 정한 양인 반면 최적량(Optimum Daily Intake, ODI)은 뚜렷한 규정이나 정의 없이 전문가들이 영양제를 권할 때 기준으로 삼는 양입니다. 이 3가지 복용량에 대해 제대로 이해하지 못하면 왜 권장섭취량의 10배인 비타민 C, 21배인 엽산, 33배인 비타민 B6 제품이 처방용 의약품으로 쓰이는지, 왜 비타민 C는 하루 2,000mg까지만 권장하는지를 이해할 수 없습니다.

복용량 중 가장 낮은 값인 권장량은 결핍증이 생기지 않는 최소량입니다. 비타민 A 결핍증인 야맹증, 비타민 C 결핍증인 괴혈병, 비타민 B1 결핍증인 베리베리병, 나이아신(니아신) 결핍증인 펠라그라, 비타민 D 결핍증인 구루병 등을 예방하는 양입니다. 주로 국가에서 국민들의 건강을 관리하기 위해 정하며 급식 등의 기준이 되는 양입니다.

가장 높은 복용량인 상한량은 영양제의 부작용이 나타나기 시작하는 양을 말합니다. 부작용을 참아가면서까지 영양제를 복용할 필요는 없겠지요. 다만 사람에 따라서, 영양제를 쓰는 목적에 따라서는 약간의 부작용을 감수하기도 합니다. 이럴 때는 반드시 전문가와 상담해야 합니다.

권장량과 상한량의 중간쯤에 있는 최적량은 부작용 없이 효과가 많이 나타나는 양입니다. 이 최적량은 정확한 명칭도 없고 정부나 권위 있는 기관에서 정하지도 않습니다. 건강 증진을 위해서 편의적으로 권장하는 양입니다. 전문가마다 또 영양제를 복용하는 사람마다 수치가 다르기 때문에 일정 숫자가 아니라 범위로 나타냅니다.

비타민 B1, 비타민 C, 철(Fe)을 예로 들어 복용량을 비교해 보면 다음과 같습니다.

복용량	의미	비타민 B1	비타민 C	철
권장량	결핍 증상이 나타나지 않는 최소량	1.1mg	100mg	14mg
최적량	부작용 없이 효과가 가장 우수한 양	25~300mg	500~2,000mg	18~30mg
상한량	부작용이 나타나기 시작하는 양	없음	2,000mg	45mg

권장량, 상한량(여성 30~49세 기준): 한국영양학회, 『한국인 영양 섭취 기준』(개정판), 2010.

비타민 B1의 권장량은 1.1mg, 비타민 C는 100mg으로 매우 적은 양입니다. 이른바 천연 비타민 제품을 제외한 대부분 영양제는 이 양을 충분히 공급합니다. 비타민 B1에는 부작용이 생기는 상한량이 없습니다. 다량을 복용해도 문제가 없다는 뜻입니다. 비타민 C는 상한량이 2,000mg인데 대략 이 정도에서부터 설사, 복통, 신장결석 등의 부작용이 나타납니다. 영양 성분을 섭취할 때 기준으로 삼는 최적섭취량은 비타민 B1이 25~300mg, 비타민 C는 500~2,000mg 정도입니다.

미네랄인 철의 복용량을 살펴보면 30~49세 여성을 기준으로 했을 때 권장량은 14mg, 상한량은 45mg, 최적량은 15~25mg 정도입니다. 비타민 B1이나 비타민 C와는 달리 권장량과 최적량이 별로 차이가 없지요? 미네랄은 대부분 권장량과 상한량의 차이가 크지 않아서 최적량의 개념은 큰 의미가 없습니다. 미네랄은 그냥 권장량 정도만 복용한다고 생각해도 무난합니다.

종합해 보면 비타민 C와 비타민 B1의 결핍증인 괴혈병과 베리베리를 예방하려면 권장량만큼만 복용해도 충분합니다. 그러나 결핍증의 예방뿐만 아니라 건강 증진을 원한다면 최적량을 고려할 필요가 있습니다. 그리고 미네랄은 권장량을 기준으로 해도 무방합니다. 이제 비타민 C 제품이 왜 500mg 또는 1,000mg이 많은지, 비타민 B1은 왜 100mg짜리 제품까지 있는지, 왜 비타민 C는 하루 1,000mg짜리로 2정까지만 권장하는지, 왜 MVM에는 철분이 25mg 이상인 제품이 없는지 이해가 될 것입니다.

비타민 C도 부작용 생길 수 있다

요즘 비타민 C의 인기가 매우 높습니다. 어떤 이들은 피로 회복이나 구내염 때문에 복용하고, 복용량도 하루 1g부터 많게는 6g 또는 그 이상까지 복용합니다. 이들 증상에 비타민 C는 효과가 있을까요? 또 얼마나 복용하면 좋을까요?

음식이나 영양제로만 섭취할 수 있다

비타민 C는 우리 몸에서 가장 중요한 결합조직인 콜라겐을 합성하는 데 반드시 필요합니다. 콜라겐이 부족하면 몸의 모든 조직이 약해집니다. 혈관이 약해져서 출혈이 생기고 피부가 약해져서 노화가 진행되며 점막이 약해져서 면역력이 약해지는 등 여러 문제가 발생합니다. 비타민 C는 항산화 작용, 스트레스 대응 작용, 철분 흡수 촉진, 멜라닌색소 억제 작용 등과 관련해서도 매우 중요한 성분입니다. 사람은 다른 포유류 동물과는 달리 몸속에서 비타민 C를 만들지 못하기 때문에 음식이나 영양제로 섭취할 수밖에 없습니다.

비타민 C의 여러 가지 효과

비타민 C는 여러 실험을 통해 많은 효과가 확인되었습니다. 비타민 C 결핍증, 철분의 흡수 촉진, 운동 능력 향상, 근육 회복, 기관지염, 감기와 인후통, 녹내장, 심장마비, 고지혈증, 남성 불임증, 스트레스, 일광화상, 상처 치유, 관절염 등에 대한 효과가 인정되었습니다.

적절한 섭취 기준을 고려하자

우리나라의 섭취 기준을 살펴보면 결핍증을 예방하는 성인의 권장섭취량은 100mg, 부작용이 생기는 상한량은 2,000mg으로 정해져 있습니다. 따라서 하루 100mg에서부터 2,000mg까지 복용할 것을 권합니다. 권장량인 100mg보다 훨씬 많은 양을 복용하는 이유는 철분 흡수 촉진은 200mg 이상, 운동 능력은 400mg, 기관지염은 200mg, 감기는 1,000mg 이상, 녹내장에는 2,000mg을 복용하는 것이 효과가 있다고 알려졌기 때문입니다. 따라서 특수한 목적 이외에는 2,000mg 이하를 복용하면 됩니다.

상한량을 넘으면 부작용이 생길 수 있다

과다 복용 시 생기는 부작용은 복용량에 비례해서 증가합니다. 상한량 2,000mg을 넘으면 설사, 속쓰림, 식도염, 복통, 두통, 발적(피부나 점막에 염증이 생겼을 때 그 부분이 빨갛게 부어오르는 현상) 등의 부작용이 현저히 증가합니다. 또 비타민 C는 요로결석을 증가시킵니다. 가장 흔한 신장결석 가운데 하나인 수산결석이 생겼던 사람이 비타민 C를 1,000mg

이상 복용하면 재발할 확률이 40% 증가하므로 주의해야 합니다.

　상한량인 2,000mg을 넘지 않으면 대체로 안전합니다. 그러나 신장 결석의 위험성이 있거나 위염이나 속쓰림이 있는 사람은 섭취량을 줄이고 복용할 때는 식사 후 바로 먹는 등 주의를 기울여야 합니다.

빨간색으로 포장된 제품이 많은 이유는?

비타민 C는 빛에 약하기 때문에 빛을 차단하기 위해 붉은색으로 포장하거나 불투명 포장을 합니다. 비타민 C는 대부분 흰색 제품이 많아서 색깔이 변하기 쉽기 때문입니다. 따라서 반드시 붉은색이어야 할 필요는 없습니다. 다른 성분이 복합된 제품도 있는데 이때 제품의 색깔은 흰색이 아닐 수도 있습니다.

의약품 비타민 C를 먼저 선택한다

얼마 전 의약품 비타민 C의 대표적인 제품이던 K사의 비타민 C 1,000mg 정제가 슬쩍 건강기능식품으로 바뀌었습니다. 비타민 C 제품은 의약품, 의약외품, 건강기능식품이 있습니다. 의약품 비타민 C는 원료, 제조 과정, 사후 관리 등이 더 까다롭기 때문에 약효를 인정받습니다. 일반적으로 약효와 안전성 면에서 본다면 의약품, 의약외품, 건강기능식품의 순서입니다. 건강을 위해서는 약효가 있는 의약품 비타민 C가 선호되지만, 판매 회사는 제조와 판매가 훨씬 쉬운 건강기능식품을 선호하게 마련입니다. 판매되는 비타민 C 제품 중 의약품이 많지 않은 이유입니다. 의약품 비타민 C와 건강기능식품 비타민 C는 제품의 모양은 비슷해도 약효나 규격에는 매우 큰 차이가 있습니다. 의약품은 질병의 치료나 예방에 대한 약효가 인정될 뿐만 아니라 건강기능식품의 기능성도 당연히 갖습니다.

비타민 C는 음식에서 얻고 부족하면 영양제로!

비타민 C는 과일이나 채소를 통해 섭취할 때 가장 효과적입니다. 비타민 C 외에 과일이나 채소에 들어 있는 성분들이 영향을 주는 것으로 추측하기 때문입니다. 비타민 C 영양제는 음식에서 섭취하는 양이 부족하고 특정한 목적을 위해서 섭취량을 늘려야 할 때 보충하는 제품입니다. 비타민 C 영양제를 복용한다고 해서 과일이나 채소를 먹지 않아도 된다고 오해하면 안 됩니다.

이것만은 알고 먹어라

물론 영양제는 비교적 안전합니다. 치료용 의약품에 비해서 독성도 적고 장기간 복용할 수도 있습니다. 그러나 매일 먹는 음식도 주의해야 하듯이 영양제도 주의해야 하는 경우가 있습니다.

미네랄은 자칫 부작용이 생기기 쉽다
비타민에 비해서 미네랄은 효과를 나타내는 용량과 부작용이 나타나는 용량의 차이가 적습니다. 자칫하면 부작용이 생기기 쉽다는 뜻이지요. 영양 성분 섭취 기준에서 권장량(권장량이 없는 경우 충분량)과 상한량의 차이를 비교해 보아도 알 수 있습니다.

상한량/권장량의 값을 보면 비타민은 비타민 A를 제외한 대부분이 권장량의 수십 배 이상을 복용해야 부작용이 나타납니다. 반면에 미네랄은 권장량의 몇 배만 초과해도 부작용이 나타날 수 있습니다. 여러 영양제를 같이 복용할 때 미네랄에 좀 더 신경을 써야 하는 이유가 여기에 있습니다.

		권장량	상한량	상한량÷권장량
지용성 비타민	비타민 A	750μgRE	3,000μgRE	4
	비타민 D	5μg(충분량)	60μg	12(상한량/충분량)
	비타민 E	12mg	540mg	45(상한량/충분량)
			α-TE(충분량)	α-TE
수용성 비타민	비타민 C	100mg	2,000mg	20
	비타민 B1	1.2mg	없음(=무한대)	무한대
	비타민 B6	1.5mg	100mg	66.7
미네랄	칼슘	750mg	2,500mg	3.3
	철	10mg	45mg	4.5
	아연	9mg	35mg	3.9

권장량, 충분량, 상한량(30~49세 남성 기준): 한국영양학회, 『한국인 영양 섭취 기준』(개정판), 2010.

천연 성분 영양제는 안전하다?

원료가 천연인 제품에서 많은 문제점이 드러났습니다. 가령 중국 등에서 생산된 다이어트 영양제에서 다른 천연 생약이 혼입되어 신장 장애를 일으킨 적이 있습니다. 미국에서 퇴출된 서플리먼트도 마황이라는 천연 생약 제품이었습니다. 최근 일본에서는 간에 좋다는 울금 제품에 표기는 되어 있지 않았으나 다량 함유된 철분 때문에 소비자들의 간 기능이 오히려 악화되는 사건이 있었습니다.

요즘 천연 비타민 제품들이 많이 판매되는데, '천연이니까 무조건 안전하다.'는 생각은 위험합니다. 먼저 안전한지 또 효과를 얻기에 충분한 양이 들어 있는지를 잘 따져 봐야 합니다.

미국 서플리먼트가 안전하고 효과적일까?

미국 영양제인 서플리먼트를 사오는 경우가 많습니다. 그런데 서플리먼트 중에서 안전성과 효과를 신뢰할 수 없는 제품이 생각보다 많습니다. 안전성과 효과가 입증된 제품을 선택하지 않으면 도움이 되지 않고 오히려 해로울 수 있습니다. 그중에서도 절대 구입해서는 안 되는 미국의 서플리먼트 더티더즌(Dirty Dozen)의 내용을 참고하세요.(58쪽 참조)

약물 또는 질병과의 상호작용을 고려한다

기존에 복용하던 약물과 상호작용을 하거나 특별한 질병이나 건강 상태에 있는 경우 위험을 유발할 수 있습니다. 따라서 영양제를 복용할 때에는 이 점을 주의 깊게 관찰하도록 하고 있습니다. 가장 흔히 쓰이는 비타민과 미네랄을 지나치게 섭취할 때 몇 가지 주의 사항을 들어 보겠습니다.

흔히 쓰이는 영양 성분의 고용량 섭취 시 주의 사항

	약물과 상호작용 가능성	생리 상태 및 질병
베타카로틴		흡연자, 석면 노출자: 폐암 발생 증가
비타민 A	여드름약으로 쓰이는 이소트레티노인 (Isotretinoin)제 등 독성 증가	임신 여성: 5,000IU(=1,500μgRE) 이상 섭취 금지
나이아신	통풍약: 효과 저하 당뇨약: 효과 저하	알레르기: 악화(히스타민 분비) 혈당 수치 상승(인슐린 내성 일으킴) 통풍: 악화 간장질환: 간 기능 저하
비타민 C	항암제: 효과 저하 알루미늄 제제: 알루미늄 흡수 촉진	폐경 후 당뇨병 여성: 심혈관질환 사망률 증가 신장결석 경력: 하루 1g 이상 복용 시 결석 40% 증가
비타민 D	아토르바스타틴(Atorvastatin, 고지혈증약): 혈중농도를 낮춤 이뇨제: 고칼슘혈증 일으킴	신장애(신부전 상태): 고칼슘혈증 결핵: 고칼슘혈증
비타민 E	항응고제: (작용촉진) 출혈 항암제: 항암제 효과 저하 면역 억제제: (흡수촉진) 부작용 증가	출혈성 질환: 출혈 당뇨병: 심부전 증가 중증 심근경색: 사망률 증가 색소성 망막염: 시력 상실 촉진
칼슘	골밀도 증가제: 흡수 억제 갑상선 호르몬제: 흡수 억제 퀴놀론: 흡수 억제 테트라사이클린: 흡수 억제 이뇨제: 고칼슘혈증	신장애(신부전 상태): 고칼슘혈증
철	골밀도 증가제: 흡수 억제 파킨슨병 치료제: 흡수 억제 갑상선 호르몬제: 흡수 억제 퀴놀론: 흡수 억제 테트라사이클린: 흡수 억제	2형 당뇨 여성: 심장질환 증가 위장염: 악화 위궤양: 자극 및 악화 궤양성대장염: 자극 및 악화

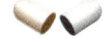

미국 영양제의 불편한 진실

많은 사람들이 외국 영양제 특히 미국 영양제인 서플리먼트(dietary supplements, 식품의 일종)를 복용한다는 사실을 알고 많이 놀랐습니다. 약국에 제품을 가져와서 어떤 성분인지, 먹어도 되는지 또 어떻게 먹는지 알려 달라는 사람도 많습니다.

미국 제품이라 더 효과가 좋을까?

많은 사람들이 막연하게 우리나라 제품보다 더 믿을 만하다고 생각합니다. 영양제가 발달한 나라의 제품이니까 또 우리나라에서는 판매되지 않는 제품도 다양하게 있으니까 그렇게 생각하는 것 아닐까요? 과연 미국 영양제가 우리나라 영양제보다 품질이 우수하고 신뢰할 수 있을까요? 우리의 건강을 위해 도움이 될까요?

많은 전문가들이 위험성 경고

결론부터 말하자면 아닙니다. 미국 서플리먼트 제도의 문제점과 미국 전문가들의 평가를 살펴보면 알 수 있습니다.

　미국의 전문가들은 전체 서플리먼트의 25%는 문제가 있고, 특히 사용 빈도가 높은 MVM(멀티비타민 미네랄)은 50%가 문제 있다고까지 했습니다. 또 미국 전체 서플리먼트의 3분 1만이 안전하다고 했습니다. 한마디로 미국의 서플리먼트는 믿을 수 없다는 이야기입니다.

DSHEA(Dietary Supplement Health and Education Act)는 식품업계를 대변하는 법

미국의 다이에터리 서플리먼트는 1994년 제정된 DSHEA법에 의해서 생겨난 새로운 식품 카테고리입니다. 이 법은 식품업계의 강력한 로비로 시행되었고, 어떤 성분의 제품이든지 FDA(Food and Drug Administration, 식품의약국)에 신고만 하면 판매할 수 있게 되었습니다. 미국이라는 선진국에서 어떻게 문제 있는 제품들이 판매될까요? DSHEA법의 어떤 부분이 문제일까요?

가장 큰 문제는 DSHEA법이 국민의 안전보다 철저히 식품업계의 이익을 보장했다는 점에 있습니다. 안전하고 믿을 수 있는 확실한 증거가 있어야만 판매가 되는 우리나라 유럽 등과는 달리 미국에서는 간단한 서류 신고만으로도 서플리먼트를 자유롭게 생산해서 판매할 수 있습니다. FDA와 같은 미국의 강력한 행정 기관이 서플리먼트에 대해서는 관여하기 어렵게 만들어 놓았기 때문입니다. 제품에 문제가 있더라도 회사에서 자진해 수거하거나 퇴출시키지 않으면 행정 당국이 강제로 집행할 수 없습니다.

미국 보건원과 FDA도 손을 쓰지 못한다

대개는 까다롭기로 유명한 FDA와 미국 국립보건원(NIH)이 국민들의 건강을 굳게 지켜주는 것으로 압니다. 그런데 서플리먼트는 법적으로 FDA와 국립보건원의 간섭을 거의 받지 않습니다. 식품업계 입장에서는 천국인 셈이지만 미국 국민들은 서플리먼트의 각종 위험에 노출되어 있습니다.

먹는 스테로이드나 호르몬 등은 다른 나라에서는 전문약으로 분류되어 의사의 처방이 없이는 판매하지 못합니다. 그러나 미국에서는 이 성분들이 함유된 서플리먼트들이 슈퍼나 마트에서 자유롭게 판매됩니다. 부작용 때문에 다른 나라에서는 판매가 금지된 중국산 생약이나 강력한 부작용이 걱정되는 요힘베 같은 것도 버젓이 판매됩니다. 의약품에 대해서는 그렇게 까다로운 나라가 의약품과 비슷한 효과가 있다고 주장하는 서플리먼트에 대해서는 손을 쓰지 못하는 게 현실입니다.

유료 서비스를 통해야 안전성을 확인할 수 있다

미국의 서플리먼트는 라벨에 표시된 성분들이 과연 제대로 들어 있는지 확인할 길이 없습니다. 제품 규격에 대한 의무 사항이 없어 제품의 라벨을 그대로 믿을 수 없기 때문입니다. 소비자는 어떤 제품이 믿을 만한지 알 방법이 없습니다. 그래서 발달한 것이 컨슈머리포트와 같은 유료 서비스입니다. 시중의 제품들을 수거해서 검사하고 그 결과를 소비자들에게 유료로 알려주는 서비스입니다. 즉 내가 먹는 영양제가 안전한지를 확인하려면 유료 회원으로 가입해서 그 제품이 안전하다고 평가를 받았는지 확인해야 합니다. 그리고 서플리먼트를 약국에 가져와도 라벨에 적힌 내용을 알려줄 수는 있지만 그 제품이 안전한지, 라벨에 적힌 대로 성분이 제대로 들어 있는지, 제품이 믿을 수 있는지는 전혀 알 수 없습니다. 우리나라의 의약품 영양제나 건강기능식품처럼 제품 기준이 설정되어 있어서 이를 준수하지 않으면 당장 회수되는 것과는 엄청난 차이지요.

FDA의 외침도 아무 소용 없다

물론 외신이나 전문지를 보면 FDA가 수시로 미국 서플리먼트에 대해서 경고 사항을 발령합니다. 그러나 판매 회사가 자진해서 그 제품을 회수하기 전까지는 그저 대답 없는 외침에 불과합니다. 실제로 슈퍼나 마트에서 그 제품을 회수하는 일은 거의 없습니다. 그저 소비자가 참고 사항으로 삼을 뿐입니다. 의약품에 대해서는 저승사자와 같은 FDA도 미국의 서플리먼트에 대해서는 그저 매스컴에 경고 사실을 홍보하는 것 외에는 별 방법이 없습니다. 지금까지 서플리먼트 중 마황(한약 성분) 제품 정도만 퇴출되었을 뿐입니다.

문제의 근원은 민영 의료보험 제도에 있다

서플리먼트 문제의 근원이 되는 DSHEA법이 어떻게 통과되었을까요? 미국 언론에서도 식품업계에 일방적으로 유리한 이 법이 로비에 의해서 통과되었다고 밝혔습니다. 미국은 로비의 천국이니까요. 그리고 식품업계의 로비에는 미국의 열악한 의료보험 제도를 보완한다는 논리도 포함되었을 것입니다.

국가에서 운영하는 공공 의료보험인 우리나라, 일본, 유럽 등의 국민건강보험과는 달리 미국은 사설 보험(민영 보험)이 대부분입니다. 초일류 강국임에도 불구하고 의료보험 혜택을 전혀 못 받는 국민이 15%에 이릅니다. 의료비에 지출하는 비용이 커서 개인 파산의 절반 이상이 의료비 때문입니다.

선진국에서 보험도 없고 치료비도 없어 집에서 상처를 직접 꿰매는 사람이 있다는 사실을 믿을 수 있을까요?(마이클 무어 감독의 다큐멘터리 영화인 〈식코〉를 보면 이런 모습들이 적나라하게 드러납니다). 또 사설(민영) 의료보험 회사가 보험 가입자들에게 보험 급여를 제대로 지급하지 않아 분쟁이 생기기도 합니다. 많은 전문가들은 이처럼 열악한 미국의 의료보험 때문에 서플리먼트가 생겨났다고 진단합니다.

한 번 흐른 물길은 되돌리기 어렵다

미국 내에서는 이처럼 문제가 많은 서플리먼트 제도를 개선해야 한다는 목소리가 큽니다. 그러나 한 번 흐르기 시작한 물길은 되돌리기가 어렵습니다. 식품업계가 이렇게 유리한 법을 포기할 리가 없지요. 미국의 민주당 정부에서 꾸준히 의료보험 제도를 개혁하려고 했지만 민영 보험 회사들의 로비에 막혀 번번이 실패하는 것도 마찬가지입니다. 기득권층이 생겨버린 정책은 쉽게 바뀌지 않습니다. 그 정책이 옳건 그르건 간에 기득권층이 강력하게 반발하기 때문입니다.

더티더즌(Dirty Dozen)을 꼭 확인하자

미국 서플리먼트 중에서도 가장 위험한 12가지의 성분을 우선 참고할 필요가 있습니다. 미국 컨슈머리포트에서 밝힌 가장 피해야 할 서플리먼트들입니다. 구입하기 전에 이 12가지 성분이 들어 있지는 않은지 확인해야 합니다. FDA도 이들 중 최소 8가지에 대해 경고를 발표했었습니다. 이외의 성분이나 제품은 미국의 컨슈머리포트나 FDA의 경고 등을 참고로 하는 것이 그나마 안전을 지키는 방법입니다.

가장 위험한 서플리먼트 12가지('Dirty Dozen')

	판매사의 주장	위험성
1. Aconite 애코나이트(부자)	염증, 관절통, 상처, 통풍	독성, 오심, 구토, 저혈압, 호흡기 마비, 부정맥, 사망
2. Bitter Orange 비터오렌지	체중 감소, 코 막힘, 알레르기	졸도, 부정맥, 심장마비, 사망
3. Chaparral 셰퍼랠	감기, 체중 감소, 염증, 감염, 암, 디톡스	간 장애, 신장 장애
4. Colloidal Silver 콜로이드 실버	곰팡이, 건선, 식중독, 만성피로증후군	청색피부증, 점막탈색, 신경 장애, 신장 장애
5. Coltsfoot 콜츠풋(머위)	기침, 인후통, 후두염, 기관지염, 천식	간 장애, 암
6. Comfrey 컴프레이	기침, 월경 과다, 가슴 통증, 암	간 장애, 암
7. Country Mallow 컨트리 맬로우	코막힘, 알레르기, 천식, 기관지염	심장마비, 부정맥, 중풍, 사망
8. Germanium 게르마늄	통증, 감염, 녹내장, 간 장애, 관절염, 골다공증, 심장병, 암	신장 장애, 사망
9. Greater Celandine 그레이터 세랜다인 (애기똥풀)	위통, 과민성대장증후군, 간 장애, 디톡스, 암	간 장애
10. Kava 카바	불안	간 장애
11. Lobelia 로벨리아(숫잔대)	기침, 기관지염, 천식	빈맥, 저혈압, 혼수상태, 사망
12. Yohimbe 요힘베	최음제, 가슴 통증, 당뇨병, 우울증, 발기부전	고혈압, 빈맥, 저혈압, 심장병, 사망

2장

나이별 증상별 영양제 맞춤처방

올바른 영양 섭취가 중요한 어린이

어린이는 단어의 의미처럼 아직 성인이 되지 않은 어린 사람을 뜻합니다. 나이에 따른 구분과 명칭은 통일되어 있지는 않습니다. 보통 출생 후 1년까지 젖먹이 기간(영아), 1~3년까지 아장아장 걷는 시기, 3~5년까지 학교 가기 전, 5~12년까지 학동기, 12~18세까지 '틴에이저'로 나누기도 합니다. 여기서는 1세부터 12세까지를 어린이로 정의하겠습니다.

이 시기에 무엇보다 중요한 것은 올바른 영양 섭취와 적당한 신체 활동입니다. 평생 지속될 수 있는 습관이 형성되는 시기이므로 현명한 방법으로 오랫동안 즐겁게 지속할 수 있는 습관을 갖도록 해 주는 것이 중요합니다.

어린이는 성인과 대사 속도가 다르며 음식을 먹을 때는 좋아하는 것과 싫어하는 것이 그때그때 달라진다는 점을 이해해야 합니다. 각 성장 시기에 따라 필요한 영양 성분을 균형 잡힌 식사를 통해서 섭취하도록 도와주어야 합니다.

기본은 4대 음식군이다

몸과 마음이 빠르게 성장하는 이 시기에는 영양 성분을 골고루 섭취하는 것이 가장 중요합니다. 다음과 같은 4대 음식군을 골고루 먹도록 권장하고 있습니다.

① **육류**: 쇠고기, 돼지고기, 가금류, 달걀 등.
② **유제품**: 우유, 치즈, 요구르트 등.
③ **과일과 채소**.
④ **곡물류**: 쌀, 보리, 잡곡, 시리얼, 감자, 고구마 등.

이런 음식을 골고루 먹으면 자연스럽게 성장에 필요한 탄수화물, 단백질, 지방의 비율도 유지하면서 비타민과 미네랄을 섭취할 수 있습니다. 탄수화물을 너무 적게 먹어 발생할 수 있는 케토시스나 저혈당을 막을 수 있고, 지방을 너무 적게 섭취해서 필수지방산이 부족해지거나 비타민이나 미네랄이 부족해서 성장이 늦어지는 것을 예방할 수 있습니다.

편식하는 아이

생후 12개월 정도가 지나면서 음식을 잘 먹지 않거나 편식하기 시작합니다. 이것은 성장 속도가 줄었기 때문에 오는 자연스런 현상이며 외부 환경에 적응해 가는 과정이기도 합니다. 생후 12개월까지는 출생 시 몸무게의 3배 정도까지 증가합니다. 이후 2년 동안은 겨우 출생 시 몸무게의 1배 정도만 증가합니다. 이렇게 성장 속도가 약 6분 1로 줄기 때문에 필요로 하는 칼로리도 별로 늘지 않습니다. 안타까운 마음에 다그치면 더욱 악화될 수 있고, 아이의 성격 형성에도 해롭습니다.

어떤 음식을 안 먹는다면 같은 군의 다른 음식으로 바꾸어 주거나 조리 방법을 달리해 보는 방법이 있습니다. 특히 나이가 적은 어린이는 입맛이 변화무쌍하므로 색깔과 재료를 바꾸어 가며 조금씩 흥미를 끌어 봅니다. 또 엄마와 함께 음식을 만들어 보는 것도 효과적인 방법입니다. 초등학교에 들어가서도 편식이 심하다면 4대 음식군의 균형을 맞추는 범위 안에서 다른 음식을 찾아보면 됩니다. 미리 식단을 짜 놓고 아이와 다투지 말고 조금씩 변화를 시도하세요. 우유를 싫어한다면 과일 맛 우유 또는 치즈나 요구르트로 바꾸어 보거나 칼슘이 많은 콩이나 두부 등으로 바꾸어 봅니다.

고정관념을 버려야 합니다. 식성은 매일 같을 것이라는, 어제 잘 먹었던 음식은 앞으로도 계속 잘 먹을 것이라는, 같은 재료로 만든 음식은 모양이나 색깔에 상관없이 선호도가 같을 것이라는, 음식에 호기심을 보일 때 색깔이나 모양에는 관심이 없을 것이라는, 어린이의 미각이나 후각이 성인과 거의 같을 것이라는, 밥을 안 먹는 것이 꾀병이거나 배가 불러서 그렇다는 식의 편견에 빠지면 아이들의 식습관을 고치는 데 도움이 되지 않습니다. 음식의 모양과 색깔에 변화를 주거나 음식을 같이 준비하는 등 '넛지 효과(Nudge Effect, 타인의 행동을 유도하는 부드러운 개입을 뜻하는 말)'를 응용해 보면 효과가 있습니다.

식생활을 고려한 영양제 복용

4대 음식군을 골고루 먹는다면 굳이 영양제가 필요하지 않습니다. 그러나 식욕이 없거나 편식을 하는 아이들의 경우 비타민과 미네랄을 보충해 줄 필요가 있습니다. 어린이의 영양 상태와 관련해 쌀밥 위주의 식사 문화가 문제가 될 수도 있습니다. 채식 위주의 쌀밥 문화가 성인의 건강을 유지하는 데에는 도움이 되지만 4대 음식군을 고루 섭취해야 하는 성장기 아이들에게는 영양 불균형을 초래할 수도 있기 때문입니다. 이때에도 영양제로 보충해 주는 것이 필요합니다.

또 최근에 가장 문제가 되는 것 중 하나는 패스트푸드, 인스턴트식품으로 대표되는 정크푸드(junk food)의 범람입니다. 정크푸드란 필수 영양소인 비타민과 미네랄, 필수지방산, 아미노산은 적고 칼로리와 염분은 많아서 문제가 되는 음식들입니다. 이런 음식을 많이 먹음으로써 발생하는 영양 섭취의 불균형을 조금이라도 개선하기 위해서 비타민과 미네랄 등이 골고루 들어 있는 영양제 복용이 필요합니다.

이처럼 영양제가 꼭 필요한 때가 있지만, 어디까지나 식사를 통해서 충분히 영양소 섭취를 먼저 해야 한다는 사실을 잊어서는 안 됩니다. 영양제를 복용한다고 해서 식생활을 등한시 해도 된다는 오해는 절대 금물입니다.

내 아이에게 맞는 영양제 고르기

과연 어떤 성분이 들어간 영양제가 아이들에게 필요할까요? 어린이들에게 부족해지기 쉬운 영양소는 다음과 같습니다.

① **철분**: 피를 생산하고 근육을 형성하는 데 필요합니다. 철분이 강화된 시리얼이나 채소를 자주 먹지 않는 경우에는 철분 보충을 검토해야 합니다.

② **비타민 D**: 햇볕을 규칙적으로 쐬지 못하거나 비타민 D 보강 우유를 충분히 마시지 않는 경우에는 비타민 D를 보충해 줍니다.

③ **칼슘**: 성장과 뼈의 건강에 중요합니다. 인스턴트식품과 가공식품을 많이 먹는 어린이는 칼슘이 부족하기 쉽습니다. 우유를 충분히 섭취하지 못하는 경우에는 더욱 중요합니다.

④ **비타민 B**: 여러 인체 대사에 관여하므로 매우 중요합니다. 육류나 시리얼을 자주 먹지 않는 아이는 비타민 B가 부족하기 쉽습니다.

⑤ **비타민 A**: 성장, 피부 건강, 시력 발달에 관여하는데, 녹황색 채소나 유제품을 잘 먹지 않는 아이는 따로 보충해 주도록 합니다.

⑥ **비타민 C**: 결합조직, 근육, 피부를 튼튼하게 하고 감염에 대한 저항력 증가시켜 줍니다. 채소나 과일을 잘 먹지 않는 아이에게 부족할 수 있습니다.

아이를 위해 어떤 제품을 선택할까

정제나 캡슐을 잘 삼키지 못하기 때문에 어린이용 영양제는 씹어 먹는 정제나 캐러멜 타입이 많습니다. 모두 단맛을 내기 위해서 감미제가 들어 있습니다. 특히 캐러멜 타입은 점성을 주기 위해서 물엿이나 설탕에 전지분유나 버터 등을 넣고 끓여서 만듭니다. 이 끈적끈적한 물질들은 치아에 들러붙어 충치를 일으킬 수 있으므로 영양제를 먹은 후에는 양치를 하도록 하는 것이 좋습니다.

4대 음식군 중에서 아이에게 부족한 것이 무엇인지 생각해 보고 이를 보충할 수 있는 제품을 찾아봐야 합니다. 비타민과 미네랄이 골고루 들어 있는 제품이라면 일단 무난하겠지요. 특별한 성분이 아니라면 품질을 더 신뢰할 수 있는 의약품 영양제를 권합니다.

약국에서 어린이용 영양제를 취급해 보면 아이들의 입맛이 쉽게 바뀌어 잘 먹던 것도 안 먹는 경우를 종종 봅니다. 성장기에는 입맛도 자주 변하고 쉽게 싫증을 내기 때문에 다른 영양제로 바꾸어도 마찬가지일 때가 많습니다. 이때는 영양제 먹는 시간을 바꿔 보면 됩니다. 식사 후에 바로 먹게 하든가, 시간이 좀 지나서 먹이든가, 아침 저녁으로 나누어 먹이든가 하는 식으로 가장 잘 먹는 시간대를 찾아보는 것입니다.

plus tip

이럴 땐 이런 영양제

Q1 우리 아이는 키가 작아요!

아이의 키를 훌쩍 크게 해 주는 영양제가 있으면 얼마나 좋을까? 특히 제 또래들보다 키가 작으면 신경이 많이 쓰인다. 그런데 애석하게도 키를 크게 해 주는 마법과 같은 영양제는 없다. 단지 아이에게 필요한 영양 성분을 골고루 적절하게 공급해 주는 것이 가장 좋은 해결책이다. 성장에 필요한 4가지 음식군을 골고루 섭취하도록 하고, 적당한 신체 활동과 충분한 수면을 취하게 하여 성장호르몬이 충분히 분비되게 한다. 특히 유제품은 꼭 먹도록 하고 비타민, 필수지방산, 미네랄이 많은 견과류를 간식으로 먹으면 효과적이다. 영양제를 선택할 때 가장 신경 써야 할 영양 성분은 칼슘, 마그네슘, 비타민 D, 비타민 B군들이다.

Q2 집중력이 없어요!

아이가 침착하게 한 가지를 꾸준히 하지 못하고 엉덩이가 들썩거리면 아무래도 학업 성적도 떨어져 많이 걱정된다. 집중력이 떨어지고 산만해질 때 필수지방산을 많이 섭취할 것을 권장한다. 그리고 마그네슘이나 아연 같은 미네랄도 도움이 된다고 알려져 있다. 평소에 생선, 콩, 견과류를 자주 먹게 하고 오메가-3지방산, 달맞이꽃 기름, 마그네슘, 아연 등이 들어 있는 영양제를 복용하면 집중력 향상에 효과적이다.

에너지가 많이 필요한 10대 청소년
(초등 후반~중고생)

주로 중고등학생에 해당되는 청소년기는 일생에서 매우 중요한 전환기입니다. 이 시기를 잘 넘겨야 건강하고 건전한 일생을 보낼 수 있다고 해도 과언이 아닙니다. 육체적 변화와 더불어 사회적, 정신적으로도 독립된 개인으로 성숙 발전해 가는 시기이기 때문입니다.

이 시기의 중요한 특징은 역시 사춘기로 2차 성징이 나타나 여학생은 월경이라는 큰 생리적 변화를 겪습니다. 또 일생에서 유일하게 성장 속도가 더 증가하는 시기여서 남녀 모두 키와 몸무게가 급격하게 성장합니다.

영양이 많이 필요한 시기

사춘기는 일생 중에서 가장 많은 에너지와 영양 성분이 필요한 시기입니다. 유지량만 필요한 성인과는 달리 키와 몸무게가 급격히 늘어난 만큼 구성 성분들이 더 필요하기 때문입니다.

우리나라의 나이별 성별 칼로리와 칼슘 및 철분의 섭취 기준은 다음과 같습니다.

	열량 kcal		칼슘 mg(Ca으로)		철 mg(Fe로)	
	남	여	남	여	남	여
6~8세	1,600	1,500	700	700	8	8
9~11세	1,900	1,700	800	800	11	10
12~14세	2,400	2,000	1,000	900	14	13
15~18세	2,700	2,000	900	800	15	17
19~29세	2,600	2,100	750	650	10	14
30~49세	2,400	1,900	750	650	10	14
50~64세	2,200	1,800	700	700	9	8
65~74세	2,000	1,600	700	700	9	8
75세 이상	2,000	1,600	700	700	9	8

한국영양학회, 『한국인 영양 섭취 기준』(개정판), 2010.

　섭취 칼로리에서는 특히 남학생 15~18세의 필요 칼로리가 성인보다 더 많고, 여학생 12~14세가 거의 성인 여성과 비슷한 칼로리가 필요하다는 것을 알 수 있습니다.

　남녀 모두 12~14세가 가장 칼슘이 많이 필요하다는 사실을 알 수 있습니다. 칼슘이 많이 필요하다고 알려진 갱년기 여성보다도 더 많은 칼슘이 필요합니다.

　철분의 경우 남녀 모두 15~18세가 제일 많이 필요한데, 월경 때문에 철분이 많이 필요하다고 알려져 있는 19세 이상의 성인 여성보다도 더 많은 것이 특이한 점입니다.

성장에 필요한 영양 성분을 충분히 챙기자

이 시기에는 칼로리 섭취가 늘어납니다. 섭취한 칼로리의 대사를 위해서 더 많은 비타민과 미네랄이 필요하고, 커지는 체격을 구성하는 성분들도 더 많이 필요합니다. 가장 중요한 3가지 미네랄은 칼슘, 철분, 아연입니다.

① **칼슘**: 골격을 형성, 키를 크게 함.
② **철분**: 혈액을 만들어 내고 근육의 성장에 필요.
③ **아연**: 새로운 골격과 근육조직의 생성에 관여.

성장이 한창일 때 남자는 하루에 400mg, 여자는 240mg씩 몸 속의 칼슘이 증가합니다. 철은 남자는 1.1mg, 여자는 0.9mg씩 증가하며 아연은 남자 0.5mg, 여자 0.3mg씩 증가합니다.

청소년은 성인에 비해서 이 정도의 미네랄이 추가로 필요합니다. 뼈가 자라서 키가 크기 때문에 많은 칼슘이 필요합니다. 철분 하면 혈액의 헤모글로빈만 생각하기 쉽지만 근육에는 붉은색을 나타내는 미오글로빈이라는 철분을 함유한 단백질이 있어야 합니다. 이 시기에는 체중이 늘어서 혈액의 양도 증가하니까 헤모글로빈을 만드는 철분의 양이 증가합니다. 아울러 근육량도 늘기 때문에 철분도 더 필요합니다.

이외에 칼슘 흡수에 중요한 역할을 하는 비타민 D, 세포분열을 도와서 성장을 촉진하고 시력의 발달을 돕는 비타민 A, 결합조직의 합성에 필요한 비타민 C, 혈액세포 등 빠르게 증가하는 세포에 필요한 엽산과 비타민 B12, 질소대사에 관여하는 비타민 B6, 에너지대사에 주로 관여하는 비타민 B1, B2, 나이아신(비타민 B3) 등이 이 시기에 필요한 대표적인 영양 성분입니다.

균형 잡힌 식사와 습관이 기본이다

우리나라에서는 중고등학생 때가 가장 바쁜 시기입니다. 한창 성장할 시기에 잘 먹고 푹 자야 안정적으로 건강하게 자랄 수 있습니다. 그런데 경쟁으로 인한 스트레스에 시달리고, 잠잘 시간도 모자라는 학생들을 보면 이렇게까지 해야 하는 건지 안타까울 때가 많습니다. 바쁘고 힘들수록 바른 식습관이 중요합니다. 먼저 끼니를 거르지 않아야 합니다. 바쁘다고 아침을 거르면 오전 중의 학습 능률이 떨어지고 오후에는 식곤증을 겪게 됩니다. 제대로 된 식사가 힘들 때는 간편식이라도 먹으면 도움이 됩니다.

청소년기에는 외식이 늘어나고 친구들과 어울려 간식을 많이 먹습니다. 음료수, 과자, 사탕, 인스턴트식품과 같은 간식에는 칼로리는 많으나 영양 성분은 적습니다. 트랜스지방이나 포화지방이 많은 이른바 정크푸드(junk food)가 대부분이라 문제입니다. 또한 이 시기는 남의 눈을 의식하기 시작하고, 연예인을 많이 따라해 일부 청소년들은 심한 다이어트로 영양 성분의 균형이 더욱 깨질 수 있습니다.

규칙적으로 4대 음식군(육류, 유제품, 곡물류, 과일·채소)을 골고루 섭취하고 적당히 운동하며 충분한 수면 시간을 확보하는 것이 청소년기에 가장 필요합니다.

더욱 신경 써야 하는 여학생의 영양 섭취

영양 성분 권장량은 여성이 또래의 남성보다 더 적지만 일반적으로 남성에 비해서 음식을 많이 먹지 않아서 섭취하는 영양 성분의 양이 적습니다. 몸매 관리 등에 한창 민감할 때라 마른 몸매를 유지하려는 경향이 있습니다. 게다가 월경이 시작되면 철분 농도의 변화가 심해져서 육체적, 정신적으로 힘들어하는 일도 잦습니다. 따라서 여학생은 영양 성분을 따로 보충해야 할 필요성이 더 커집니다.

이 시기에 칼슘을 충분히 섭취하지 않으면 나중에 성인이 되어서 골다공증에 걸릴 확률이 높아집니다. 따라서 유제품과 채소, 어패류 등을 골고루 잘 먹어야 합니다. 우유의 유당을 소화시키지 못해서 설사나 복통이 일어나 우유를 마시지 못하는 경우 영양제로 칼슘을 보충해 주고, 월경으로 인한 빈혈을 예방하기 위해서는 철분을 보충합니다. MVM(멀티비타민 미네랄) 제품을 선택할 때에는 철 함량이 10~20mg 정도이면서 칼슘과 아연이 많은 것을 선택하기를 권장합니다. 단 보통 MVM에는 칼슘이 충분히 들어 있지 않기 때문에 칼슘 영양제를 따로 복용할 필요도 있습니다.

건강과 아름다움에
관심 많은 젊은 여성

젊은 여성의 건강은 아무래도 임신, 출산, 육아와 관련이 많습니다. 또한 사회생활을 하는 여성이 늘어나면서 직장에서 받는 스트레스가 문제가 되고, 건강과 더불어 아름다움에 대한 관심이 높은 시기로 특징 지을 수 있습니다. 여성호르몬과 관련된 사항을 체크해 보고 여성이 관심을 많이 갖는 부분에 대해 대책을 세우는 것이 필요합니다.

월경전증후군: 비타민 B6, 칼슘, 마그네슘

월경전증후군(premenstrual syndrome, PMS)은 보통 월경 주기의 중간쯤인 배란일로부터 월경 전까지 약 2주간 나타나는 여러 불편한 증상들입니다. 초조, 우울, 집중력 저하, 불안, 불면, 복통, 두통, 어지럼증, 가슴통증, 여드름, 거친 피부 등이 나타납니다. 우선 스트레스를 해소하면 많은 도움이 됩니다. 월경전증후군에는 비타민 B6, 칼슘, 마그네슘이 도움이 되는 것으로 알려져 있습니다. 월경전증후군일 때 비타민 B6는 하루 100mg까지 권장합니다. MVM(멀티비타민 미네랄)으로는 부족해서 고함량 비타민 B군 제품 또는 단일 제품을 선택합니다. 칼슘은 월경전증후군에는 하루 1,000mg 정도, 마그네슘은 하루 200~400mg을 권장합니다. 단 마그네슘은 개인에 따라서 설사를 일으킬 수도 있으니 그때는 복용량을 조절합니다. 비타민 B6와 칼슘을 기본으로 마그네슘, 비타민 E, 오메가-3지방산(DHA, EPA), 오메가-6지방산(EPO=달맞이씨 기름)을 보충하면 효과적입니다. 변비가 있다면 마그네슘, 아랫배가 찬 체질이거나 임신이 잘되지 않을 때는 비타민 E, 여드름이나 생리통 또는 가슴 통증이 있으면 오메가-3지방산이나 오메가-6지방산을 우선 복용해 보세요.

생리통: 마그네슘, 비타민 E, 오메가-3지방산, 오메가-6지방산
생리 주기에 따라서 여성호르몬의 양이 변하면서 프로스타글란딘이라는 물질이 생산됩니다. 이것이 자궁의 근육을 수축시켜서 자궁에 산소 공급을 줄어들게 하여 생리통이 발생합니다. 생리통이 있을 때 아랫배를 온열 패치 등으로 따뜻하게 해 주거나 따뜻한 물로 목욕하면 근육 수축이 완화되어 통증이 줄어듭니다. 그리고 적당하게 운동하면 혈액 공급이 늘고 통증에 대한 주의도 분산되어 통증을 덜 느끼게 됩니다.

생리통을 완화하는 영양제로 먼저 마그네슘과 비타민 E를 권장합니다. 이 두 가지가 같이 들어간 영양제도 있는데 복용할 만합니다. 혹시 마그네슘 때문에 설사나 복통이 생긴다면 복용량을 줄이거나 비타민 E 단일성분 제제를 선택할 수 있습니다. 그리고 생리통의 원인인 프로스타글란딘이 생성되는 것을 억제하기 위해서 불포화지방인 오메가-3지방산(DHA, EPA)나 오메가-6지방산(EPO=달맞이씨 기름)을 권장하기도 합니다.

빈혈: 철분, B6, B12, 엽산

젊은 여성은 월경량이 제일 많아서 철분 소실이 어느 때보다 많아져 빈혈이 생기기 쉽습니다. 가장 활발하게 활동하는 시기에 빈혈 때문에 집중력이 떨어지고 체력이 저하되거나 우울해지면 곤란하기 때문에 잘 대처할 필요가 있습니다. 철분뿐만 아니라 빈혈과 연관이 있는 비타민 B12, 비타민 B6, 엽산 등을 음식이나 영양제를 통해서 매일 꾸준하게 섭취하면 효과적입니다.

빈혈 영양제로는 철분만 들어간 단일성분 제품과 빈혈 관련 비타민이 같이 들어간 복합제로 나눌 수 있습니다. 의약품 철분 영양제는 정확하고 신뢰할 수 있는 효과와 함량 때문에 선택하기 쉽습니다. 반면 식품 철분 영양제는 좀 더 자유롭게 성분을 추가하여 다양한 제품이 판매되지만 실제 철분 함량이 얼마인지 알기 어려운 제품들이 많습니다. 특히 임신을 준비하거나 임신 중인 여성은 가급적 의약품 빈혈 영양제를 복용하는 것이 태아의 안전을 위해서도 좋습니다. 식품 철분 영양제는 하루 복용량에 철분 몇 mg이 들어 있는지 꼭 문의하고 복용하도록 합니다.

자궁경부이형성증: 녹차, 엽산

자궁경부이형성증(cervical dysplasia)은 일반적으로 자궁경부암의 전단계로 알려져 있습니다. 평소에 예방하고, 정기적인 검사로 조기에 발견하는 것이 중요합니다. 녹차 추출물이 자궁경부이형성증의 예방에 도움이 되는 것으로 알려져 있기 때문에 평소 커피를 즐기는 여성이라면 녹차로 바꾸어 마실 것을 권합니다. 따로 녹차 추출물이 들어간 영양제를 복용하는 것도 좋은 방법입니다. 특히 비만 개선용으로 판매되는 의약품 영양제 중에는 녹차 성분이 들어 있는 제품도 있습니다.

자궁경부이형성증 예방을 위해서 엽산을 10mg까지 권장하지만 일반적인 엽산 제품의 함량인 $400\mu g$의 25배나 되는 많은 양이기 때문에 현실적인 방법이 아닙니다. 먹는 피임약을 5년 이상 복용한 사람은 자궁경부암에 걸릴 확률이 높다고 합니다. 엽산이 자궁경부암 발생도 줄여 주기 때문에 10mg까지는 아니더라도 영양제와 음식을 통해서 많이 섭취할 필요가 있습니다. 엽산은 음식보다는 영양제로 섭취할 때 더 흡수가 잘되고, 식전에 복용할 때 효과가 더욱 좋은 영양 성분입니다. 그러나 MVM과 같은 복합제에 들어 있을 때는 다른 성분을 감안해서 식후에 복용하기도 합니다.

담배를 피우면 폐암이나 주름살뿐만 아니라 자궁경부이형성증도 증가하는 것으로 알려져 있기 때문에 여성의 건강을 위해서 금연은 필수적입니다.

피부 건강: 비타민 C, 항산화 영양제

활동이 제일 활발한 시기라서 햇볕에 많이 노출되는 등 피부가 손상을 받기 쉽습니다. 피부 노화와 색소 생성 또는 주름의 가장 큰 원인은 자외선입니다. 자외선이 강한 여름이나 맑은 날 낮에 외출할 때에는 자외선 차단제와 모자를 사용합니다.

그러나 자외선을 너무 안 쬐면 피부에서 비타민 D를 합성하는 양이 줄어듭니다. 칼슘 흡수를 돕는 비타민 D가 줄면 결과적으로 칼슘의 흡수가 줄기 때문에 뼈가 약해질 수 있습니다. 이런 경우에는 비타민 D를 음식이나 영양제로 섭취합니다.

자외선 다음으로 피부에 나쁜 영향을 미치는 것은 흡연으로, 입가의 주름과 함께 얼굴 피부의 노화와 색소침착을 증가시킵니다. 피부를 위해서도 흡연은 절대 좋지 않습니다.

피부 탄력을 유지하며 주름살을 예방하려면 피하조직이 건강해야 합니다. 콜라겐이나 엘라스틴과 같은 진피의 조직 성분이 풍부해야 하는데 자외선은 이들 조직을 점차 파괴시켜 탄력은 줄어들고 주름살은 늘어나게 합니다. 피부 건강을 위해서는 콜라겐 합성에 제일 중요한 비타민 C와 항산화 비타민인 비타민 A, 비타민 C, 비타민 E와 함께 나이아신(니아신)을 권장합니다.

항산화제: 바르는 것이 우선

지금까지 피부 미백 효과와 주름살 예방 효과가 있다고 믿었던 비타민 C를 비롯한 항산화제의 효과에 대해서 에비던스가 별로 없습니다. 비타민과 영양제를 평가하는 대부분의 권위 있는 기관들 중에서 먹는 항산화제를 피부와 관련해서 권장하는 곳은 없고 대부분 바르는 항산화제를 권장합니다.

그러나 장기적으로는 음식이나 영양제를 통해서 흡수되는 항산화 영양제가 피부 노화와 기미 등에 효과가 있다는 주장도 많습니다. 장기적 안목에서 피부 건강을 생각한다면 항산화 영양제는 추천할 만합니다.

스트레스: 비타민 C, 인삼, DHA

결혼, 직장 생활, 아이와 관련해서 스트레스를 많이 받는 시기입니다. 스트레스는 교감신경을 흥분시켜서 몸을 긴장 상태로 만들기 때문에 여러 질병을 일으키는 원인이 됩니다. 따라서 적극적으로 스트레스를 해소하는 방법을 찾아 스트레스로 인한 장애를 예방하거나 극복해야 합니다.

비타민 C는 하루 1~2g 복용하면 스트레스 호르몬을 정상적인 상태로 회복시켜 스트레스로 인한 혈압 상승을 막는 효과가 있습니다. 비타민 C는 음식과 영양제의 철분 흡수를 촉진하므로 빈혈이 염려되는 여성에게도 권장합니다.

우리나라 특산품인 인삼도 스트레스에 대한 효과가 있어서 피로나 당뇨가 있는 사람에게 좋은 것으로 알려져 있습니다. 또 오메가-3지방산 제품에 들어 있는 DHA도 스트레스에 효과가 있습니다.

골밀도: 칼슘, 비타민 D

의외로 20, 30대의 젊은 여성들이 골밀도가 낮아서 골밀도 증가제를 처방 받는 경우가 많습니다. 혹시 커피나 알코올을 많이 마시지는 않는지 확인해 볼 필요가 있습니다. 주로 실내에서 생활하기 때문에 햇볕을 적게 쐬거나 뼈에 적당한 자극을 줄 수 있는 운동이 부족한 사람은 주의해야 합니다. 젊을 때 골밀도를 최대한 높게 유지해야 나중에 골다공증에 걸릴 위험성이 줄기 때문입니다. 골밀도를 유지하기 위해서는 가장 먼저 칼슘과 비타민 D가 필요합니다.

잘 알고 먹어야 하는 생리통약

생리통에는 프로스타글란딘을 억제하는 해열진통제와 소염진통제(NSAIDs) 그리고 진경제(내장 근육의 경련을 완화시키는 약)를 주로 사용한다. 가장 많이 쓰는 타이○○ 등의 아세트아미노펜은 소염진통제가 아니라 해열진통제이다. 자궁에서의 프로스타글란딘 억제 효과는 약하나 소염진통제보다 위장 장애가 적다.

생리통이 심하지 않을 때 아세트아미노펜 제품을 쓰면 효과적이다. 쥐어짜는 듯한 통증이 있을 때는 아세트아미노펜에 진경제가 복합된 진통제를 쓸 수 있다. 더 심한 경우에는 약간의 위장 장애를 감수하고 이부프로펜(또는 덱시부프로펜)이나 나프록센과 같은 소염진통제를 사용한다. 단 나프록센은 이부프로펜보다 위장 장애가 더 많으므로 주의해서 사용한다.

우먼스타이○○ 등의 생리통약은 아세트아미노펜에 진경제가 아닌 이뇨제(카페인 유사성분)가 들어 있어 몸이 푸석푸석 부을 때 쓰는 것이 효과적이다.

생리통에는 우선 아세트아미노펜 단일성분이나 진경제가 복합된 제품을 복용한다. 만약 효과가 없는 경우에는 위장 장애를 조심하면서 소염진통제로 바꾼다. 소염진통제로도 개선되지 않는 생리통은 자궁근종이나 자궁내막증 등 다른 질환의 가능성이 있을 수 있으니 전문의에게 진단을 받도록 한다.

불규칙한 생활을 하는 젊은 남성

 불규칙한 식사 습관: MVM

특히 청년기에는 식생활이 불규칙한 경우가 많습니다. 식사를 자주 거르면서 폭식을 하고 대부분의 식사를 밖에서 하기 때문에 영양 성분이 균형 잡힌 식사보다는 칼로리 위주로 식사를 하기 쉽습니다. 아침을 안 먹는 경우가 많아서 점심 또는 저녁에 칼로리가 편중됩니다. 이런 때일수록 식사를 규칙적으로 해야 건강에 도움이 됩니다. 아침 식사가 어려우면 시리얼, 빵, 과일, 선식, 생식 등으로 간단하게라도 먹습니다. 오전을 활기차게 보낼 수 있을 뿐만 아니라 점심이나 저녁 때 폭식을 줄여 체중 증가나 지방간 등을 예방할 수 있습니다. 식생활이 불규칙할 때에는 모자라기 쉬운 영양 성분을 적절한 MVM(멀티비타민 미네랄)으로 보충할 것을 권장합니다.

잦은 술자리와 저녁의 과다한 칼로리: 녹차 추출물, 식이섬유

저녁에 모임과 회식 등으로 음식을 많이 먹으면서 밤늦게까지 술을 마실 때가 잦습니다. 다른 시간 때보다 저녁때는 칼로리가 많이 필요하지 않습니다. 기분 전환이나 스트레스 해소 정도면 좋은데, 횟수나 먹는

양 조절이 쉽지 않습니다. 음식과 술로 섭취한 많은 칼로리를 소비하지 못하고 자면 우리 몸은 남은 칼로리를 체지방으로 바꾸어서 저장합니다. 그러면 체중과 중성지방이 늘어나고 지방간도 생기며 인슐린 내성이 생겨서 대사증후군과 당뇨병이 생길 수도 있습니다.

우선 아침 식사를 거르지 않아야 오히려 칼로리 섭취를 줄일 수 있습니다. 또한 칼로리를 충분히 소비하기 위해 정기적으로 운동을 하는 것이 필수입니다.

영양제 중에서는 녹차 추출물 제품과 식이섬유 제품이 체중 감량에 도움이 됩니다.

스트레스: 비타민 C

청년기에는 직장 생활, 결혼 문제 등으로 한창 바쁘고 신경 써야 할 일도 많아 스트레스를 받기 쉽습니다. 스트레스를 받으면 자율신경 중에서 교감신경이 자극을 받아서 항상 긴장하고 전투적인 상태로 몸을 유지합니다. 이런 상태는 우리 몸에 여러 가지 나쁜 영향을 미칩니다. 스트레스를 해소하기 위해 취미 생활, 명상, 요가 등을 활용할 필요가 있습니다. 비타민 C를 하루 1~2g 정도 복용하는 것도 도움이 됩니다.

만성피로: MVM, 인삼, 비타민 B군, 코엔자임큐텐

끊임없이 반복되는 일과와 음주 등으로 피로를 호소하는 사람들이 많습니다. 원인 질병이 없는 피로는 생활 습관과 식습관을 바꿈으로써 상당 부분 개선할 수 있습니다. 과도한 업무를 피하고, 술 마시는 날짜는

주 1~2회로 줄입니다. 피곤을 해소하기 위해 습관적으로 마시는 카페인도 줄이도록 합니다. 규칙적인 생활과 운동은 피로를 줄이는 데 효과적입니다. 수면이 부족하면 깊게 잠들 수 있는 환경을 만드는 데 신경 써야 합니다.

영양제로는 먼저 MVM(멀티비타민 미네랄)이 필요합니다. 어긋난 식습관으로 인한 영양 성분의 불균형을 맞추어 주어야 합니다. 인삼은 원기를 북돋는 데 효과가 뛰어납니다. 부작용을 지레 걱정하지 말고 인삼 복용을 권합니다.

몸 안에서 에너지의 원료인 ATP(아데노신 3인산)의 생산을 돕는 비타민 B군(B1, B2, B3-나이아신, B5-판토텐산, B6, B9-엽산, B12, BH-비오틴)도 수용성이라서 축적의 위험성을 걱정하지 않고 복용할 수 있습니다. 코엔자임큐텐(CoQ10)도 ATP의 생산을 촉진하는 데 효과적입니다.

발기부전: 아르기닌, 인삼, 은행잎 엑스

장기간에 걸쳐서 스트레스를 받고 나쁜 생활 습관을 지속하면 장년기에 발기부전으로 대표되는 남성 건강의 이상이 빨리 찾아올 수 있습니다. 발기부전의 원인은 스트레스 등의 정신적 요인과 혈관 안쪽이 좁아지는 동맥경화를 꼽습니다. 특히 동맥경화는 흡연과 관련이 많고, 지방이 많은 식생활 또는 칼로리 과잉도 관련이 깊습니다. 금연이 필수이며 정상 체중을 유지하고 일주일에 3회 정도 강도가 높은 운동을 하면 효과적입니다.

발기부전에 도움이 되는 성분으로 혈관 확장에 효과가 있다고 알려진 아르기닌(아미노산의 일종)이 있습니다. 하루 2g 정도를 권장합니다. 약국에서 의약품 영양제로 판매되는 액제에 아르기닌이 1g 이상 함유된 제품도 있어 응용할 수 있습니다. 인삼은 인체의 대사를 촉진하는 효과가 있어 도움이 됩니다. 은행잎 엑스도 하루 240mg을 복용하면 효과가 있습니다. 아연은 남성호르몬 분비를 촉진한다고 알려져 있지만 발기부전에 대한 직접적인 효과와 관련된 에비던스는 없습니다.

전립선비대증: 비타민 C, 아연, 베타시토스테롤, 피지움, 소팔메토

남성 건강과 관련해서 신경 써야 하는 것이 전립선비대증으로, 젊었을 때부터 예방해야 합니다. 전립선비대증은 워낙 서서히 진행하는데 이를 예방하는 뚜렷한 방법이 없다는 견해가 많습니다. 전립선비대증은 나이를 먹으면서 남성호르몬이 변해서 생깁니다. 노화를 방지하는 항산화제를 복용하면 예방이 가능하다고 믿어 왔으나 그 효과를 입증할 에비던스는 없습니다. 다만 최근에 비타민 C와 아연이 들어 있는 음식이 예방에 도움이 된다고 보고되었습니다. 운동을 하는 사람, 복부 지방이 적은 사람, 지방은 적게 먹고 채소를 주로 먹는 사람, 소량의 알코올(포도주 1잔 정도)을 마시는 사람이 전립선비대증에 걸릴 확률이 적다고 알려졌습니다. 바른 생활 습관을 유지하도록 노력하되 부족하기 쉬운 영양 성분은 아연을 함유한 항산화제로 보충하면 됩니다. 전립선비대증의 증상을 완화해 주는 영양 성분으로는 약효가 인정된 베타시토스테롤, 피지움이 우선 권장되며 기타 성분으로는 소팔메토도 있습니다.

갱년기 증상으로
괴로운 50대 여성

 갱년기 관리가 삶의 질을 좌우한다

남성이나 여성 모두 나이가 들면서 성호르몬의 분비가 감소합니다. 여성은 남성보다 그 변화가 현저하기 때문에 삶의 질에 미치는 영향도 더 큽니다.

여성의 경우 뇌에서 여러 가지 자극 호르몬으로 난소에 신호를 보내면 난소는 에스트로겐 등의 여성호르몬을 분비하여 월경 주기를 유지합니다. 나이가 들어 난소가 기능하지 못하면 뇌는 난소를 자극하는 호르몬을 더욱 분비하여 호르몬에 불균형이 생깁니다. 결과적으로 뇌가 조절하는 자율신경의 균형이 무너져서 여러 증상들이 나타납니다. 뇌의 시상하부가 난소의 퇴화에 적응하는 기간이 지나면 자율신경 불균형으로 인한 증상은 없어지지만 여성호르몬의 분비가 감소하면서 노화 현상은 더욱 빨리 진행됩니다. 따라서 갱년기와 갱년기 이후를 모두 슬기롭게 관리하는 것이 중요합니다. 사람마다 다르지만 갱년기는 길게는 폐경을 전후로 10년 동안 지속되는 경우도 있습니다.

호르몬요법은 위험한가?

난소에서 분비되는 여성호르몬의 감소가 갱년기 증상과 노화 증상의 원인입니다. 여성호르몬을 공급해 주는 이른바 호르몬 대체요법(hormone replacement therapy, HRT)이 가장 좋은 치료입니다. 그러나 많은 여성들이 여성호르몬제는 유방암을 증가시킨다며 지레 겁을 먹습니다. 사실 HRT의 발암성에 대해서 많은 주장이 있었으며 아직도 논란 중입니다. FDA와 같은 보수적인 기관은 호르몬제를 저용량 단기간 사용할 것을 권장합니다. 그러나 최근에 발표된 바에 따르면 호르몬 대체요법을 실시하는 2년 동안 오히려 유방암이 감소했다는 주장도 있습니다. 무작정 기피할 것이 아니라 삶의 질을 생각해서 이 치료법으로 얻을 수 있는 장점과 단점 그리고 얼마 동안 복용할 것인가를 전문의와 상담하여 결정하는 것이 바람직합니다.

자율신경 혼란 증상: 이소플라본, 서양승마, EPA(오메가-3지방산), 비타민 E

호르몬의 불균형으로 인한 자율신경의 혼란 때문에 얼굴이 달아오르거나 식은땀이 나며 가슴이 두근거리고 맥박이 빨라지는 등의 증상이 나타납니다. 갑상선 호르몬의 분비에도 영향을 미쳐서 체중이 늘어나고 피로감을 더 느낄 수 있습니다. 이외에 정서 불안이나 초조, 우울증 등도 나타납니다. 이 모든 증상을 해결하는 효과적인 방법은 호르몬 대체요법이지만 불가능한 경우에는 다른 성분들이 필요합니다.

여성호르몬인 에스트로겐과 구조가 비슷한 식물 성분인 파이토에스트로겐이 많이 쓰이는데 콩에 풍부한 이소플라본이 대표적입니다.

파이토에스트로겐은 아니지만 서양승마(black cohosh) 추출물은 갱년기 증상에 대한 효과가 천연물 중에서는 가장 우수한 것으로 알려져 있습니다. 의약품 영양제로 또 처방용으로 가장 널리 쓰이는 영양 성분입니다. 이외에 EPA(오메가-3지방산), 비타민 E가 효과적입니다.

골다공증: 칼슘, 비타민 D

여성호르몬의 분비량이 줄면 여러 가지 변화가 나타납니다. 여성호르몬의 가장 큰 역할은 여성이 임신할 수 있는 상태로 유지하는 것이므로 여성호르몬이 줄면 임신에 필수적인 기능들이 쇠퇴하면서 노화가 진행됩니다. 여러 노화 증상 중에서 여성은 특히 골다공증에 주의할 필요가 있습니다. 골밀도가 낮아져서 골다공증이 되면 골절의 위험성이 증가합니다. 골절 중에서 노년기 삶에 심각한 영향을 미치는 것은 대퇴경부 골절입니다. 골반에 연결된 넓적다리의 좁은 부분이 골절되면 제대로 움직일 수 없기 때문입니다. 필요에 따라 골밀도를 높여주는 약을 처방받거나 칼슘과 비타민 D를 섭취하도록 해야 합니다.(238쪽 참조)

고지혈증: 오메가-3지방산, 식이섬유

갱년기에 갑자기 고지혈증(콜레스테롤과 중성지방 증가)이 생기는 여성이 많습니다. 갑자기 나타나기 때문에 많이 당황해 합니다. 많은 여성들이 자신은 기름기 있는 음식을 많이 먹는 것도 아닌데 왜 생겼는지 의아해 합니다. 음식 때문에 생겼다기보다는 몸 안에서 여성호르몬이 줄면서 지방의 대사 과정에 변화가 생기면서 높아집니다.

　최근 밝혀진 연구 결과에 따르면 여성의 고지혈증은 남성에 비해서 훨씬 위험이 적다고 합니다. 남성은 젊었을 때부터 고지혈증에 의한 동맥경화가 진행됩니다. 반면에 여성은 여성호르몬에 의해 동맥경화가 억제되다가 폐경 이후에 고지혈증이 되면서 동맥경화가 진행되기 때문에 남성에 비해서 심장병이나 뇌혈관질환(중풍, 혈관성 치매)이 약 10년 늦게 발생한다고 알려져 있습니다. 그러나 고지혈증은 빨리 치료를 하는 것이 중요하기 때문에 혈액검사에 의한 고지혈증 치료약을 반드시 복용하고, 적당한 운동과 함께 오메가-3지방산(중성지방이 높을 때)이나 식이섬유(총 콜레스테롤 또는 LDL이 높을 때) 등도 섭취합니다. (190쪽 참조)

질염, 방광염: 프로바이오틱(유산균), 프리바이오틱(식이섬유), 크랜베리

기타 불편한 증상으로는 질염과 방광염이 있습니다. 질과 요로(방광, 요도)의 상피세포가 얇아지면서 탄력도 떨어지고 혈액순환도 줄어서 세균이나 진균(곰팡이) 등의 감염이 증가하여 발생합니다. 이 증상들은 전문의와 상담하여 그에 필요한 치료약을 처방 받아 치료합니다. 예방을 위해 프로바이오틱을 복용하는 것이 효과적입니다. 유산균이 장뿐만 아니라 질과 요도의 점막에 정착하여 나쁜 균이 침입하는 것을 막아 주기 때문입니다. 유산균의 장내 생착을 늘리기 위해서는 프리바이오틱이라는 식이섬유를 같이 복용합니다. 자주 재발되는 방광염의 경우 크랜베리 추출물이 효과가 있습니다.

남성호르몬 분비가 줄어드는 50대 갱년기 남성

폐경을 겪는 여성에 비해서 증상이 뚜렷하지 않기 때문에 덜 주목하지만 남성도 여성의 갱년기에 해당되는 기간이 있습니다. 그러나 여성은 생식 능력을 완전히 잃지만 남성은 생식 능력이 완전히 없어지지 않기 때문에 다르다는 주장도 있습니다. 나이에 따라서 남성호르몬의 분비가 줄어들면서 나타나는 여러 가지 변화와 증상들을 편의상 남성 갱년기라고 부르겠습니다. 대표적인 증상은 주로 성욕의 감소, 신경질, 우울, 기억력 저하, 집중력 부족, 피로, 불면증, 식은땀 등입니다.

발기부전: MVM, 아르기닌, 인삼, 은행잎 엑스

남성호르몬인 테스토스테론의 분비가 줄어들면서 성욕의 저하와 발기부전이 나타납니다. 나이가 들면서 생기는 자연스러운 현상이라는 점을 이해하고, 전문의와 상의하여 남성호르몬 대체요법이나 약물 치료를 할 수도 있습니다. 이 연령의 남성들이 많이 복용하는 고혈압약 때문에 악화되는 수가 있으며 당뇨병에 의해서 크게 영향을 받기도 합니다. 금연하고 규칙적으로 운동하여 신체를 단련하고 표준체중을 유지하고 과음을 피하며 스트레스를 줄여야 합니다.

전반적인 건강을 돕기 위해서 적절한 MVM(멀티비타민 미네랄)을 기본으로 아르기닌이나 인삼 또는 은행잎 제품이 도움이 됩니다. MVM은 철이 10mg 이하인 것이 좋으며 홍삼보다는 에비던스가 많은 인삼을 더 권장합니다.

전립선비대증: 비타민 C, 아연, 항산화제, 세르니틴, 쿠쿠르비타, 피지움, 소팔메토

전립선은 갱년기를 맞은 남성의 삶의 질에 크게 영향을 미칠 수도 있습니다. 많은 사람들이 빈뇨(화장실을 자주 감) 때문에 사회생활에 지장을 받습니다. 고속도로를 탈 때도 화장실 걱정에 커피나 물을 절대 마시지 않고 장시간 버스를 탈 때도 매우 긴장하더군요. 전립선비대증은 노화로 남성호르몬이 변하여 생기기 때문에 완전한 예방이 불가능하더라도 미리 신경 쓰면 발생을 늦추거나 완화시킬 수 있습니다.

더 악화되는 것을 막기 위해서 비타민 C와 아연이 들어 있는 음식을 많이 먹도록 하고 적당히 운동을 합니다. 항산화제 섭취도 고려할 만합니다. 배뇨를 편하게 하는 생약 성분들로는 꽃가루 성분인 세르니틴, 호박 종류의 성분인 쿠쿠르비타, 나무껍질인 피지움, 톱야자의 일종인 소팔메토 등이 있어 의약품과 식품으로도 쓰입니다. 배뇨를 도와주지만 전립선비대증의 진행을 막는 효과는 없습니다.

골격의 변화: 글루코사민, 콘드로이틴, 비타민 C, 비타민 B, 비타민 E, 비타민 D, 칼슘

평소 바른 자세를 유지하고 규칙적인 운동으로 관절이나 근육의 탄력과 유연성을 유지하는 것이 부상 방지에 도움이 됩니다. 가벼운 체조, 스트레칭, 마사지도 효과가 있습니다.

우리 몸의 결합조직에 도움이 되는 글루코사민 또는 콘드로이틴, 결합조직 콜라겐의 생산에 필수적인 비타민 C, 전반적인 대사를 돕는 비타민 B와 비타민 E 등이 들어간 영양제가 도움이 됩니다. 골밀도가 낮은 사람은 칼슘과 비타민 D를 꾸준히 섭취하고 적당한 일광욕과 운동도 효과가 있습니다. 장년기 이후에는 칼슘을 섭취하기 위해서 우유를 마시는 것을 권하지 않으며, 녹색 채소나 생선 또는 콩으로 섭취할 것을 권장합니다.

동맥경화증: 마늘 엑스, 오메가-3지방산, 비타민 B(B6, B12, B9)

얇고 탄력이 있는 동맥벽이 두꺼워져서 탄력을 잃고 딱딱해지며 동맥이 좁아지는 것을 동맥경화라고 합니다. 이로 인해 발생하는 여러 증상을 동맥경화증이라고 합니다. 서서히 진행되기 때문에 전혀 모르다가 증상이 나타나면 이미 진행이 많이 된 상태라 건강에 위험을 주는 질병입니다. 동맥경화는 발생하는 부위에 따라서 심근경색이나 중풍 또는 혈관성 치매를 일으킬 수 있습니다. 개인마다 차이는 있으나 보통 40대부터 진행됩니다. 특히 남성갱년기인 50세 전후부터는 더욱 신경 써야 합니다. 저지방 식사와 체중 조절 그리고 지방의 대사를 돕는 마늘이나 파, 채소 등을 많이 먹는 것이 좋습니다. 동맥경화로 좁아진 혈관에서는 조그만 혈전(핏덩어리)도 혈관을 막아서 심장마비나 중풍을 일으킬 가능성이 있으므로 아스피린 복용을 권장하기도 합니다.

영양제로는 마늘 엑스가 함유된 혈액순환제와 오메가-3지방산이 좋으며 혈관을 손상시키는 물질(호모시스테인)이 생기는 것을 예방하는 엽산(비타민 B_9), 비타민 B_6, 비타민 B_{12}가 함유된 MVM 또는 비타민 B 복합제가 있습니다.

노화가 진행되는 노년층

노화를 피해갈 수 있는 방법은 없습니다. 그러나 노력하면 누구든지 노화의 속도를 늦추어 건강하게 노년을 지낼 수 있습니다. 노년기에는 칼로리가 과잉되지 않도록 주의하면서 영양소는 골고루 섭취하도록 신경 써야 합니다. 식사량이 줄고 소화 능력이 떨어지는 것을 감안하여 부족해지기 쉬운 영양소를 보충합니다. 채소를 골고루 먹고, 흰쌀밥보다는 잡곡밥을 먹는 것이 도움이 됩니다. 최근의 연구에 따르면 노화를 일으키는 원인 물질이 고혈당과 관련이 있으므로 특히 혈당 조절에 관심을 가져 당뇨를 예방해야겠습니다.

칼로리는 과잉, 영양소는 부족: MVM

노화가 진행되면서 호르몬의 분비가 줄어들고, 면역력이 떨어져 질병에 취약해지며, 미각과 청각 등의 감각기관이 무뎌져서 입맛도 줄고, 근력이 떨어져서 부상을 입기 쉽고, 수면 시간이 줄어서 생활 리듬도 바뀌며, 음식을 씹는 능력이 떨어져서 영양 성분의 흡수도 감소합니다. 『한국인 영양 섭취 기준』(한국영양학회, 2010)에 따르면 65세 남녀 노인의 권장 칼로리는 각각 2,100kcal와 1,700kcal로, 남자 어린이 11세와 여자 어린이 10세의 섭취 칼로리와 같을 정도로 적습니다. 그러나 젊었을 때 식습관대로 식사량이 많아서 칼로리가 과잉되거나 고혈당 또는 비만이 되지 않도록 주의합니다. 섭취 칼로리는 줄이되 필요한 비타민과 미네랄의 양을 줄이면 안 됩니다. 식사를 통해서 매일 골고루 영양분을 섭취하는 것이 어려울 때는 영양제로 보충합니다. 18종 이상의 비타민과 필수 미네랄을 함유한 MVM(멀티비타민 미네랄)이 좋습니다. 추가로 에너지 생산을 돕고 심혈관계에 도움이 되는 코엔자임큐텐 등의 영양성분이 들어가면 더욱 좋겠지요. 철분은 필요 이상으로 많이 섭취하면 당뇨병이나 심장병이 생길 위험이 높아져 오히려 몸에 좋지 않은 것으로 알려져 있기 때문에 일반적으로 10mg 이하의 제품을 권장합니다.

골다공증과 골절: 칼슘, 비타민 D

나이가 들면서 가장 변화가 큰 것이 뼈입니다. 뼈의 단단함을 나타내는 골밀도가 낮아지면 골절이 되기 쉬워집니다. 삶의 질에 큰 영향을 미치는 대퇴경부골절 등을 예방하기 위해 골밀도 검사결과에 따라서 처방약을 복용합니다. 예전에는 우유에 칼슘이 많이 들어 있어서 어르신들에게 많이 권장되었습니다. 최근에는 하버드대학교를 중심으로 우유에는 난소암, 전립선암이나 고지혈증, 심장병 등을 일으킬 위험성이 있다는 주장이 많습니다. 따라서 가능하다면 우유보다는 녹색잎 채소, 콩, 작은 생선을 통한 칼슘 섭취를 권장합니다. 칼슘 부족이 염려될 때는 칼슘과 비타민 D가 같이 들어 있는 칼슘 영양제가 좋습니다.

치매(인지장애): 은행잎 엑스, 인삼, 비타민 B, 비타민 E

어르신들이 가장 걱정하는 질병 중 하나가 치매(인지장애)입니다. 적당히 운동하고 새로운 취미 생활 등에 관심을 가지며 인삼이나 은행잎 엑스가 함유된 제품과 비타민 B, 비타민 E 등을 섭취하는 것이 효과적입니다. 기억력에 대한 약효를 인정받은 의약품 영양제로는 은행잎 엑스와 인삼 엑스가 같이 함유된 제품이 있습니다. 은행잎 엑스만 고함량으로 들어 있는 제품도 있어 필요에 따라 선택할 수 있습니다.

키가 작아 고민인 청소년

애석하게도 키를 쑥쑥 크게 하는 방법은 아직 없습니다. 키는 우선 유전적으로 결정되는 요인이 가장 큽니다. 중고등학생 때는 사춘기에 해당되는 시기로, 2차 성징이 나타나며 급격히 성장 속도가 빨라집니다. 이 시기가 중요한 것은 성장 속도가 빠를 때이므로 최대의 성장 속도를 낼 수 있도록 하는 것이 효율적이기 때문입니다.

균형 잡힌 식사가 최선이다

가장 중요한 것은 영양 성분을 골고루 섭취하는 것입니다. 한 가지 성분만이 아니라 전체적인 대사 과정이 원활해지면서 골격이 성장하기 때문입니다.

신문이나 잡지 또는 인터넷 광고에서 180cm를 이야기하는 성장에 관한 식품 광고를 자주 접합니다. 얼핏 들으면 키를 180cm까지 보장할 것 같습니다. 그러나 자세히 보면 180cm는커녕 키를 크게 해 준다는 내용은 어디에도 없습니다. 현재 키가 크게 하는 효능을 인정 혹은 허가 받은 의약품이나 건강기능식품 영양제는 없기 때문입니다.

성장에 영향을 주는 요인들을 충분히 고려하자

또래들에 비해 키가 많이 작다면 전문의를 찾아서 성장호르몬이나 성장판에 문제가 없는지 검사해 봅니다. 만일 성장호르몬이 적게 분비된다면 성장호르몬 주사를 맞히는 방법이 있습니다. 성장과 관련한 대부분의 고민은 성장호르몬의 분비량에는 이상이 없는 경우들입니다. 주로 수면 시간, 스트레스, 영양 상태, 질병 등에 의해 영향을 받을 수 있습니다.

청소년기는 성장의 마지막 기회

사람의 성장곡선을 보면 출생 후 1~2년 동안 가장 빠르게 성장하고 그 이후에는 조금 늦어집니다. 사춘기에 다시 성장 속도가 빨라지고 이후 성장은 거의 중지합니다. 사춘기(2차 성징 발현) 이후 일반적으로 여자는 4년 정도까지, 남자는 6년 정도까지 성장이 활발하게 지속됩니다(사춘기 이전에는 여자가 약간 신장이 크나 사춘기 이후에는 남자가 훨씬 큰 것이 성장 기간의 차이 때문이라고도 합니다). 성장이 지속될 때 성장 잠재력을 100% 발휘하여 최대의 속도로 성장할 수 있게 도와주는 것이 가장 효과적입니다.

성장에 도움이 되는 생활요법

우선 숙면을 취하는 것이 좋습니다. 잠을 푹 자면 성장호르몬이 많이 분비됩니다. 운동은 적당히 하는 것이 좋으나 관절이나 성장판에 무리를 주는 운동은 오히려 좋지 않습니다. 역도나 마라톤 같은 강도가 높은 운동은 성장이 완전히 끝난 후에 해야 합니다. 운동 자체가 성장에 미치는 효과보다는 정신 건강 개선, 스트레스 해소, 숙면 유도 등에 더 효과가 있다는 주장도 있습니다.

충분한 영양을 섭취하자

사춘기는 일생 중에서 가장 영양을 많이 섭취하는 시기입니다. 우스갯소리로 "밥 먹고 돌아서면 또 배고프다."라고 할 정도로 식욕이 왕성합니다. 몸의 골격이나 혈액 등이 활발히 증가하기 때문에 칼로리와 영양 성분을 많이 섭취하기 위해서 식욕도 따라 증가합니다.

 우선 편식하지 않도록 해야 합니다. 편식하면 성장에 필수적인 여러 성분 중 일부의 균형이 무너질 수 있기 때문입니다. 4대 음식군(육류, 유제품, 곡물류, 채소·과일류)을 골고루 먹어야 합니다. 특히 유제품은 칼슘의 효과적인 공급원이므로 가장 중요합니다. 칼슘과 비타민 D 이외에도 성장에 필요한 대사 과정을 도와주는 비타민 특히 비타민 B군을 충분히 섭취하도록 합니다. 혈액뿐만 아니라 근육 형성에도 중요한 철분을 공급해 줍니다. 비타민 B는 주로 육류나 곡류에 풍부하며, 철분은 육류나 어패류, 콩 등으로 충분히 섭취합니다.

 그리고 비만이 되지 않도록 노력해야 합니다. 비만으로 체지방이 많아지면 성장호르몬뿐만 아니라 성장판에 나쁜 영향을 주기 때문입니다. 칼로리와 영양 성분을 충분히 섭취하되 비만이 되지 않게 적당한 운동을 합니다. 고지방이나 인스턴트식품을 많이 먹지 않으며 특히 밤에 많이 먹지 않도록 해야 합니다.

MVM으로 보충한다

몸 안의 모든 대사 과정이 원활해야 키가 충분히 클 수 있습니다. 대사를 원활하게 하기 위해서 부족할 수 있는 비타민과 미네랄을 MVM(멀티비타민 미네랄)으로 보충해 줍니다. 남녀 모두 비타민과 미네랄이 18종 이상 들어간 것이 적절합니다. 성장에 필요한 철 10~20mg과 특히 칼슘이 많이 들어간 제품을 선택합니다.

칼슘과 비타민 D는 뼈의 성장을 도와준다

성장에 가장 중요한 영양 성분은 물론 골격의 주성분인 칼슘과 칼슘 흡수에 필수적인 비타민 D입니다. 성장이 절정일 때 매일 늘어나는 뼈에 필요한 칼슘이 400mg(여성은 240mg)이므로 칼슘이 충분히 공급되지 않으면 최대의 성장 속도를 낼 수 없습니다. 칼슘의 권장량은 1,000mg인데 MVM에는 충분한 양이 들어 있지 않습니다. 따라서 필요하면 따로 보충해 줍니다. 특히 우유를 마시면 배가 아프거나 설사가 나는 '유당불내성'이 있을 때는 칼슘 영양제로 보충합니다. 칼슘 흡수에 필수적인 비타민 D가 같이 들어 있는 제품이 자외선을 쬘 기회가 부족한 우리나라 청소년들에게 유용합니다.

성장과 관련해 잘못 알려진 것들

일반적으로 홍화씨가 뼈에 효과가 있다고 생각하지만 뼈와 관련된 에비던스는 전혀 없습니다. 불포화지방이나 미네랄 등의 영양 성분을 소량 공급하는 정도의 의미밖에 없습니다.

IGF라고 하는 인슐린 유사 성장인자를 강조하는 제품도 있습니다. IGF 성분은 먹어서는 효과가 없기 때문에 성장 촉진 영양제로는 의미가 없습니다.

한약 또는 생약의 성분이 성장을 돕는지에 대해서는 아직 에비던스가 부족합니다. 혹시 복용하더라도 위에서 언급된 영양 성분들을 보충하고 생활요법을 지키는 것이 우선입니다.

공부에 시달리는 수험생

뇌의 무게는 체중의 2%에 불과하지만 몸 전체 포도당 소비량의 4분 1을, 산소 소비량의 5분의 1을 소비하는 중요한 기관입니다. 뇌는 에너지원으로 포도당만 이용하기 때문에 아침 식사를 통해 탄수화물을 적절히 공급해 주어야 학습 능률을 높일 수 있습니다. 적당하게 운동하면 두뇌 활동을 개선시키므로 공부에만 매달리지 않고 가벼운 운동을 규칙적으로 하는 것이 좋습니다.

기초 체력: MVM

기본 체력이 있어야 기억력과 집중력이 향상됩니다. 특히 중고등학생 시절은 한창 성장기라서 균형 잡힌 칼로리와 영양 성분을 충족시켜야 합니다. 인스턴트식품이나 간식 등으로 칼로리는 많이 섭취하지만 필수적인 비타민과 미네랄은 부족할 수 있습니다. 운동 부족으로 건강을 해치기 쉬운 수험생이나 학생은 비타민과 미네랄이 적절히 들어 있는 MVM(멀티비타민 미네랄) 제품을 기본으로 복용합니다. 특히 뇌에 산소를 공급하는 철분과 뇌의 활동을 돕는 비타민 B를 위주로 선택합니다.

기억력: 은행잎 엑스, 인삼

은행잎 엑스는 뇌의 기능과 관련이 깊습니다. 나이에 따른 기억력과 판단력의 저하, 치매를 예방할 뿐만 아니라 젊은 사람의 기억력을 개선하고 판단을 빨리 하도록 도와줍니다. 의약품 영양제로 은행잎 엑스를 120~240mg 복용할 때 가장 효과가 있습니다. 국내에 의약품으로 판매되는 은행잎 엑스 영양제는 80~120mg이 주종을 이루기 때문에 하루 2정 정도로 충분합니다. 은행잎 엑스에 인삼 엑스를 같이 복용하면 기억력 향상에 더 효과가 좋다고 알려져 있습니다. 이 두 가지가 들어 있는 의약품 영양제도 있습니다. 그러나 무엇보다 잠을 푹 자고 적당히 운동할 때 두뇌 활동이 활발해져 기억력과 집중력이 향상됩니다.

뇌 기능: 철분, 비타민 B

중고등학생 시기에는 체중이 증가하면 체중에 비례해서 혈액과 근육량도 늘어 철분이 많이 필요해집니다. 이처럼 철분 소비량이 많아지므로 자칫하면 철분이 부족해질 수 있습니다. 철분이 부족해지면 뇌에 산소를 공급하는 헤모글로빈의 양도 줄어 집중력과 기억력이 떨어집니다. 월경을 하는 여학생은 남학생보다 철분이 부족하기 쉬우므로 더 신경 써야 합니다. 일반적으로 남학생은 식사량이 많아서 많은 철분을 섭취하므로 MVM에 들어 있는 양만으로도 충분합니다. 그러나 식사량이 적고 월경량이 많은 여학생은 철분제가 따로 필요할 수 있습니다.

 비타민 B군은 대부분 뇌에 에너지를 공급하는 데 도움이 되는 성분들이므로 충분히 섭취하도록 합니다. 특히 빈혈 개선에도 관여하는 엽산, 비타민 B6, 비타민 B12는 모두 뇌 신경세포에도 작용하는 비타민들입니다.

DHA와 두뇌 발달

많은 사람들이 2가지 사실로 인해 DHA가 두뇌에 좋다고 오해한다.

첫째, 우리 뇌에는 DHA가 많이 들어 있기 때문에 DHA가 머리에 좋다고 생각한다. 그러나 안타깝게도 효과는 없다. 이는 우리 뇌에 DHA보다 훨씬 많이 있는 콜레스테롤을 먹는다고 머리가 좋아지지 않는 것과 같은 이치다.

둘째, 1세 미만의 젖먹이(영아기) 때에는 DHA가 시력이나 두뇌 발달에 도움을 준다는 사실(조제 분유에 DHA가 함유되는 이유임.) 때문인데, 1세 이상의 어린이부터 성인까지는 그 효과가 없는 것으로 밝혀졌다.

다만 오메가-3지방산은 ADHD(주의력결핍과잉행동장애)에 효과가 있어 주의력이나 집중력을 높이는 데 효과를 기대할 수 있다.

영양 보충에
특히 신경 써야 하는 임산부

임산부란 아이를 임신한 임부와 아이를 낳은 산부를 같이 일컫는 말입니다. 임신 기간 40주뿐만 아니라 임신 이전과 임신 이후의 기간도 매우 중요합니다. 이 시기를 건강하게 보냈느냐에 따라 본인은 물론 아기의 평생 건강에 영향을 줄 수 있기 때문입니다. 임신 기간 동안에는 균형 잡힌 식사를 하고 적절하게 체중을 늘려가야 합니다. 필요하면 비타민과 미네랄을 복용하고 담배와 술과 같은 해로운 것은 피해야 합니다. 출산 후에는 방심하지 말고 칼슘 등을 보충하도록 합니다.

임신했을 때는 음식을 가려 먹는다

임신했을 때는 영양 성분을 골고루 섭취하는 것도 필요하지만 식중독에 걸리면 치료가 쉽지 않아서 본인이나 태아에 치명적일 수 있습니다. 따라서 날고기, 날생선, 익히지 않은 어패류(조개, 홍합, 굴 등), 날계란, 익히지 않은 새싹(알팔파, 무 등), 살균되지 않은 우유나 주스 등 식중독을 일으킬 수 있는 음식은 조심해야 합니다. 그리고 균형 잡힌 식사를 위해 통곡식으로 된 음식(빵, 시리얼, 파스타, 현미밥), 과일, 녹색잎 채소, 콩이나 두부 등의 식물성 단백질, 살코기 등 동물성 단백질, 저지방 유제품, 식물성 지방(참기름, 올리브유, 호두, 아몬드 등)을 골고루 먹어야 합니다. 동물성 지방이나 설탕 등은 가급적 피합니다.

주의할 영양 성분: 비타민 A, 비타민 D

임신 중에 조심해야 하는 영양 성분으로는 비타민 A와 비타민 D가 대표적입니다. 특히 비타민 A는 많은 양을 복용하면 기형아 발생의 위험이 있다고 알려져 있어서 하루 5,000IU(1,500μgRE)를 넘지 않도록 권장합니다. 지용성 비타민인 비타민 D도 1,000IU(25μg) 이상은 섭취하지 않도록 주의합니다. 전문가들은 안전하다고 확인되지 않은 한약이나 생약 또는 호르몬 영양제(DHEA, 멜라토닌 등-국내 영양제로 미허가)도 섭취하지 않도록 권고합니다.

기형과 저체중아 예방하는 엽산

엽산은 신경관계 기형과 저체중아 출산을 예방하는 효과가 알려져 있어서 임신하기 전부터 복용할 필요가 있습니다. 일반 성인은 하루 400μgDFE의 엽산이 권장되는데 임신을 준비하는 사람이나 임신 중에는 600μgDFE을 권합니다.(μg이 아닙니다. μg과 μgDFE의 차이는 264쪽 참조) 임신 전부터 출산 후 수유할 때까지 꾸준히 복용하는 것이 좋은데, 빠르게 세포가 증가하는 곳에는 엽산이 필수적이기 때문입니다. 태아는 일생에서 세포가 가장 빨리 증가하는 시기이니까요.

음식에 들어 있는 엽산은 영양제에 들어 있는 엽산에 비해서 60%밖에 흡수되지 않아서 영양제로 보충해 줍니다. 또 엽산 영양제는 공복 상태에서 복용할 때 흡수가 잘되므로 공복에 복용합니다. 철분 영양제나 임산부용 MVM에 들어 있는 엽산으로 섭취할 수도 있고 엽산만 들어 있는 엽산 영양제로 섭취할 수도 있습니다.

특히 임신 후반에 필요한 철분

철분은 특히 태아의 체중이 늘어나는 임신 후반기로 갈수록 중요해집니다. 철분을 보충하면 임신 기간 중 태아 발육을 도울 뿐만 아니라 자연분만 또는 인공분만 때 산모가 수혈 받게 될 위험성도 낮출 수 있습니다. 수유 기간까지는 신생아의 발육을 위해서라도 철분의 복용을 권장합니다.

임신 후기로 갈수록 자궁이 커져 소화 기능이 저하되므로 위장에 부담이 적은 철분 제제를 권장합니다. 철분 중에서 생체 철분인 헴철이 비헴철(영양학상 헴철 이외 식품 중에 있는 철)보다 4~10배 정도 흡수가 빠른 것으로 알려져 있습니다. 그러나 헴철은 제품으로 만들기가 어렵고 함량이 매우 낮아 권장할 만한 제품이 별로 없습니다. 헴철 제품은 하루 복용량이 철(Fe)로서 5mg 정도는 되어야 권장할 수 있습니다. 비헴철 제품은 철로서 임산부의 권장량인 24mg 정도의 제품을 선택하되 상한 섭취량인 45mg은 넘지 않는 제품을 선택합니다. 특히 임신 초기에는 안전성 면에서 월등한 의약품 철분 영양제의 복용을 권장합니다. 부득이 건강기능식품 영양제를 선택할 때는 1일 복용량이 철로서 몇 mg이 함유되었는지와 안전성에 문제가 있는 첨가제나 기타 성분은 없는지 꼭 확인해야 합니다.

뱃속 아기의 건강을 위해 필요한 칼슘

칼슘은 태아의 골격, 치아, 심장, 신경, 근육을 만드는 데 필요하기 때문에 충분히 보충해야 합니다. 임신중독증(고혈압+단백뇨)을 예방하는 효과도 있어 『한국인 영양 섭취 기준』(한국영양학회, 2010)에서는 임신했을 때는 칼슘 280mg을 추가로 섭취하도록 권장합니다. 그런데 소화 능력이 떨어지는 임부가 칼로리를 초과하지 않으면서 칼슘을 충분히 섭취하기가 까다로울 수 있습니다. 칼로리가 높은 일반 우유보다는 저지방 우유가 좋고 식중독을 일으킬 수 있는 어패류나 선도가 떨어지는 음식은 피하는 것이 좋습니다. 칼슘을 충분히 섭취하지 않으면 엄마의 뼈에서 칼슘이 빠져나가 태아에게 공급되기 때문에 엄마의 골밀도가 낮아져 출산 후에 여러 가지 신체 변화가 갑자기 생길 수도 있습니다. 임신 후기로 갈수록 소화 능력도 떨어져서 음식으로 칼슘을 섭취하기가 어려울 때에는 칼슘 영양제로 보충하는 것이 간편한 방법입니다. 단 칼슘 성분의 종류에 따라 위장 장애나 흡수율이 달라지므로 전문가에게 문의할 필요가 있습니다.

임산부용 MVM

요즘에는 임신한 여성이 안심하고 복용할 수 있도록 엽산(=폴산), 철분, 칼슘, 비타민, 미네랄을 골고루 함유한 의약품 영양제가 많이 나와 있습니다. 임신했을 때 비타민 A는 과잉 섭취가 되지 않도록 하루 5,000IU(1,500 μgRE)를 넘지 않으면서 철분이나 엽산을 충분히 섭취할 수 있습니다. 대표적인 2가지 제품의 주요 특징을 비교하면 다음과 같습니다.

	임산부 권장 사항	엘레○○(B사) 수입 제품	프리○(H사) 국내 제품
비타민 A	5,000IU 미만	4,000IU	없음
엽산	600μgDFE (상한량 1,000μgDFE)	1,333μgDFE (=800μg)	833μgDFE (=500μg)
철	24mg (상한량 45mg)	60mg	29mg
비타민 D	1,000IU 미만	500IU	없음
칼슘	930mg 이상	125mg	101mg

한국영양학회, 『한국인 영양 섭취 기준』(개정판), 2010.

수입 제품 엘레○○는 엽산의 양이 많고 비타민 A와 비타민 D도 들어 있습니다. 국내 제품 프리○는 혹시 음식으로 섭취하는 양과 합쳐서 과잉 섭취가 될 것을 우려해서인지 비타민 A와 비타민 D는 아예 들어 있지 않습니다. 지용성 비타민의 안전성이 걱정되면 비타민 A, D를 함유하지 않은 제품을, 지용성 비타민의 섭취가 필요하면 비타민 A, D를 함유한 제품을 선택합니다.

철의 경우 엘레○○ 제품은 60mg이 들어 있어 우리나라 영양 섭취 기준의 상한량인 45mg을 초과합니다. 또한 엽산도 영양 성분 엽산으로서 800μg을 함유합니다. 이는 권장량 기준인 음식에 들어 있는 엽산양(DFE)으로 환산하면 1,333μgDFE로 우리나라 영양 섭취 기준 상한량인 1,000μgDFE를 초과합니다. 따라서 엘레○○ 제품을 복용하는 여성은 꼭 산부인과 전문의와 상의하는 것이 좋습니다. 우리나라 여성을 염두에 두고 개발한 제품이 아니기 때문에 임산부용 MVM(멀티비타민 미네랄)에서 가장 중요한 두 성분 함량에 이런 문제가 생겼겠지요.

칼슘의 경우 모두 권장량에 많이 부족하므로 따로 보충할 수 있습니다. 대부분의 칼슘 영양제에는 비타민 D가 들어 있기 때문에 임산부용 MVM과 같이 복용할 때는 비타민 D가 과잉 섭취되지 않도록 신경 써야 합니다. 개인마다 또 임신 주기나 소화 능력의 상태에 따라 섭취 음식이 다르므로 MVM을 기본으로 하되 모자라는 것은 따로 보충합니다. (엘레○○ 제품에서 철 함량이 이해가 되지 않아서 수입한 회사에 문의해 본 적이 있습니다. 담당자는 철의 경우 100mg짜리도 일반의약품으로 있는데 60mg이 무슨 문제가 되느냐고 반문했습니다. 제가 엽산은 자료를 찾아서 사실을 확인할 것과 철 100mg짜리 제품은 대부분 의사의 처방으로 복용하는 데 반해서 임산부용 MVM은 임산부가 의사와 상의 없이 그냥 사서 복용하기도 하는 영양제이므로 더 문제라고 말한 후 확인을 부탁했습니다. 그 담당자는 외국의 본사에 문의해 볼 테니 시간이 걸리더라도 이해해 달라고 했는데 아직 답변은 없습니다.)

그 외 임신했을 때 나타나는 증상과 영양제

① **입덧**: 임신 초기 입덧이 심한 경우 생강을 푹 끓여서 차처럼 자주 마시면 도움이 됩니다. 매우 안전하면서 효과가 좋은 것으로 알려져 있습니다.

② **갑상선**: 갑상선 기능에 이상이 있으면 불임, 유산, 사산 등을 일으킬 가능성이 있으므로 주의가 필요합니다.

③ **성감염증**: 클라미디어 감염증은 80%가 무증상이라서 산부인과 검진을 받지 않으면 알 수 없습니다. 불임, 복막염, 자궁외임신 등을 일으킬 수 있습니다.

④ 산후 회복: 칼슘이 가장 필요하고 단백질과 미네랄, 비타민 B6, B12, 엽산 등을 보충해 줍니다.

임신과 수유 시의 권장량 변화

	일반 여성 (19~49세)	임신 시 추가 권장량	추가(%)	수유 시 추가 권장량	추가(%)
수분	2,050ml	200ml	10	700ml	34
칼로리	2,000kcal	450kcal	23	320kcal	16
단백질	47.5g	25g	53	20g	42
비타민 A	650㎍RE	70㎍RE	11	490㎍RE	75
비타민 C	100mg	10mg	10	35mg	35
비타민 D	5㎍	5㎍	100	5㎍	100
비타민 E	10mgTE	–	0	3mgTE	30
엽산	400㎍	200㎍	50	150㎍	38
칼슘	650mg	280mg	43	370mg	57
아연	8mg	2.5mg	31	5mg	63
구리	800㎍	130㎍	16	450㎍	56
요오드	150㎍	90㎍	60	180㎍	120
철	14mg	10mg	71	–	0

한국영양학회, 『한국인 영양 섭취 기준』(개정판), 2010.

모유 수유하는 산모

모유 수유는 아기뿐만 아니라 산모의 건강에도 유용합니다. 6개월까지는 모유만, 6개월부터 12개월까지는 모유와 이유식을 같이 먹이도록 권장합니다. 아기에게는 우선 최선의 영양을 줄 수 있고, 이외에도 중이염, 기관지염, 영아사망증후군, 고혈압, 비만의 발생률을 줄여줍니다. 산모에게는 출산 후의 체중 감소를 돕고 유방암과 난소암의 발생을 억제하는 장점이 있습니다.

모유를 먹이면 안심해도 된다?

모유가 최선이지만 산모가 영양 성분을 충분히 섭취하지 않은 상태에서 아기에게 모유를 먹이면 그대로 영향을 주게 됩니다. 최근 국내 병원의 연구에 따르면 비타민 D 결핍으로 구루병(안짱다리 등 뼈의 변형과 성장 장애를 일으킴)에 걸린 아기들이 많이 증가했는데, 상당수가 모유를 먹은 아기들이었습니다. 더 놀라운 것은 모유를 먹고 구루병에 걸린 아기 엄마의 90%가 비타민 D 부족 또는 결핍 상태였습니다. 이렇게 비타민 D의 결핍이 그대로 대물림되면 엄마보다 아기에게 더 위험합니다. 그렇다고 모유 수유를 포기할 수는 없습니다. 단 산모의 영양 상태를 개선하면서 모유 수유를 계속하는 것이 중요합니다. 칼슘과 비타민 D, 철분 이외에 여러 비타민과 미네랄을 함유한 MVM(멀티비타민 미네랄)을 산모에게 권하는 이유입니다.

수유부에게는 MVM과 칼슘이 필수다

『한국인 영양 섭취 기준』(한국영양학회, 2010)에서 일반 여성에 비해서 모유를 먹이는 여성이 추가로 섭취하도록 권장하는 주요 성분은 108쪽의 표('임신과 수유 시의 권장량 변화')와 같습니다.

19세부터 49세까지 일반 여성의 평균 권장섭취량보다 많게는 120%까지 영양 성분이 더 필요합니다. 수분과 비타민 A, 비타민 C, 비타민 E, 칼슘, 아연, 구리, 요오드는 임신했을 때보다 더 섭취해야 한다는 점을 알 수 있습니다. 이런 영양 성분을 제대로 섭취하지 않으면 아기에게 결핍을 일으킬 뿐만 아니라 엄마 자신의 산후 회복이 늦어집니다. 또 빈혈, 탈모, 무기력, 우울증, 골다공증 등이 생길 수 있습니다. 특히 칼슘은 일반 여성보다 57%나 많은 1,020mg을 섭취해야 합니다. MVM으로는 충분히 섭취하기 힘들기 때문에 따로 칼슘 영양제를 복용하면 효과적입니다.

산모와 아기를 위해 철분을 충분히!

철분의 경우 『한국인 영양 섭취 기준』(한국영양학회, 2010)에서 수유부에 대한 추가 권장량은 정해져 있지 않지만 미국 국립보건원에서도 수유할 때는 철분을 섭취하도록 권고했습니다. 수유할 때 철분이 부족해지면 산모가 피로를 느끼거나 빈혈이 생길 가능성이 높아지기 때문입니다. 모유를 먹는 영아들은 모유 속에 들어 있는 철분을 충분히 공급받는다고 생각했습니다. 그런데 최근 국내 병원에서 발표된 구루병 연구에서 모유 수유 아기들의 철결핍성 빈혈이 보고되었습니다. 수유할 때 철분을 추가로 보충하면 도움이 됩니다.

수유 시 약물 복용은 임신했을 때보다는 덜 까다롭다

많은 아기 엄마들이 수유할 때 자기가 복용하는 약이 안전한지 걱정합니다. 보통 임신 시와 수유 시의 약물 복용의 안전성을 비슷한 정도로 걱정합니다. 수유할 때의 약물 복용은 임신했을 때만큼 까다롭지는 않습니다. 그러나 정신과 약물인 간질약, 항우울제, 수면제 등을 복용할 때는 수유를 하지 않아야 합니다. 감기약에 많이 들어 있는 항히스타민제는 아기의 식욕을 일시적으로 떨어뜨리거나 졸립게 하는 정도의 가벼운 부작용 정도라서 잘 판단해서 복용하면 됩니다. 고혈압약 중에서는 베타차단제(아테놀올 등) 계열의 약 중 일부가 수유할 때 복용하지 않도록 권고합니다.

과중한 업무에 시달리는 사람

여러분은 혹시 일중독자입니까? 일중독자와 아닌 사람을 어떻게 구별할 수 있을까요? 누군가 이런 말을 했습니다. "그냥 일을 열심히 하는 사람은 사무실에서 일할 때에도 스키장에 있는 꿈을 꾸고, 일중독자는 스키장에 있을 때에도 사무실로 돌아갈 꿈을 꾼다." 우스갯소리지만 이해되지 않습니까? 우리는 일이든 업무든 공부든 자기 일에 열중하는 것을 미덕으로 배워 왔습니다. 그 덕에 우리가 이만큼이라도 발전하게 되었겠지요? 그러나 아무리 중요한 일과 인생의 성과도 당신의 건강이 무너지면 소용없습니다.

스트레스: 비타민 C, 인삼, 오메가-3지방산

스트레스는 외부의 자극에 대해서 적절히 대응하지 못하는 상태입니다. 자극에 적절히 대응하여 스트레스를 받지 않는 것이 최선이지만 어디서나 스트레스는 있기 마련입니다. 명상이나 운동뿐만 아니라 영양 성분의 섭취를 통해서도 스트레스를 줄일 수 있습니다.

스트레스에 효과적인 영양 성분으로는 스트레스 호르몬을 진정시켜 주는 비타민 C가 있습니다. 하루 2g 정도 권장하며 혈압 상승을 예방하는 효과가 있습니다. 우리나라 특산품인 인삼도 스트레스에 효과가 있어서 피로나 당뇨가 있는 사람에게 유용합니다. 오메가-3지방산에 들어 있는 DHA도 스트레스에 효과가 있어서 고지혈증이나 혈액순환이 안 되는 사람에게 권할 만합니다.

피로: MVM, 인삼, 비타민 B군, 코엔자임큐텐

반복되는 빡빡한 일과와 음주 등으로 피로를 호소하는 사람들이 많습니다. 질병 때문에 생긴 피로를 제외하면 대부분의 피로는 생활 습관과 식습관을 바꿈으로써 충분히 개선할 수 있습니다.

바쁜 사람의 피로 회복과 활동력을 높이는 데 MVM(멀티비타민 미네랄)과 인삼 성분이 효과가 있습니다. 피로를 예방하기 위해서는 충분한 수면, 규칙적인 생활, 스트레스의 관리가 중요합니다. MVM과 인삼 외에 에너지대사 과정에 관여하는 비타민 B 복합제와 코엔자임큐텐 등을 권장합니다.

불규칙한 식사와 잦은 외식: MVM, 오메가-3지방산, 비타민 B, 식이섬유

일이 바빠서 식사 시간을 놓치거나 시간이 없어서 짜장면, 치킨, 콜라, 피자, 햄버거, 컵라면 등의 칼로리는 높고 영양가는 낮은 음식을 먹을 때가 많습니다. 이로 인해 생기는 영양 성분의 불균형을 막기 위한 가장 기본적인 영양제가 MVM입니다. 인스턴트식품, 패스트푸드를 많이 먹고 밤늦게 직장에서 야식을 자주 먹는다면 칼로리가 늘고 포화지방과 트랜스지방의 섭취가 늘어납니다. 오메가-3지방산, 항산화제, 비타민 B, 식이섬유 제품을 권장합니다.

눈의 건강: 비타민 A, 빌베리 엑스

요즘 업무의 대부분은 컴퓨터 작업이라 하루 종일 모니터를 보는 사람이 많습니다. 최근에 스마트폰이 보급되면서 더욱 우리의 눈이 시달리고 있습니다. 출퇴근 길이나 운전할 때도 눈에 피로가 쌓입니다. 집에서는 또 어떤가요? 텔레비전이나 게임을 하면서 시간을 보냅니다. 자주 쉬게 해 주어야 눈의 건강을 지킬 수 있지만 잠시라도 눈을 쉬게 할 시간이 없습니다.

모니터나 텔레비전을 오래 봄으로써 생기기 쉬운 눈의 건조증을 비롯해서 야맹증, 시력 저하, 백내장, 황반변성증 등을 예방하려면 비타민 A(베타카로틴 포함)를 권장합니다. 비타민 A는 시력과 관련해 가장 중요한 성분이기 때문에 비타민 A가 들어간 눈 영양제가 가장 효과적입니다. 이외에 당뇨나 동맥경화에 의한 망막질환의 예방에는 빌베리(블루베리가 아님) 엑스 제품을 권장하며, 루테인은 오랫동안 복용했을 때 황반변성증과 백내장을 예방하는 데 도움이 됩니다.

간의 건강: 밀크시슬, 베타인

우리나라 사람은 우리 몸 중에서 간의 건강을 많이 걱정합니다. 현대 직장인들은 스트레스, 피로, 음주 등으로 간에 무리를 주기 쉽고 이때 간염이나 지방간이 생길 수 있습니다. 그러나 진단을 받기 전까지 간이

나쁘다고 속단하지 말아야 합니다. 먼저 진찰을 받고 결과에 따라 적절한 치료법을 찾습니다. 우리나라에서 간장 보호제로 잘못 알려져 있는 우르소데옥시콜린산(UDCA)은 담석증과 관련된 에비던스만 있는 치료약으로, 영양제가 아닙니다. 간을 보호하기 위해서는 밀크시슬(실리마린)이나 베타인이 들어 있는 제품을 권장합니다.

운동을 많이 하는 사람

적절한 운동이 건강에 유익하지만 과하게 하거나 자신에게 맞지 않게 했을 때는 오히려 몸에 무리를 줄 수 있습니다. 자신에게 맞는 운동을 하되 운동으로 인해 생기는 부작용을 예방하고, 효과를 더 높이는 방법들을 찾아봐야 합니다. 특히 강도가 높은 운동을 하는 사람일수록 활성산소가 많이 발생하고 신체에 손상이 생길 가능성도 높아지므로 신경 써야 합니다.

운동할 때 몸 안에서 발생하는 산화 물질인 활성산소는 자동차가 달리면서 연료를 소비할 때 매연이 나오는 것과 마찬가지 이치입니다. 활성산소는 우리 몸에 작용하여 산화작용을 일으켜 인체에 손상을 주고, 암 등의 질병을 일으키거나 노화를 촉진하는 것으로 알려져 있습니다. 따라서 운동을 즐겨 하는 사람은 항산화제가 많은 음식이나 영양제를 권장합니다. 먹는 항산화제뿐만 아니라 피부암과 피부 노화의 원인인 자외선을 차단하는 선스크린이나 선블록 제품을 바르거나 눈을 보호하는 선글라스를 쓰는 것도 필수입니다.

운동을 좋아하는 사람을 위한 영양제

① 비타민 C: 활성산소를 없애 주는 효과가 있어 운동하기 전부터 하루 400mg 정도를 복용하면 근육통을 줄이고 회복 시간을 단축합니다. 콜라겐 합성에 중요한 역할을 하기 때문에 연골이나 관절의 회복에도 도움이 됩니다.

② 코엔자임큐텐(CoQ10): 코엔자임큐텐은 미토콘드리아에서 에너지를 생산하고, 항산화제로서도 작용하며, 심장의 기능을 돕기 때문에 권장합니다.

③ 철분: 근육에서 포도당을 고효율로 대사하려면 산소가 필요합니다. 이 산소는 혈액의 헤모글로빈으로 공급되는데 철분이 부족할 때 공급해 주면 효과적입니다.

④ 분지 아미노산(BCAA): 근육 손상을 막아 주고 회복을 돕는 성분으로는 분지 아미노산(BCAA)이 있습니다. 강도 높은 운동을 계속하면 처음에는 당분이 에너지로 쓰인 다음 지방이 이용됩니다. 한계에 도달하면 근육의 분지 아미노산을 분해해서 에너지로 이용합니다. 분지 아미노산은 근육을 구성하는 아미노산의 많은 부분을 차지하기 때문에 근육이 파괴되는 것을 막아 주며 다른 아미노산과는 달리 근육에서 직접 에너지원으로 쓰이기도 합니다.

⑤ MVM: 운동하는 사람은 에너지 소비가 많아서 비타민과 미네랄이 결핍되거나 부족할 수 있으므로 MVM(멀티비타민 미네랄)으로 보충해 줍니다.

⑥ 글루코사민, 콘드로이틴: 운동을 많이 하다 보면 관절에 무리가 가

게 마련입니다. 관절은 연골과 활액으로 충격을 완화합니다. 연골이나 활액의 마모 속도가 생성되는 속도를 앞지르면 퇴행성관절염이나 연골에 손상을 일으킬 수 있습니다. 연골의 생산을 돕는 성분으로는 황산글루코사민(식품에 많은 염산글루코사민 아님)과 황산콘드로이틴이 가장 대표적입니다. 콜라겐의 합성에 관여하는 비타민 C도 권장합니다.

⑦ **크레아틴**: 짧은 시간에 운동 능력을 높이는 데에는 에너지 물질인 ATP의 생산을 도와주는 크레아틴이 효과가 있다고 알려져 있습니다.

잇몸이 걱정인 사람

잇몸 주위가 붉어지고 붓거나 피가 나고 고름이 생기기도 하는 잇몸질환은 주로 세균 때문에 생기는 만성질환입니다. 입 냄새가 나는 원인이 되기도 하고 더 진행되면 치아를 지탱하는 치조골을 손상시켜 결국에는 치아가 빠질 수도 있습니다. 30세 이후에는 치아를 잃게 할 뿐 아니라 심장마비, 중풍, 폐질환을 증가시킬 수 있어 입안만의 문제로 가볍게 봐서는 안 됩니다.

세균의 온상인 치태와 치석을 제거한다

세균은 잇몸질환을 일으키는 주요한 원인입니다. 세균을 끊임없이 만들어 내는 것이 치태와 치석입니다. 세균이 음식의 전분이나 설탕 등과 결합하여 치아에 달라붙은 것이 치태입니다. 치태는 치석의 전단계에 해당하며 투명하고 칫솔로도 쉽게 제거할 수 있습니다. 양치질로 치태를 없애지 않으면 2~3일이 지나 칼슘이 더해져서 불투명한 치석이 됩니다. 치석은 단단해서 칫솔로는 제거할 수 없고 스케일링을 해야만 제거할 수 있습니다. 치석이 생기면 치태가 더 잘 쌓여서 입 냄새가 납니다.

잇몸질환을 일으키는 요인

치태와 치석을 증가시키고 잇몸질환을 악화시키는 위험 요인으로는 나쁜 구강 위생 습관, 담배, 당뇨병, 나이, 면역력 저하, 복용 중인 약, 바이러스나 진균 감염, 구강 건조 등이 있습니다.

치실, 가글, 치약으로 예방하자

잇몸질환을 예방하려면 먼저 이런 위험 요인을 제거해야 합니다. 그중에서도 입안에서 세균이 번식하는 원인이 되는 음식 찌꺼기를 없애는 것이 중요합니다. 바른 양치질 습관과 더불어 치아의 틈이 좁은 곳은 치실로, 넓은 곳은 치간 칫솔을 사용하여 음식 찌꺼기를 제거합니다. 잇몸에 상처와 감염을 일으키는 이쑤시개는 절대 사용하지 말아야 합니다. 치실은 수명을 6년이나 증가시킨다고 할 정도로 금연이나 운동 등과 함께 장수하는 비결로 사용을 권장합니다. 잇몸염증 세균의 번식을 막기 위해서는 살균 성분이 들어 있는 가글을 사용합니다. 일단 염증이 발생하면 식물성 소염제가 들어간 잇몸질환용 치약이나 연고로 부드럽게 양치질을 합니다. 그러면 염증을 완화할 수 있습니다.

잇몸약은 영양제가 아니라 소염제다

'잇몸 보약'이라고 광고를 많이 하는 '먹는 잇몸약'들은 단기간에 그 효과를 기대하기도 어렵고, 다른 소염제보다 효과가 낫다는 근거도 없습니다. 게다가 잇몸염증 치료에 권장할 만한 자료도 별로 없습니다. 잇몸약들은 소염제이지 영양제가 아닙니다. 잇몸염증은 '치실, 살균 가글, 잇몸 치약을 통한 위험 요인 제거'를 기본으로 하고 염증이 더 심해지면 치과에서 항생제나 소염제 등 상태에 맞는 처방을 받습니다. 치과에 갈 수 없다면 약국에서 우선 소염진통제나 식물성 소염제 등을 구입하여 복용합니다.

잇몸 영양제: 코엔자임큐텐, 비타민 C

잇몸질환에 효과가 있는 영양 성분으로는 비타민 C, 코엔자임큐텐(CoQ10), 비타민 K, 칼슘, 아연, 엽산 등이 알려져 있습니다. 이 중에서 효과가 입증된 것은 코엔자임큐텐과 비타민 C 정도입니다. 특히 코엔자임큐텐은 하루 50mg씩 3주간 복용한 결과 잇몸염증이 개선되는 효과가 확인되었습니다. 또한 비타민 C가 부족한 사람이 추가로 섭취하면 잇몸질환이 개선되는 것으로 알려져 있습니다. 특히 잇몸출혈이 잦은 경우 비타민 C를 권장합니다. 이런 영양 성분은 다른 효과도 기대할 수 있습니다. 코엔자임큐텐은 매우 안전한 성분으로 협심증이나 울혈성심부전 등 심장병이나 고혈압, 편두통, 파킨슨병에도 도움이 됩니다. 비타민 C는 하루에 상한 섭취량인 2g 이상만 복용하지 않으면 안전하고 철분의 흡수를 도울 수 있습니다. 뿐만 아니라 황반변성증, 당뇨, 동맥경화, 암, 감기, 고혈압, 담낭질환, 주름살 등에도 효과가 있습니다.

늘 피곤한 사람

 피로를 느끼는 것이 정상이다

피로는 원래 자연스런 현상으로 휴식을 취하라는 신호입니다. 충분히 자고, 충분한 영양을 공급하고, 스트레스도 없는 상태에서 피로를 계속 느낀다면 병원을 찾아 원인 질병이 있는지 확인할 필요가 있습니다. 자신이 느끼는 피로의 특징을 잘 설명해야 진찰에 도움이 됩니다. 예를 들면 아침에는 피로를 못 느끼는데, 조금 움직일 때 피로를 바로 느낀다면 갑상선 기능이 저하되었을 수도 있습니다. 아침에 눈을 떴을 때부터 하루 종일 피로를 느낀다면 우울 상태일 수 있습니다.

피로의 원인을 제대로 파악하자

피로를 느끼도록 만드는 원인에는 다음과 같은 것들이 있습니다.

① **생활 습관 관련**: 과음, 카페인 과잉, 과로, 신체 활동 결핍, 수면 부족, 좋지 않은 식습관.

② **심리적인 면**: 불안, 우울, 슬픔, 스트레스.

③ **질병 또는 상황**: 급성간염, 빈혈, 암, 만성피로증후군, 만성신장병,

만성폐쇄성폐질환, 심장병, 갑상선기능항진증, 갑상선기능저하증, 비만, 의약품 부작용, 임신, 하지불안증후군, 수면무호흡증, 1형 당뇨병, 2형 당뇨병.

카페인이 오히려 피로를 유발한다

흔히들 피로를 풀기 위해서 커피처럼 카페인이 들어 있는 음료를 마십니다. 그런데 카페인 음료를 너무 많이 마시면 오히려 피로가 심해질 수 있습니다. 혈액에 상당량의 카페인이 있는 상태를 정상으로 느껴 카페인이 줄면 피로감을 더 느끼기 때문입니다. 한편 스트레스와 피로감을 해소하기 위해 음주를 하는 경우에도 주 1~2회로 제한합니다. 밤에 장시간 동안 술을 마시면서 고칼로리 음식을 같이 먹기 때문에 더욱 주의해야 합니다.

적절한 운동으로 피로를 푼다

신체 활동이 너무 부족하면 우리 몸의 대사기능이 저하될 수 있습니다. 대사기능이 떨어지면 에너지를 생산하는 능력도 떨어져 피로를 느끼게 됩니다. 피로 때문에 운동을 하지 않으면 대사기능이 더 저하되는 악순환이 생깁니다. 처음에는 피로를 더 느낄 수 있지만 꾸준하게 운동하면 대사를 개선하고 스트레스나 우울 상태로 인한 피로를 해소할 수 있습니다.

영양제: MVM, 인삼, 비타민 B, 코엔자임큐텐, 마그네슘, 비타민 C, 오메가-3지방산

영양제로는 먼저 MVM(멀티비타민 미네랄)을 생각할 수 있는데 나쁜 식습관으로 인한 영양 성분의 불균형을 맞추어 주기 때문입니다. 인삼은 우리 몸의 대사를 두루 도와서 에너지를 생산하는 효과가 뛰어난 것으로 밝혀졌습니다. 몸 안에서 에너지의 원료인 ATP의 생산을 돕는 비타민 B군을 추가로 복용합니다. 미토콘드리아에서 ATP 생산을 촉진하는 코엔자임큐텐도 도움이 됩니다. 마그네슘과 같은 미네랄도 에너지대사에 관여하므로 보충해 줄 필요가 있습니다. 스트레스 상태인 경우 비타민 C를 가장 권장하며 우울한 상태에서는 철분, 비타민 B군, 오메가-3지방산(EPA)이 효과적입니다.

술을 많이 마시는 사람

적당한 음주는 혈액순환을 도와주며 좋은 콜레스테롤인 HDL을 증가시켜 주기 때문에 건강에 도움이 될 수도 있습니다. 음주량은 주로 드링크(drink)라는 단위로 나타내는데 1드링크는 순수 알코올로 12g(15ml)에 해당됩니다. 적절한 음주량은 하루에 보통 2드링크 이하로 20도(v/v %) 소주로는 150cc, 5도 맥주로는 약 600cc 이하에 해당됩니다. 그러나 술을 많이 마시면 간질환, 췌장질환, 순환기질환, 우울증, 치매, 암, 고관절 괴사 등 여러 가지로 건강을 해칩니다.

간에 미치는 영향: 밀크시슬, 베타인

알코올은 우리 간에서 아세트알데히드라는 독성 중간 물질이 됩니다. 이 성분이 간세포에 손상을 주어 지방간이나 간염을 거쳐 간경변 등을 일으킵니다. 밀크시슬(카르두스 마리아누스) 추출물과 베타인은 알코올에 의한 간장질환을 예방하거나 치료하는 데 가장 효과가 있습니다. 특히 밀크시슬 성분은 알코올로 인한 간세포의 손상을 막고 간세포의 재생을 도와 간질환 치료용으로 병원에서도 처방됩니다. 밀크시슬 추출물에 비타민 B군이 함유된 의약품 영양제가 많이 보급되어 있는데 처방

없이 구입할 수 있습니다.(간장 영양제로 잘못 알려진 UDCA에 대해서는 261쪽 참조)

칼로리 과잉, 영양소 부족: MVM, 밀크시슬

알코올 자체로도 열량이 있다는 사실을 잘 알아야 합니다. 순수 알코올 1g당 7kcal의 열량이 있어 20도 소주 한 병 360ml는 약 400kcal의 열량을 제공하여 공기밥보다 칼로리가 많습니다. 보통 술을 마시면 기름진 음식과 안주를 같이 먹습니다. 칼로리를 다 소비하지 못한 채 바로 잘 때가 많아 칼로리 과잉을 악화시킵니다. 술 마시는 횟수를 줄여 최소한 우리 몸이 회복할 수 있도록 3~4일의 간격을 두고 마십니다. 또 칼로리가 많은 음식보다는 칼로리는 적고 비타민과 미네랄이 많은 채소를 자주 많이 먹어야 합니다. 일주일에 몇 번은 운동을 통해 여분의 칼로리를 소비해야 비만, 대사증후군, 당뇨, 고지혈증 등을 예방할 수 있습니다.

알코올을 많이 먹는 사람은 비타민과 미네랄이 정상인보다 적다는 것이 밝혀졌습니다. 따라서 남아도는 칼로리에 비해서 부족하기 쉬운 비타민과 미네랄을 보충해 주기 위해 MVM(멀티비타민 미네랄)을 권장합니다. 밀크시슬은 간에 대한 효과뿐만 아니라 당뇨병 환자의 경우 혈당과 콜레스테롤을 모두 낮추는 것으로 알려져 있습니다.

비만: 식이섬유, 녹차 추출물

음주 때문에 비만이 생겼다면 포만감을 주어 식욕을 억제하는 식이섬유(차전자피, 글루코만난 등)를 권장합니다. 또 식욕을 감소시키며 칼로리 소비를 돕는 것으로 알려진 녹차 추출물 제품을 많이 사용합니다. 오메가-3지방산과 칼슘을 섭취하면 체중 감소에 도움이 된다는 주장도 있습니다.

과민성대장증후군: 유산균, 식이섬유

술을 자주 마시는 사람 중에는 과민성대장 증상을 가진 사람이 많습니다. 설사를 하기도 하며 변비가 생기기도 하는데 주로 복통과 설사를 경험하는 사람들을 많이 봅니다. 과민성대장 증상이 있을 때는 먼저 술도 줄여야 하고 장을 자극하는 커피 등 카페인 음료와 유당이 들어 있는 우유를 피해야 합니다. 과민성대장증후군에는 비피더스를 비롯한 유산균 제품이 효과적입니다. 지방이나 유당이 들어 있는 우유나 요구르트보다는 캡슐이나 정제로 된 것이 좋습니다. 그리고 이 유산균이 잘 번식할 수 있도록 하는 작용과 함께 장내의 수분을 흡수해서 장이 과민해지는 것을 완화하는 식이섬유를 같이 권장합니다. 건강에 도움이 되는 생균을 프로바이오틱(probiotics), 이 생균의 번식을 돕는 식이섬유를 프리바이오틱(prebiotics)이라고 합니다. 요즘은 이 두 가지가 같이 포함된 신바이오틱(synbiotics) 제품도 판매됩니다.

스트레스가 많은 사람

 약도 되고 독도 되는 스트레스

스트레스란 외부의 자극에 적절히 대응하지 못하는 상태입니다. 다시 말해 외부의 스트레스 요인(stressor)에 대한 우리 몸의 반응이 원활하지 못해서 자극 이전의 상태로 회복하지 못하는 것입니다. 그냥 간단히 압박을 받는 상태라고 표현하기도 합니다. 약간의 스트레스는 활력을 주기도 하지만 오래 지속되면 오히려 건강을 해칩니다.

스트레스 호르몬을 분비하는 비타민 C

스트레스 상태에서는 원상 회복을 위해서 스트레스 호르몬이 분비됩니다. 스트레스 호르몬은 부신에서 분비되어 각 조직으로 운반된 후 여러 작용을 합니다. 소량일 때에는 몸의 대사, 혈액순환을 돕지만 과잉되면 혈압 상승, 심장박동 증가, 땀 분비 증가 등과 함께 면역 시스템을 억제하는 등 건강에 해롭게 작용합니다. 비타민 C는 이런 스트레스 호르몬의 농도를 정상으로 되돌립니다. 하루 1~3g 복용했을 때 스트레스를 덜 느끼는 것으로 밝혀졌습니다. 부작용 없이 가장 많이 섭취할 수 있는 상한량이 하루 2g이므로 하루 1~2g을 복용하면 됩니다.

행복감을 주는 인삼 + MVM

인삼은 강장제로 많이 쓰이는데 질병이나 업무로 인해 스트레스 상태에 있는 사람에게 스트레스를 덜 느끼고 행복감을 느끼게 해 주는 효과가 있다고 밝혀졌습니다. 또 인삼을 MVM(멀티비타민 미네랄)과 같이 복용하면 사람들이 느끼는 삶의 질을 개선하는 효과가 있습니다. 스트레스가 심한 사람은 인삼과 MVM을 같이 복용합니다.

스트레스 위장병: 아연, 비타민 A

스트레스 호르몬은 교감신경을 흥분시키지만 위장 운동과 관련된 부교감신경은 오히려 억제합니다. 결과적으로 위장의 혈액 양이 줄어들고, 위장 운동도 감소하며, 위점막의 보호 작용도 약화됩니다. 위염이나 위궤양 또는 소화불량을 일으키는 가장 큰 원인 중 하나가 바로 스트레스입니다. 스트레스 요인을 없애지는 못하겠지만 그에 대한 우리 몸의 반응은 조절할 수 있습니다.

운동이나 명상을 하는 것이 스트레스를 줄이는 데 효과적입니다. 특히 운동은 스트레스도 해소하고, 운동으로 심장에서 뿜어내는 혈액의 양이 증가하면 위장에도 혈액순환이 잘되어서 위 점막의 보호 작용과 소화 능력도 좋아집니다.

위장질환에는 아연과 비타민 A가 효과적입니다. 아연은 면역 기능이나 염증 등 스트레스와 관련해 여러 면에서 유용합니다. 하루 25~50mg을 권장하는데, 한 번에 많이 섭취해 위장 장애가 생길 때에는 2~3회로 나누어 복용합니다.

면역력이 떨어졌을 때

 면역은 우리 몸의 파수꾼이다

면역력은 질병에 대한 저항력으로, 외부로부터 침입한 세균이나 바이러스에 대항함으로써 우리 몸이 감염되는 것을 막는 능력입니다. 좁은 의미의 면역은 주로 백혈구에 의해서 정해진 미생물에 대해서만 선택적으로 반응하는 것을 뜻합니다. 넓은 의미로는 질병 전반이나 미생물에 대한 저항력으로 정의할 수 있고 백혈구뿐만 아니라 여러 조직과 기관이 관련되어 있습니다. 감기에 자주 걸리는 것을 면역력이 떨어졌다고 표현할 때가 많습니다.

운동을 통해 면역력을 높인다

면역력을 높이는 방법 중에 가장 효과적인 것은 적당한 운동입니다. 운동할 때 중요한 것은 운동의 강도와 빈도입니다. 적당한 운동이 면역력을 높이는 데 효과적이지만 마라톤처럼 격한 운동을 지속적으로 하면 오히려 면역력을 떨어뜨릴 수 있습니다. 운동이 면역력을 높이는 것은 운동을 꾸준히 하는 사람들이 암에 덜 걸린다는 사실을 보아도 잘 알 수 있습니다.

바른 생활 습관이 면역력을 키운다

자는 동안 땀을 흘리는 아이들은 감기에 자주 걸립니다. 땀을 많이 흘리거나 또 빨리 식는 일이 없도록 자는 동안 방바닥과 방 안 공기의 온도 차이가 많이 나는지, 외풍이 있는지 확인합니다. 성인은 과음을 피해야 합니다. 술에 취한 동안 면역력도 약해지고 체온조절이나 혈액순환도 악화되기 때문입니다. 끼니를 거르지 않고 세 끼 식사를 하면 부교감신경이 활발해져서 교감신경 흥분으로 인한 면역력 저하를 막을 수 있습니다.

점막 혈액순환: 비타민 E

백혈구는 혈액순환이 잘되지 않으면 외부 침입자가 있는 곳으로 이동하기가 힘들어져 우리 몸을 방어하기가 어려워집니다. 추운 곳에서 자면 목감기에 잘 걸리는 것이 대표적입니다. 우리가 자는 동안에는 생명 유지에 필수적인 내장이나 뇌 위주로 혈액이 공급되고 말초혈관의 혈액 공급이 줄어드는데 추워지면 더욱 심해집니다. 자는 동안 몸을 너무 덥거나 춥게 하지 않으면서 공기가 건조하지 않도록 하는 것이 중요합니다. 비타민 E는 말초의 혈액순환을 도와 면역 기능을 높이는 데 이런 이유 때문입니다.

점막을 튼튼하게: 비타민 A, C

점막은 살아 있는 세포가 밖으로 노출되어 있어 외부의 세균이나 바이러스가 침입하기 좋은 곳입니다. 입과 코로부터 목과 기관지는 모두 점막으로 이루어져 있습니다. 피부같이 죽은 세포가 겹겹이 쌓인 보호벽이 없기 때문에 외부의 침입자가 들어오기 쉽습니다. 점막은 점액으로 싸여 있고 혈관이 발달하여 백혈구가 끊임없이 순찰을 도는 것과 같습니다. 점막이 건조해지거나 약해지면 외부로부터 침입이 많아집니다. 따라서 점막이 건조하지 않도록 하며 혈액순환이 잘되도록 보온을 잘하는 것이 중요합니다. 점막을 튼튼하게 하는 비타민 A와 베타카로틴이 면역력을 높이는 데 효과적입니다. 비타민 C는 감기 바이러스를 예방하는 효과가 있다는 주장과 없다는 주장이 있는데 상한 복용량인 2g까지는 복용해 볼 수 있습니다.

기타: MVM, 생균제제, 인삼, 에키나시아, 아연

전반적인 몸 상태를 좋게 하기 위해서는 MVM(멀티비타민 미네랄)이 효과적입니다. 장에서 나쁜 균이 번식하는 것을 억제하는 비피더스 등의 프로바이오틱도 면역력을 높이는 효과가 있습니다. 우리나라 특산물인 인삼도 전반적인 대사 능력을 높여서 건강을 유지하는 데 도움을 주고, 면역력을 높여 줍니다. 에키나시아는 감기 치료 기간을 약간 줄여 줍니다. 아연은 면역력이 떨어져서 염증이 생기는 것을 예방해 줍니다. 아연을 하루 25~45mg을 섭취하면 염증 발생률이 감소합니다. 장기간 복용할 때 구리가 결핍될 가능성이 있으므로 구리가 같이 들어간 제품을 복용합니다.

체온 1도 높이면 면역력이 증가할까

체온이 낮으면 면역 기능이 떨어진다는 광고 문구가 요즘 자주 보인다. 사람의 체온은 37℃가 정상이다. 물에 빠지거나 추위에 노출되어 체온이 35℃ 이하로 떨어지는 경우 저체온증(hypothermia)이라고 하며 매우 위험해서 응급조치를 취해야 한다. 그러나 35~37℃ 사이의 '낮은 체온'에 대해서는 면역과 관련한 에비던스도 없고 의학적인 표현도 없다. 즉 굳이 체온을 올릴 근거가 없는 것이다. 다만 '낮은 체온'이 불편하다면 적절한 방법으로 체온을 올리는 시도를 해 볼 수 있다.

낮은 체온

낮은 체온은 크게 2종류로 나눌 수 있다. 체열 생산이 부족해서 오는 경우와 체열을 외부에 많이 빼앗겨 생기는 경우로 나눌 수 있다. 원인을 생각해 보고 적절히 예방해야 한다.

메커니즘	열 생산 부족	열 소실 과다
증상	저체온+손발냉증	저체온+손발 따끈
흔한 원인	극단적 다이어트 근력 부족 갑상선기능 저하	교감신경 기능 저하 (체질, 스트레스, 불규칙 생활 습관) 노화 (교감신경은 정상이나 혈관이 수축 못함)
예방법	단백질 섭취 늘릴 것 운동	청장년: 옷을 조금 덜 입고 운동하기 (혈관 수축, 에너지 생산 촉진) 노인: 열 소실 부위를 보온(소실 방지)

식욕이 없을 때

 식욕부진, 소화불량, 허기의 차이점

식욕이 없다고 호소하는 사람들 중에는 식욕부진과 소화불량을 혼동하는 경우가 많습니다. 식욕부진은 음식을 보아도 먹고 싶지 않은 상태라 식사 후에 느끼는 소화불량과는 다릅니다. 식욕은 뇌의 뇌하수체 섭식 중추에서 관장하는데 엄격하게 나누면 허기(hunger)와 식욕(appetite)으로 나눌 수 있습니다. 주로 혈당이 떨어지면서 1차적으로 발생하는 허기는 다른 요인에 의해서 별로 영향을 받지 않습니다. 이와 달리 식욕은 여러 요인에 영향을 받습니다. 식욕을 느끼지 못하던 음식도 허기를 느끼면 식욕이 생기기도 하니까요.

여러 가지 원인 때문에 식욕 저하가 생기므로 정확한 원인을 먼저 잘 확인해야 합니다. 식욕부진이 계속되면 섭취 칼로리와 영양 성분이 감소해서 정상적인 성장을 억제하거나 대사 과정을 저하시켜 무기력하게 생활할 수도 있으므로 조기에 개선할 필요가 있습니다. 그리고 식사 전 가벼운 산책도 식욕에 도움을 줍니다.

식욕이 떨어지는 원인

식욕이 줄어드는 특별한 이유에는 다음과 같은 것들이 있습니다. 식욕부진이 갑자기 생겼거나, 오래 지속되거나, 체중 감소를 동반하는 경우에는 전문의와 상담하여 특별한 원인이 없는지 확인해야 합니다.

① **심리적 원인**: 슬픔, 우울, 애통, 불안.
② **질병**: 암, 만성간장병, 만성신장질환, 만성폐쇄성폐질환(COPD), 치매(인지장애증), 심부전, 간염, 후천성면역결핍증, 갑상선기능저하증, 위염, 위궤양.
③ **임신**(초기 3개월).
④ **약물**: 항생제, 항암제, 마약성 약물, 각성제 약물.

아연은 입맛을 향상시킨다

원인 질병이 없는 일반적인 식욕부진 중에는 정신적인 스트레스나 노화 등으로 미각에 이상이 생겼을 가능성이 높습니다. 이런 미각감퇴증 또는 미각저하증에는 아연을 우선 권장합니다. 식욕부진인 사람들 중에는 아연의 섭취량이 적은 사람이 많다고 알려져 있습니다. 아연을 보충하면 식욕을 증가시킨다고 보고되었습니다. 아연은 아연이 결핍되어 있는 사람은 물론 아연 결핍과는 관계없는 혈압약에 의한 미각 장애, 방사선 조사에 의한 미각 이상 등에도 효과가 있습니다. 노화에 의한 노인들의 미각과 후각 이상에도 권장합니다. 아연을 오랫동안 섭취할 때 주의할 점은 구리가 부족해질 수 있기 때문에 구리 1~2mg이 같이 들어간 제품을 권장합니다. 한 번에 많이 복용하면 오히려 소화불량이나 위장 장애가 생길 수 있습니다. 이럴 때는 식후 2~3회로 나누어 복용합니다.

부족한 성분 보충: MVM, 비타민 B1, 비타민 C

식욕이 없으면 식사량이 줄어들어 당연히 음식을 통한 영양 성분의 섭취량이 줄어듭니다. 또한 전체 식사량은 줄지 않더라도 특정 음식의 섭취가 줄어 영양 성분 섭취의 균형이 깨질 수 있습니다. 부족한 영양 성분은 음식을 통해서 보충하면 됩니다. 식욕이 없으면 그것도 어려워지기 때문에 비타민과 미네랄을 고루 함유한 MVM(멀티비타민 미네랄)이 필수적입니다. 아연과 구리가 함유된 MVM을 선택하되 아연이 50mg에 못 미치는 경우 아연 영양제를 따로 복용할 수 있습니다. 비타민 B1도 부족하면 식욕을 떨어뜨리기 때문에 MVM를 선택할 때 참고하면 됩니다. 비타민 C는 스트레스 호르몬을 낮추는 효과가 있지만 위염이 있거나 속쓰림이 있는 경우에 산성인 비타민 C를 g 단위로 복용하면 증세가 더 악화될 수 있으므로 주의해야 합니다.

소화가 안 될 때 매실 엑스를 먹는다?

식욕이 없거나 소화가 안 된다고 매실 엑스를 마시는 사람들이 있다. 그런데 오히려 속이 더 불편해졌다며 약국에 많이 찾아온다. 매실류의 열매에는 독성이 강한 청산 성분(독극물인 청산가리의 성분)이 약간 들어 있어 숙성이 되기 전에 따서 만들거나 했을 때 독성이 생길 수 있다. 소화나 식욕 개선에 대한 에비던스도 없어서 권장하지 않는다.

혈액순환이 잘되지 않을 때

 혈액순환이 안 된다며 호소하는 증상들

우리나라 사람들은 혈액순환이 안 된다는 말을 많이 합니다. 한의학에서 말하는 기혈순환 등의 영향을 받았을 것으로 생각합니다. 의학적으로 표현하기가 다소 막연한 이 증상을 어떻게 이해하는 것이 좋을까요? 약국에 와서 혈액순환이 잘 안 된다고 호소하는 사람들이 주로 말하는 증상으로는 손발 저림증, 손발 냉증(손발이 차가움), 부종(몸이 붓는 증상), 어지럼증 등이 있습니다. 특히 손발 저림증이 있거나 찬 경우가 제일 흔합니다.

저림증: 비타민 B(B1, B6, B12), 비타민 E

손발이 저린 경우 혈액순환이 안 된다고 생각하는 사람이 많습니다. 그런데 대부분의 저림증은 신경과 관련이 있습니다. 특히 손이나 다리가 저린 경우 손목터널증후군과 디스크 때문인 경우가 많습니다. 이들의 특징은 인대나 뼈 또는 근육에 의해서 신경이 눌려서 생기는 것입니다. 전문의와 상담해서 이런 원인들을 제거하거나 개선해 주는 것이 필요합니다. 신경이 눌리는 곳이 없는데도 저림증이 오는 경우에도 우선 신경 장애를 의심해 보아야 합니다. 특히 당뇨병이 있을 경우 손이나 발에 저림증이 나타나면 당뇨병성 신경 장애에 많이 쓰이는 치옥트산(알파리포산)의 복용에 관해서 전문의와 상의할 필요가 있습니다. 특별한 원인이 발견되지 않으면서 저림증이 생길 때에는 신경세포의 에너지 원료로 쓰여 신경세포를 튼튼하게 하는 비타민 B 특히 비타민 B_1, B_6, B_{12}가 중요합니다. 이들 비타민은 그냥 권장량만 들어 있는 제품보다는 고함량으로 들어 있는 제품이 효과적입니다. 이들의 고함량 제품은 말초신경장애 등의 처방약으로 쓰일 정도로 효과를 인정합니다. 신경세포를 보호하는 미엘린 수초(뉴런을 전깃줄의 구리라고 하면 미엘린 수초는 전깃줄의 피복에 해당)가 장애를 입으면 저림증이 나타날 수 있습니다. 비타민 B와 함께 비타민 E가 미엘린 수초의 손상을 막는 것으로 알려져 있어 권장합니다.

냉증: 비타민 B, 코엔자임큐텐, 인삼, 비타민 E, 오메가-3지방산, 은행잎 엑스

피부가 추운 곳에 노출되어 차게 되는 것은 정상입니다. 피부의 혈관을 수축시켜서 열이 빼앗기는 것을 막는 방어 기능이 정상적으로 작동하는 것입니다. 그런데 추운 곳에 노출된 것도 아닌데 손발이 차다고 호소하는 여성들이 많습니다. 이들 냉증의 원인은 무엇일까요? 이 냉증은 호르몬 변동으로 혈관을 조절하는 자율신경에 이상이 생겨서 모세혈관이 수축하는 데 원인이 있다고 봅니다. 이외에 피부의 온도 감지 기능과 체온조절의 장애, 동맥경화, 저혈압 등이 원인이라는 주장도 있습니다. 여성이 남성보다 냉증이 많은 이유는 혈액이 많이 흐르는 근육이 남성보다 적은 반면 열을 전달하지 않는 지방은 오히려 더 많기 때문입니다. 또 다이어트를 많이 하기 때문이라는 지적도 있습니다.

냉증을 예방하려면 적당한 운동이 필요하고, 영양 섭취에 주의하고, 따뜻한 물에 목욕하거나 건포마찰이 좋으며, 취침 전에 소량(1~2잔)의 음주도 효과적입니다. 몸에 꼭 끼는 내의나 옷은 피하고, 스트레스나 긴장을 잘 풀어 주고, 특히 에어컨에 의해 피부가 과도하게 냉각되지 않도록 얇은 겉옷 등을 준비하여 보온에 신경 써야 합니다. 음식 중에서는 혈액순환을 도와주는 파, 마늘, 생강, 고추 등이 효과적입니다. 단 모두 속쓰림을 일으킬 수 있으므로 조심해야 합니다. 담배의 니코틴은 말초혈관을 수축시켜서 냉증을 악화시키므로 금연은 필수입니다. 베타 블로커와 같은 혈압약은 손발 냉증을 악화시킬 수 있으므로 전문가와 상의해 복용합니다.

영양제로는 에너지 생산에 관여하는 비타민 B1과 코엔자임큐텐, 말초혈관질환을 개선하는 비타민 E, 오메가-3지방산, 은행잎 엑스, 인삼 등도 같이 권장합니다.

피부 건강이 염려될 때

 피부는 몸의 보호막이다

표피, 진피, 피하지방으로 이루어진 피부는 외부로부터 우리 몸을 지키는 보호막 역할을 합니다. 세균, 바이러스는 물론 햇빛, 독성 물질 등이 들어오는 것을 막아 줍니다. 뿐만 아니라 근육, 뼈, 인대 등을 보호하며 수분이나 영양분이 소실되는 것을 막습니다. 추위를 막아 주기도 하며 땀을 흘려 몸을 식혀 주기도 합니다. 이처럼 피부가 건강해야 우리의 건강도 지킬 수 있습니다.

거친 피부: 비타민 A

표피의 제일 아래층(기저층)에서 세포가 계속 생성되어 바깥쪽으로 자라납니다. 마지막에는 세포가 죽어서 각질 세포가 되어 밖으로 떨어져 나갑니다. 이 과정은 보통 1달 정도 걸립니다. 제일 바깥의 각질층이 제때 떨어져 나가지 못하고 붙어 있으면 각질층이 두꺼워져서 피부가 거칠어지고 심해지면 갈라지기까지 합니다. 각질이 과다하게 생기는 것을 막기 위해서는 각질 세포가 축적되지 않도록 관리하고 보습을 잘해 주어야 합니다. 반대로 피부의 각질층이 너무 얇으면 피부의 수분이 빨리 증발되거나 상처가 생겨서 거칠어지기 쉽습니다. 특히 때수건을 많이 사용하는 우리나라 사람들이 조심해야 하는 이유입니다. 평소 유레아(요소: 체내에서는 단백질이 분해하여 생성되고, 공업적으로는 암모니아와 이산화탄소에서 합성된다) 등이 함유된 보습제를 꾸준히 바르는 것도 도움이 됩니다. 피부의 과도한 각질 형성을 막는 영양제로는 비타민 A가 효과적입니다.

기미: 비타민 C, 비타민 E

기미는 멜라닌색소세포가 많아져 침착된 상태를 말합니다. 일명 '임신 마스크'라고도 할 정도로 임신했을 때 많이 생기며 먹는 피임약을 복용하는 경우에도 잘 생기는 것으로 알려져 있습니다. 영어로는 리버스폿(liver spot)으로 번역하여 간반(肝斑)이라고 하기 때문에 간과 관련이 있는 것으로 오해하기 쉽습니다. 그러나 기미의 형태와 색깔이 간과 비슷하다는 것에서 유래한 것일 뿐 간 기능과는 아무 연관이 없습니다.

  기미는 치료가 쉽지 않기 때문에 예방에 신경 써야 합니다. 기미 등의 피부색소 질환을 예방하려면 먼저 자외선을 피합니다. 모자나 자외선 차단제를 사용하고, 자외선이 강한 여름 낮에는 가급적 외출을 삼가면 됩니다. 피부에 상처가 생겼다면 약 1년간은 자외선 차단제 등으로 보호해 주어야 상처 부위가 착색되는 것을 막을 수 있습니다. 영양 성분으로는 항산화제인 비타민 C와 비타민 E가 효과적입니다.

주름: 비타민 C

주름이 생기는 가장 큰 원인은 자외선과 흡연입니다. 피부의 탄력을 유지하며 주름살을 예방하려면 콜라겐이나 엘라스틴과 같은 진피를 구성하는 성분이 건강해야 합니다. 자외선은 이들 조직을 파괴시켜 주름살을 늘어나게 할 뿐 아니라 색소침착도 생기게 합니다. 따라서 기미와 마찬가지로 자외선을 피하는 것이 가장 중요합니다. 자외선으로 피부가 손상 받았을 때에는 매일 보습에 신경 써서 진피조직이 회복되도록 도와줍니다. 햇빛을 받지 않아 피부에서 합성이 줄어든 비타민 D는 영양제로 복용하면 됩니다.

영양제로는 콜라겐 합성에 필수적인 비타민 C를 섭취합니다. 복용 상한량인 2g 이하로 복용합니다.

기타: 베타카로틴, 비타민 C, 비타민 E, 코엔자임큐텐, 아연, 포도씨 추출물

피부 건강과 아름다움을 지키기 위해서는 보습제나 자외선 차단제 등을 현명하게 사용해야 합니다. 얼굴 피부를 너무 자주 마사지하거나 만지면 오히려 주름과 색소가 더 생기기 쉽습니다. 따라서 과도하게 관리하는 것은 오히려 해롭습니다. 전문의와 상담하여 자신의 피부 상태에 가장 적절한 치료법을 찾는 것이 중요합니다.

피부 건강을 위해서 균형 잡힌 식사를 해야 하며, 특히 항산화 성분이 많이 든 식품을 충분히 섭취하는 것이 효과적입니다. 영양제로는 베타카로틴과 비타민 C, 비타민 E, 코엔자임큐텐(CoQ10), 아연, 포도씨 추출물 등을 권장합니다.

근육이 불편할 때 (눈꺼풀 떨림, 근육 경련, 하지불안증후군)

 눈꺼풀 떨림은 양성 마이오키미아의 일종

눈꺼풀이 자꾸 떨리는데 큰 병은 아닌지 불안하다고 문의하는 사람들이 많습니다. 대부분 경험해 본 적이 있을 이 증상은 눈꺼풀에만 한정해서 나타납니다. 눈꺼풀 마이오키미아(eyelid myokymia)라는 증상입니다. 마이오키미아란 근육에는 아무런 이상이 없는데 근육에 운동 명령을 전달하는 신경에 비정상적인 전기신호가 저절로 생겨서 약하고 불완전하게 지속적으로 근육이 수축과 이완을 반복하는 것입니다. 부르르 떨린다기보다는 벌레가 기어가는 듯 꿈틀꿈틀하는 것이 느껴집니다. 누군가와 대화할 때 이 증상이 나타나면 매우 불편하고 어색한데 참기도 힘듭니다. 눈꺼풀 마이오키미아는 대부분 양성이며 근육이완제(처방약 또는 약국 판매약)나 보툴리눔톡신(일명 보톡스) 주사로 증상을 완화시킵니다. 발생 원인은 아직 명확하게 밝혀져 있지는 않습니다. 스트레스, 피로, 알코올, 카페인, 수면 부족 등이 원인이라고 추정할 뿐입니다.

근육 경련

또 한 가지 흔한 근육 증상이 근육 경련(일명 '쥐가 났다'고 표현하는 증상)

입니다. 갑자기 운동을 많이 할 때 또는 밤에 잘 때 쥐가 나서 난감했던 적이 있을 겁니다. 특히 밤에 생기는 근육 경련은 한 번 일어나면 연달아 생기는 특징이 있습니다. 잠자리에 들 때 오늘도 생기면 어떡하나 하는 걱정 때문에 잠이 안 온다는 사람도 있습니다. 근육이 갑자기 강력하게 수축하여 경련을 일으키고 통증을 일으킵니다. 나이가 들수록 증가하고, 임신 시에 증가하기도 합니다. 발생 원인은 근육의 피로, 탈수, 임신, 평발, 음주, 간경화, 신장질환, 당뇨병, 말초동맥질환, 이뇨제 등인 것으로 알려져 있습니다.

근육 증상을 개선하는 생활요법

눈꺼풀 떨림을 예방하려면 악화 요인인 스트레스를 잘 해소해야 합니다. 스트레스 상태에 있으면 우리 몸의 호르몬 분비나 자율신경이 영향을 받기 때문입니다. 운동이나 취미 생활을 통해서 스트레스를 적절히 해소해야 합니다. 카페인과 알코올을 많이 섭취하거나 피로가 쌓이는 것도 문제가 됩니다.

발과 다리에 무리를 주지 않는 신발을 사용하고, 잠자리에 들기 몇 분 전에 장딴지 스트레칭을 하거나 고정식 자전거를 타면 효과적입니다. 자다가 경련이 발생하면 발가락을 얼굴 쪽으로 당겨서 장딴지가 늘어나게 합니다. 근육을 손이나 얼음으로 마사지하고 걷거나 움직입니다. 또 통증이 있을 때는 따뜻한 수건으로 덮고, 따뜻한 물로 샤워하도록 합니다. 가볍게 마사지를 하는데 너무 강하게 하면 오히려 부작용이 생길 수 있습니다.

근육 증상을 개선하는 영양제

근육의 이상 증상을 개선하는 데 도움이 되는 영양 성분은 비슷합니다. 근육의 신경 흥분을 가라앉히는 마그네슘이나 칼슘을 섭취하면 효과적입니다. 혈액순환을 도와주는 비타민 E는 신경세포 뉴런을 둘러싼 껍질에 해당하는 미엘린 수초가 손상되는 것을 막아 줍니다. 신경세포 뉴런에 에너지를 공급하며 신경세포의 재생을 돕는 비타민 B12, B6, B1 등 비타민 B군은 에너지 생산을 도와서 피로를 해소해 주는 장점도 있습니다.

평소에 균형 잡힌 식사로 이런 영양소들을 골고루 충분하게 섭취해야 합니다. 그것이 힘들 때 영양제로 보충해 주어야 합니다. 우선 마그네슘과 비타민 E가 같이 들어 있는 영양제를 선택할 수 있습니다. 신경세포의 대사를 돕고 피로를 풀어 주는 비타민 B 복합제 또는 MVM(멀티비타민 미네랄) 제품과 함께 복용하면 더욱 효과가 좋습니다. 임신 중인 여성은 임산부용 MVM을 권장하며, 매우 안전해서 임산부의 변비에 쓰이는 마그네슘 제품을 추가로 복용할 수도 있습니다.

하지불안증후군에 좋은 철분, 비타민 B

근육 경련은 아니지만 비슷한 증상으로 하지불안증후군(restless legs syndrome, RLS)이 있습니다. 주로 잠들 때쯤 또는 자는 도중에 다리나 팔이 자신의 의지와는 관계없이 갑자기 움직여서 잠이 깨 깊은 수면을 방해하기도 합니다. 전체 인구의 5~10%가 이 증세를 갖고 있으며 여성에게 더 흔하고 나이가 많을수록 증가하는 경향이 있습니다. 원인은 밤에 뇌의 도파민이라는 신경전달물질 또는 철분의 활성이 떨어지는 것과 관계가 있는 것으로 추측됩니다. 신장병, 당뇨병, 파킨슨병 등 원인 질병이 있을 수도 있으므로 진찰을 받아볼 것을 권합니다.

영양제로는 우선 밤에 뇌에서 철분 활성이 떨어지지 않도록 철분을 보충할 필요가 있습니다. 그다음으로는 파킨슨병이나 신경 장애에 도움이 되는 비타민 B도 권장합니다. 철분과 비타민 B를 복용하고도 개선되지 않으면 증상 개선을 위해 처방약인 도파민제 등이 필요할 수도 있습니다.

사십견, 오십견이 왔을 때

근육과 인대의 노화 현상

보통 40~50대에 어깨 통증이 있으면 누구나 겪는 사십견이나 오십견이라고 생각해 제대로 검사나 치료를 받지 않는 경우가 많습니다. 그대로 두면 류머티즘성 관절염이나 석회성건초염 등 어깨에 치명적인 질병으로 발전할 수도 있습니다. 전문의와 상담하여 다른 원인 질병은 없는지 확인한 후 사십견, 오십견(정확한 진단명은 아님)으로 치료를 받아야 합니다.

동결견(frozen shoulder)이라고도 하는 이 증세는 아직 정확한 원인은 밝혀져 있지 않습니다. 나이가 들면서 어깨의 근육이나 인대 등이 노화하면서 발생하는 것으로 추정합니다. 주로 40세에서 60세 사이에 발생하는데 여성에게 더 많으며 당뇨병이 있는 경우에는 발생률이 더욱 높아집니다. 당뇨 환자는 3명 중 1명꼴로 이 증세를 겪는다고 알려져 있습니다. 팔을 자유롭게 쓸 수 없어 머리를 감는 등 일상생활에 불편을 줍니다. 뿐만 아니라 심한 통증 때문에 잠을 제대로 못 자 피로를 느끼기 쉽습니다. 따라서 평소에 어깨 기능에 손상이 생기지 않도록 근육이나 인대 등에 신경 쓸 필요가 있습니다.

수동적 관절운동과 온찜질

사십견이나 오십견을 개선하는 방법에는 여러 가지가 있습니다. 상태가 심할 때는 약물 치료를 받지만 평소 꾸준히 관리하는 것이 중요합니다. 일종의 맨손체조와 비슷한 관절운동이 주효합니다. 수동적 관절운동을 통해 관절운동 범위를 점차 넓혀 갑니다. 이는 아픈 어깨 근육을 사용하지 않으면서도 어깨의 활동 범위를 늘려가는 것입니다. 집에서 할 수 있는 관절운동은 손가락으로 벽 걸어 오르기나 다른 사람 또는 반대쪽 팔로 아픈 팔을 부드럽게 움직이는 것 등이 있습니다. 따뜻한 욕탕에서 하거나 찜질을 한 후에 하면 더욱 효과가 있습니다.

연골과 인대의 원료가 되는 글루코사민, 콘드로이틴

글루코사민과 콘드로이틴은 관절의 연골이나 인대 등의 원료가 되거나 구성 요소가 되기 때문에 사십견, 오십견에 도움이 됩니다. 글루코사민 중에서는 황산글루코사민의 효과가 가장 우수합니다. 게다가 위장 장애 등의 부작용도 적기 때문에 반드시 황산글루코사민인지 확인하세요. 의약품 영양제로 판매되는 것은 모두 황산염이며 식품 중에는 염산글루코사민이 많이 있으므로 주의합니다. 콘드로이틴은 의약품 영양제로만 판매되는데 단일제 비타민 B 등과 복합된 제품도 있습니다.

콜라겐은 비타민 C, 회복 촉진엔 아연

비타민 C는 몸 결합조직의 주성분인 콜라겐을 합성하는 데 필수적인 성분입니다. 콜라겐은 피부, 인대, 연골, 건, 뼈 등을 구성하는 단백질이기 때문에 당연히 동결견에도 중요합니다. 그러나 직접 섭취해서는 흡수가 되지 않으므로 효과가 없습니다. 오히려 몸 안에서 콜라겐의 합성에 관여하는 비타민 C를 섭취하는 것이 더 효과적입니다. 아연은 여러 효소의 구성 성분으로 조직에 생긴 손상을 회복하는 효소에도 포함되어 있습니다. 따라서 아연이 결핍되면 손상된 조직의 회복이 원활하지 못합니다. 장기적으로 아연을 섭취할 때 발생할 수 있는 구리의 결핍을 예방하기 위해 구리가 들어간 제품을 선택할 것을 권장합니다.

골격을 위한 필수, 칼슘과 비타민 D

나이가 들면서 칼슘이 부족해지면 뼈를 비롯한 조직에 변형이 생기기 쉽습니다. 칼슘과 함께 칼슘 흡수에 필수적인 비타민 D를 같이 보충하면 어깨뿐만 아니라 골격 전반을 튼튼하게 유지하여 삶의 질을 높일 수 있습니다.

혈액순환을 돕는 비타민 E, 은행잎 엑스

노화로 혈관에 동맥경화가 진행되거나 혈관의 탄력이 줄어들면 혈액 공급이 원활하지 못해서 어깨 통증과 운동 장애가 더 심해지고 회복기간은 길어집니다. 적당한 운동과 함께 비타민 E와 은행잎 엑스를 섭취하면 도움이 됩니다. 어깨뿐만 아니라 전신의 혈관을 건강하게 유지하는 작용이 있으며 노화에 의한 인지 능력 저하를 예방하는 데도 효과가 있습니다.

노안이 걱정될 때

 노화에 따른 시력 저하의 종류

노안은 단순히 가까운 물체를 보는 것이 힘들어지는 노인성 원시뿐만 아니라 백내장, 녹내장, 황반변성증, 건조안, 비문증(飛蚊症) 등까지 포함해서 노화로 인한 전반적인 시력 저하를 말합니다.

눈의 렌즈에 해당하는 수정체의 세포는 계속 생산됩니다. 없어지지 않기 때문에 나이가 들면서 수정체가 단단해지고 탄력이 줄며 모양도 바뀝니다. 또 수정체의 두께를 조절하는 모양체근의 힘이 떨어져서 가까운 곳의 물체가 잘 보이지 않는 노인성 원시가 대표적인 증상입니다. 이외에도 안구 압력이 높아져 시신경에 이상이 생기는 녹내장, 수정체가 혼탁해져서 뿌옇게 보이는 백내장, 시신경이 가장 밀집된 망막의 황반이라는 곳의 기능이 떨어지는 황반변성증, 안구 내부의 액체인 초자체의 단백질이 변성되어 그 그림자가 마치 모기가 날아다니는 것처럼 보이는 비문증, 나이가 들면서 분비되는 눈물이 줄어 생기는 건조안 등이 노안과 관련된 것들입니다.

눈과 뗄 수 없는 비타민 A, 베타카로틴

비타민 A는 시각세포를 구성하는 필수 성분이며 망막과 점막 모두에 두루 작용합니다. 시력을 유지, 향상시키며 야맹증과 백내장을 예방하는 효과도 있습니다. 최근 건조안에 대한 효과에 대해서는 논란이 있지만 많은 비타민 A 의약품 영양제의 주된 약효는 안구건조증에 있습니다. 흡수된 뒤 몸 안에서 비타민 A로 바뀌는 베타카로틴은 비타민 A로서의 작용도 하지만 자체가 강력한 항산화 물질로서 야맹증, 황반변성증, 백내장을 예방하는 데 효과가 있다고 알려져 있습니다.

건조안 예방, 오메가-3지방산

생선유(어유, fish oil)로 만드는 오메가-3지방산은 녹내장, 황반변성증, 건조안의 예방에 도움이 되는 것으로 알려져 있습니다. 오메가-3지방산은 다가불포화지방산이라서 공기 중의 산소 때문에 쉽게 산화될 수 있어 항산화제로서 비타민 E를 같이 함유한 제품이 효과적입니다. 오메가-3지방산 제품에 약 1% 정도로 함유된 비타민 E는 오메가-3지방산이 제품 보관 중에 산화하지 못하게 하는 정도에 불과합니다. 몸 안에서 흡수될 때 산화되는 것을 막기 위해서는 어유 1g당 비타민 E 50IU(천연 비타민 E로서 약 30mgTE) 정도를 추가로 복용해야 효과가 있습니다. 따라서 오메가-3지방산 제품을 복용할 때는 따로 비타민 E를 복용할 필요가 있습니다. 어유 제품 중에서 대구 간유(cod liver oil)로 만든 것은 비타민 A와 비타민 D를 다량 함유할 가능성이 있으므로 임신한 여성은 오메가-3지방산의 원료가 대구 간유인지 확인해야 합니다.

블루베리 NO! 빌베리 엑스

흔히들 블루베리와 혼동하는 빌베리는 당뇨병 등에 의한 망막증을 치료하거나 예방하는 효과가 있습니다. 우수한 효과를 가진 생약 추출물로서 의약품 영양제로도 많이 생산되고 있습니다. 시중에서 많이 판매되는 블루베리는 빌베리와는 달리 노안을 개선한다는 에비던스가 없으므로 권장하지 않습니다. (252쪽 참조)

백내장과 황반변성증에 효과적인 루테인, 제아잔틴

시신경이 모여 있는 황반에 가장 많이 있는 카로테노이드 성분인 루테인과 제아잔틴은 옥수수나 녹황색 채소에 많이 들어 있습니다. 황반변성증이나 백내장과 같이 장기에 걸쳐서 변성이 일어나는 안과 질환의 예방에 도움이 되는 항산화 성분입니다. 최근 널리 광고되면서 안정 피로나 망막증 또는 건조안 때문에 찾는 사람들도 있습니다. 그러나 장기적으로 복용할 경우에만 황반변성증과 백내장에 대한 효과를 기대할 수 있습니다.

기타: 비타민 C, 비타민 E, 아연

항산화제는 연령 증가에 따라 발생하는 황반변성증과 백내장 등을 예방하는 효과가 있습니다. 비타민 C는 녹내장, 백내장, 황반변성증에 효과가 있으며 비타민 E는 황반변성증과 백내장을 예방합니다. 미네랄인 아연은 황반변성증을 예방하는 효과가 있습니다.

자주 재발하는 심각한 고질병, 방광염과 질염

몸이 약간만 피곤해도 방광염이나 질염에 잘 걸린다는 여성들이 많습니다. 질염뿐만 아니라 여성에게 더 흔한 방광염도 여성의 생활에 불편을 가져옵니다. 여성의 사회 진출이 늘고 당뇨병과 같은 성인병이 늘면서 많은 여성들이 이런 질병에 시달립니다. 여성들이 이런 질병에 취약한 가장 큰 원인은 신체적 특성이 이들 질병에 걸리기 쉽다는 점을 들 수 있습니다. 또 너무 꽉 끼는 옷을 입거나 옷을 얇게 입어서 혈액순환을 악화시키는 것도 원인입니다. 체질적으로는 점막의 방어력이 떨어진다는 것이 공통된 원인인데, 스트레스를 많이 받거나 당뇨병이 있는 경우 등의 심신 상태가 원인이 되기도 합니다. 이런 질병에 걸린 여성들 상당수가 주로 아랫배가 차다고 느끼고, 장이 좋지 않다고 하는 것이 특징입니다.

유익한 균의 서식을 돕는 유산균

점막이라는 조직은 각질로 된 세포 보호층이 없습니다. 이런 점막에는 대부분 유익한 균들이 서식하면서 정상적인 세균 무리를 형성해 외부로부터 해로운 균이 침입해 번식하는 것을 막아 줍니다. 그러나 어떤 원인으로 정상적인 세균 무리가 약해지면 외부로부터 균이 침입하기 쉽습니다. 이때 유산균과 같은 유익한 균을 공급함으로써 정상적인 세균 무리가 제 역할을 하도록 도와줍니다. 균을 제거하는 항생제(안티바이오틱antibiotics)와는 반대 개념에서 이들을 프로바이오틱(probiotics)이라고 부르는 이유입니다. 유산균을 요구르트 등의 유제품으로 섭취하면 칼슘이나 아미노산 등의 영양분을 같이 섭취할 수 있는 장점이 있습니다. 반면 캡슐이나 정제로 된 유산균 제품은 정확한 양의 유산균을 균종에 따라 다양하게 선택 섭취할 수 있습니다. 또 동물성 지방과 칼로리가 없어서 당뇨나 비만 걱정 없이 복용할 수 있는 장점이 있습니다.

재발 방지하는 대표적인 식품, 크랜베리

크랜베리(덩굴월귤)는 방광염의 재발을 방지하는 데 도움이 되는 대표적인 식품입니다. 이전에는 크랜베리가 산성이라서 소변을 산성으로 만들어 균이 침입하는 것을 막는 것으로 생각했습니다. 지금은 크랜베리에 포함되어 있는 여러 물질들이 세균 번식을 억제하는 작용이 있다고 알려져 있습니다. 우리나라에서도 건강기능식품의 원료로 인정하고 있습니다.

균을 억제하는 에키나시아

에키나시아는 면역력을 향상시키고, 균을 억제하는 데 효과가 있습니다. 특히 질염을 예방하는 효과가 있어 항진균제와 같이 사용했을 때는 질염 재발률을 3분의 1로 감소시킵니다. 감기를 예방하는 에키나시아의 효과에 대해서는 부정적인 추세지만 질염 예방에 대한 효과는 인정하고 있습니다.

세균 침입을 막는 비타민 C
비타민 C는 면역력을 높이기 때문에 매우 인기가 높은 성분입니다. 비타민 C는 면역력뿐만 아니라 소변을 산성으로 만들어 염증을 일으키는 세균의 침입을 막는 효과가 있습니다. 하루 복용량이 2g을 넘지 않도록 합니다. 하지만 방광염의 경우 하루 4~5g까지 복용하기도 합니다. 이 정도를 복용하면 설사나 위장 장애 등의 부작용이 발생할 수 있어 주의해야 합니다.

점막을 튼튼하게! 비타민 A
비타민 A는 점막을 보호하는 뮤코다당류의 합성에 관여하기 때문에 점막의 기능을 유지하는 데 도움이 됩니다. 점막을 튼튼하게 유지할 뿐만 아니라 면역 기능을 높이는 작용과 상처조직을 빨리 회복시키는 작용도 있어서 비타민 A를 섭취하면 방광염과 질염을 예방하는 데 도움이 됩니다.

이들 질병이 걱정되거나 불편한 여성들은 우선 유산균을 기본으로 점막을 튼튼하게 하는 비타민 A를 음식이나 영양제로 섭취합니다. 특히 방광염이 문제인 사람은 크랜베리나 비타민 C를, 질염이 걱정인 사람은 에키나시아 제품을 추가로 복용하면 도움이 됩니다.

일상생활을 방해하는 생리통

월경곤란증 또는 월경통이라고도 하는 생리통은 사춘기 이후의 여성 중 절반이 겪는 것으로 알려져 있습니다. 10명 중 1~2명은 극심한 통증으로 정상 생활을 하지 못할 정도로 매우 괴로운 증상입니다. 생리통은 자궁근육이 수축함으로써 혈관에 산소 공급이 부족해지면서 통증을 느끼게 되는 증세입니다. 자궁근육이 수축하는 원인은 생리 주기에 의해서 황체호르몬의 분비가 줄면서 프로스타글란딘이라는 물질이 늘기 때문입니다.

생리통을 개선하는 생활요법

가벼운 운동, 온찜질, 마사지, 온욕, 샤워 등은 모두 어느 정도 효과가 있는 것으로 알려져 있습니다. 마음을 안정시키고 몸을 이완시켜 주는 요가나 명상도 도움이 됩니다. 빈혈이나 당뇨를 개선하면 통증이 완화되는 것으로 알려져 있으며 알코올은 통증을 악화시키므로 자제해야 합니다. 담배를 피우면 혈관이 수축되면서 통증이 더 심해지므로 금연도 필요합니다.

약물요법1: 가벼운 통증-아세트아미노펜

가벼운 통증은 위장 장애가 적은 진통해열제인 아세트아미노펜 제품을 주로 권장합니다. 아세트아미노펜에 파마브롬이라는 이뇨제나 스코폴라민이라는 진경제가 같이 들어 있는 제품도 많이 쓰입니다. 이뇨제(파마브롬: 카페인 유사성분) 함유 제품은 붓거나 더부룩한 증상에, 진경제(스코폴라민) 함유 제품은 통증 차단과 자궁근육 이완 작용이 탁월해서 복부 통증이 심할 때 주로 권장합니다. 아세트아미노펜은 위장 장애는 적지만 술을 마신 후에 복용하면 간 장애를 일으키므로 주의해야 합니다.

약물요법2: 심한 통증-NSAIDs

아세트아미노펜 제품으로도 개선되지 않으면 소염 작용이 더 강력한 비스테로이드성 항염증제(NSAIDs)를 써야 합니다. NSAIDs는 아세트아미노펜에 비해서 진통 효과는 우수하지만 위장 장애 등의 부작용이 더 많은 편입니다.

약물요법3: 여성호르몬제

통증 완화 약물로도 만족할 만한 효과를 얻지 못하는 경우에는 자궁 등에 이상이 있을 가능성이 있습니다. 이때는 산부인과 전문의와 상담하여 원인 질병을 치료하거나 호르몬제를 처방 받아 복용하도록 합니다. 원인 질병으로는 자궁내막증, 자궁 또는 질의 기형, 자궁내유착, 폴립(Polyp, 외부·점막·장막 등의 면에 줄기를 갖고 돌출되어 있는 구·타원 등의 모양을 띤 종류의 총칭), 피임 장치, 자궁근종 등이 있습니다. 산부인과에서 생리통에 처방하는 여성호르몬제들은 주로 배란을 막아 자궁 증식과 프로스타글란딘의 생성을 배란 이전 수준으로 억제함으로써 통증을 예방하는 효과가 있습니다.

생리통을 줄여주는 영양제

① **마그네슘**: 근육을 완화하는 효과가 있어서 생리통을 줄여 줍니다. 생리통에는 하루 360mg 정도를 권장합니다. 마그네슘은 원래 제산제로 쓰이기도 하고 골밀도를 높이는 작용도 있어서 위장 장애 없이 뼈를 튼튼하게 하는 역할도 기대할 수 있습니다. 단 마그네슘은 개인에 따라서는 삼투압성 설사를 일으킬 수도 있습니다. 그럴 경우엔 복용을 중지하거나 복용량을 줄이면 바로 회복됩니다.

② **오메가-3지방산**: 크릴유나 생선유로 만든 오메가-3지방산의 DHA와 EPA가 통증을 유발하는 프로스타글란딘류의 생성을 억제하기 때문에 자궁근육의 수축을 완화시켜 생리통을 줄이는 효과가 있습니다.

③ **비타민 E**: 항산화제인 비타민 E도 생리통을 완화하는 것으로 밝혀졌습니다. 염증을 억제하고 혈액순환을 촉진하기 때문이라고 추측됩니다. 생리 시작 전부터 생리 시작 후 3일까지 하루 400~500IU 복용으로 10대 여성의 생리통이 줄었다고 보고되었습니다.

철분이 부족할 때 (빈혈)

 어떤 경우 철분이 필요할까?

빈혈이 있는 경우에만 철분이 필요하다고 생각하기 쉽습니다. 그러나 꼭 빈혈이 아니더라도 철을 보충했을 때 도움이 되는 사람들은 다음과 같습니다.

① 사춘기~폐경 이전 여성(권장량 14~17mg).

② 임신부(권장량 24mg, 특히 10대 임신부 27mg).

③ 사춘기 청소년(권장량 남: 15mg, 여: 17mg).

④ 모유 수유 중인 출산부.

⑤ 위산 분비 억제제를 장기 복용하는 사람.

⑥ 위장 출혈 또는 치질 출혈 등 출혈이 있는 사람.

⑦ 하지불안증후군.

⑧ 혈압약(ACE저해제 계통)에 의한 마른 기침.

⑨ 청소년의 학습 능력과 기억력 향상을 원할 때.

⑩ ADHD(주의력결핍과잉행동장애).

⑪ 심부전의 위험이 있는 사람.

부족한 철분은 영양제로 보충한다

영양 성분은 음식으로 섭취할 때 가장 효과적입니다. 철분을 많이 함유한 식품들의 1회 섭취량 중 철의 양은 다음과 같습니다.

돼지간(60g) 7.8mg, 모시조개(50g) 3.5mg, 쇠고기(60g) 2.2mg, 시금치(50g) 1.9mg, 콩(20g) 1.9mg, 달걀노른자(18g) 0.8mg.

그러나 철분은 음식만으로 섭취가 어렵습니다. 식사로 철분 섭취를 신경 쓰되 부족한 철분은 영양제로 보충합니다.

어느 정도 복용해야 할까?

권장섭취량과 개인의 상황을 고려해 철분 섭취량을 정합니다. 권장섭취량은 식사로 섭취하는 것과 따로 보충해서 복용하는 것을 합친 양입니다. 영양제로 권장섭취량 정도를 섭취하면 대략 충분한 양이 됩니다. 특별한 경우가 아니라면 상한량인 45mg을 넘지 않도록 합니다.

① **20~45mg**: 임신부.
② **10~20mg**: 여성(12~49세), 남성(12~18세).
③ **10mg 미만**: 여성(11세 이하, 50세 이상), 남성(11세 이하, 19세 이상).

얼마 동안 복용해야 할까?

음식으로 충분한 양을 섭취하지 못하면 권장량에 해당되는 정도를 영양제로 계속 복용하면 됩니다. 권장량과 관계없이 빈혈 증상을 개선하기 위해서 복용할 때는 철분을 함유한 헤모글로빈이 들어 있는 적혈구

세포의 수명이 약 4개월이라는 사실과 체내에 저장되는 철분을 고려해서 4~12개월 이상 복용하는 것이 효과적입니다. 철분 제품을 복용하면 피로감은 2~3일에 개선되며 2개월이면 헤마토크릿(전체 혈액에 대한 혈구 부피의 비율)이 정상으로 돌아오지만 저장철이 회복되는 데는 약 6개월 이상이 소요됩니다. 따라서 빈혈 증상이 개선되었다고 복용을 일찍 중단하면 안 됩니다.

헴철 또는 비헴철

헴철은 주로 동물성 식품에 들어 있는 헤모글로빈과 미오글로빈에 포함된 철분으로, 흡수율이 높습니다. 비헴철은 헴철이 아닌 무기질 또는 유기질 철분을 말합니다. 헴철은 흡수율이 높지만 충분한 양의 철분을 함유한 영양제로 제조하기가 어렵습니다. 따라서 지금 권장섭취량을 만족시켜 줄 수 있는 제품은 대부분 헴철 제품이 아닌 무기철이나 유기철 제품입니다. 영양제를 선택할 때는 철의 섭취량을 꼭 확인하는 것이 중요합니다.

선택 요령

임산부는 엽산의 섭취도 감안하여 임산부용 MVM(멀티비타민 미네랄)이나 철분제를 선택하되 철로서 20mg 이상 들어간 것이 적절합니다. 수입 임산부용 MVM 중에는 철로서 상한량 45mg을 초과하여 60mg이나 들어 있는 제품도 있습니다. 이런 제품은 산부인과 전문의와 상의한 후 복용해야 합니다. 철분만 함유한 것도 있고 빈혈을 개선하는 비타민

B6, 비타민 B12, 엽산을 같이 함유한 제품도 있습니다. 생리를 하는 연령의 여성은 철로서 10~20mg을 함유한 MVM이 좋고, 12~18세의 남성도 이 정도의 MVM이 적절합니다. 19세 이상의 남성과 폐경 이후의 여성은 10mg 이하의 MVM이 무난합니다. 각 연령이나 특징에 따라 적절한 비타민과 미네랄이 들어간 제품을 권장합니다.

plus tip

철분 흡수를 돕는 것 VS 방해하는 것

철분 흡수를 돕는 것

① 공복에 복용.

② 비타민 C 200mg 이상 또는 과일 주스와 함께 복용.

③ 비타민 B6, 구리와 같이 복용.

④ 육류와 함께 복용.

철분 흡수를 방해하는 것

① 커피, 차에 들어 있는 탄닌.

② 가공식품에 들어 있는 인산.

③ 우유, 치즈, 요구르트.

④ 시리얼, 곡물.

다이어트를 하는 사람

 칼로리는 줄이고 영양 성분은 충분히!

이것이 바른 다이어트의 원칙입니다. 물론 칼로리 과잉으로 늘어난 체지방을 줄여야 하지만 우리 몸에 필요한 영양 성분까지 줄여서는 곤란합니다. 칼로리를 줄인다고 무턱대고 음식을 줄이면 꼭 필요한 영양 성분까지 부족해져 오히려 건강에 해롭습니다. 칼로리를 줄일 때에도 현명한 계획이 필요합니다. 영양 성분은 별로 없으면서 칼로리만 높은 인스턴트식품, 가공식품, 패스트푸드, 과자, 아이스크림, 음료 등을 피합니다. 반면에 칼로리는 적지만 영양 성분이 많은 과일이나 채소를 많이 먹어야 합니다.

MVM이 가장 효과적이다

전반적으로 부족한 영양 성분은 MVM(멀티비타민 미네랄)을 통해서 보충하는 것이 무난합니다. 비타민 중에서 섭취 기준이 있는 것은 지용성 4종, 수용성 9종으로 모두 13종입니다. 미네랄은 섭취 기준이 있는 14종 중에서 평소 섭취가 충분한 인, 칼륨, 나트륨, 염소를 제외한 10종이 섭취 대상입니다. 섭취 대상인 비타민 13종과 미네랄 10종을 합친 23종

중 약 18종 이상 들어간 것이 적절합니다. MVM의 종류에 따라 비타민과 미네랄 또는 기타 성분의 함량이 다르므로 자신의 상태와 식사를 감안하여 가장 효과적인 MVM을 선택합니다.

골다공증을 막기 위한 칼슘

MVM에 칼슘이 들어 있지만 그 양이 한정될 수밖에 없습니다. 약 1~2g 정도 알약에 20여 가지의 성분이 들어가 있어 충분한 양의 칼슘을 넣을 수 없습니다. 남녀의 연령대별로 칼슘 섭취 기준이 다릅니다. 19세 이상은 650~750mg(Ca로서의 양, 칼슘염으로는 더 많은 양)으로 많은 칼슘을 섭취합니다. 따라서 음식에서 섭취량이 감소하면 영양제로 보충해 주어야 합니다. 칼슘 섭취가 줄어들면 골다공증 등이 생길 위험성이 커져서 비만 자체보다 더 위험할 수도 있습니다. MVM으로 부족하면 칼슘 영양제를 따로 복용합니다. 칼슘 흡수에 필수적인 비타민 D를 같이 포함한 칼슘 영양제가 효과적입니다. 보통 MVM에는 비타민 D가 5mg(200IU) 정도 들어 있는데 추가로 5mg(200IU)을 섭취해도 상한량인 60mg(2,400IU)까지는 여유가 있기 때문입니다.

빈혈을 예방하는 철분

남녀 간에 철분을 섭취하는 기준에서 차이가 생각보다 많지 않음(철로 남성 10mg, 여성 14mg, 19~49세 기준)에도 불구하고 여성이 철분제를 주로 복용하는 이유는 무엇일까요? 섭취 기준은 음식과 영양제를 통틀어서 섭취해야 하는 양입니다. 일반적으로 여성은 남성보다 식사를 통한 철분 섭취량이 더 적기 때문입니다. 다이어트하려고 음식의 양을 줄이면 식사를 통한 철분 섭취가 감소할 수 있습니다. 다이어트로 인한 빈혈뿐만 아니라 피로, 두통, 집중력 저하 등의 철분 부족 증상이 나타날 수 있습니다. 성인 여성은 10~20mg(푸마르산철로 30.4~60.8mg)을 성인 남성은 10mg(푸마르산철로 30.4mg) 이하를 함유한 MVM을 복용하는 것이 무난합니다.

우리 몸에 중요한 미네랄, 마그네슘

마그네슘이 부족해지면 우리 몸에서 약 300가지에 이르는 효소 반응이 제대로 이뤄지지 않을 정도로 중요한 미네랄입니다. 근육 경련, 통증, 우울증, 집중력 저하뿐만 아니라 부정맥 등의 심장질환이나 골다공증도 생기기 쉽습니다. 마그네슘은 스트레스, 이뇨제의 장기 복용, 알코올 과다 섭취 등으로 부족해지기 쉽습니다. 성인 남성의 섭취 기준은 340~350mg, 여성은 280mg입니다. 마그네슘은 자극성이 없는 순한 변비약으로도 쓰이는 성분이므로 다이어트로 인한 변비에도 도움이 됩니다. MVM에는 대체로 60mg 이하가 들어 있는데, 충분치 않을 경우에는 따로 마그네슘 영양제를 복용하면 됩니다. 처방전 없이 약국에서 구입할 수 있는 일반의약품으로 수산화마그네슘 500mg(Mg으로는 208mg)을 함유한 단일성분 제품도 있습니다. 비타민 E와의 복합제로 산화마그네슘 250mg(Mg으로는 약 150mg)을 함유한 제품이 많이 판매되고 있습니다.

변비 예방하는 식이섬유

다이어트를 하면 음식 섭취량이 줄어 대장이 운동할 기회가 적어져 변비가 생기기 쉽습니다. 마그네슘은 삼투압 작용으로 수분을 유지하는 작용이 있는 반면, 식이섬유는 소화되지 않고 배출되는 양을 늘려서 대장 운동을 촉진함과 동시에 적당히 수분을 유지하여 변비를 예방하는 작용이 있습니다. 식이섬유는 식사 전에 섭취하면 포만감을 주어 체중 감량도 도와줍니다. 따라서 다이어트를 하는 사람은 복용을 검토할 만합니다. 식이섬유는 장내의 세균에 의해서 일부 분해되어 1g당 2kcal의 열량을 만듭니다. 하루에 복용하는 식이섬유 제품의 식이섬유 중량이 20g을 넘기가 어렵기 때문에 식이섬유로 인한 칼로리 증가는 40kcal 이하이므로 문제가 되지 않습니다. 식이섬유로 제일 무난한 것은 실리엄허스크라는 차전자피입니다. 차전자피는 질경이풀의 씨앗(차전자)을 싸고 있는 껍질(왕겨)을 모아 놓은 것으로, 물을 많이 빨아들여서 팽창하면 젤리 비슷한 상태가 됩니다. 껍질 자체로는 먹기가 불편하기 때문에 가루로 갈아서 만든 제품이 많습니다. 1회 복용량이 약 5g 전후로 부피가 많아서 캡슐이나 정제로 만들기가 어렵기 때문에 과립이나 가루 형태의 포장이 많습니다. 식이섬유는 변비를 예방하고 콜레스테롤이나 나트륨 등 필요 없는 물질을 제거하는 역할을 합니다. 그러나 비타민과 미네랄의 흡수를 떨어뜨리는 단점도 있습니다. 다른 영양제와는 시간을 두고 복용하세요.

오메가-3지방산과 오메가-6지방산

지방산의 탄소 사슬의 끝에서부터 n번째 탄소에 이중 결합 구조를 가진 것들을 오메가n지방산이라고 합니다. 오메가-3지방산은 3번째 탄소에 이중결합을 가진 지방산을 말하는데 주로 생선 기름에 들어 있는 DHA와 EPA가 여기에 해당합니다. 아마인(아마의 씨앗, flaxseed)에 들어 있는 알파리놀렌산도 오메가-3지방산에 해당합니다. 알파리놀렌산은 몸 안에서 몇 단계 더 대사가 되어야만 EPA와 DHA로 바뀔 수 있어 효과가 낮습니다. 다만 생선 알레르기가 걱정스러울 때는 알파리놀렌산을 추천하기도 합니다.

오메가-6지방산은 6번째 탄소에 이중 결합을 가진 지방산으로서 주로 식물성 기름인 콩기름, 참기름, 들기름, 달맞이씨 기름(EPO) 등에 들어 있는 리놀렌산이나 감마리놀렌산 등이 여기에 해당됩니다.
오메가-3지방산과 오메가-6지방산 중에서 이중결합이 2개 이상인 것을 주로 섭취 대상으로 간주합니다.

오메가-3지방산과 오메가-6지방산이 필요한 이유는?

오메가-3지방산과 오메가-6지방산은 우리 몸에서 세포를 보호하고 신진대사를 돕는 중요한 역할을 합니다. 몸 안에서는 합성되지 않기 때문에 꼭 섭취해야 하는 필수지방산입니다. 부족하거나 결핍되면 성장 이상이나 피부염 등의 대사 이상을 일으켜 건강을 악화시킵니다.

오메가-3지방산과 오메가-6지방산의 하루 섭취량은?

① 하루 섭취 칼로리의 약 4분의 1은 지방으로 섭취하는 것이 좋습니다.
② 지방의 비율은 포화지방:1가불포화지방:다가불포화지방=3:4:3이 좋습니다(이중결합의 수: 포화=0, 1가불포화=1, 다가불포화=2 이상).
③ 다가불포화지방인 오메가-3지방산과 오메가-6지방산은 오메가-3지방산:오메가-6지방산=1:4의 비율로 섭취할 때 효과적입니다. 이런 조건을 감안하여 하루 섭취량을 살펴보면 오메가-3지방산은 2.5~3g, 오메가-6지방산은 10~12g 정도가 적절합니다.

왜 오메가-3지방산이 더 필요한가?

바람직한 섭취량이 오메가-3지방산:오메가-6지방산=1:4이기 때문에 오메가-6지방산이 더 필요할 것 같지만 참기름, 들기름, 콩기름, 포도씨유 등에 오메가-6지방산은 이미 많이 들어 있습니다. 이미 음식을 통해서 오메가-6지방산을 12g 이상 섭취한다고 봅니다. 반면 오메가-3지방산은 주로 등푸른 생선에 많습니다. 하루 3g 정도를 섭취하려면 싱싱한 고등어를 하루 200g 정도 매일 먹어야 합니다. 이렇게 매일 규칙적으로 먹기가 쉽지 않습니다. 오메가-6지방산은 거의 모든 식물성 기름에 들어 있고 심지어 참치 통조림에도 첨가된 식용유 때문에 오메가-6지방산이 월등히 많습니다. 이처럼 오메가-3지방산은 섭취할 기회가 적어 오메가-3지방산을 추가로 섭취할 것을 권장합니다.

오메가-3지방산의 효능

오메가-3지방산은 고지혈증 특히 중성지방을 낮춰 줍니다. 고혈압, 동맥경화, 심장병 등의 심혈관질환에 널리 효과가 있으며 노인성 황반변성증(시력 저하 질환)이나 심장 수술 후 혈전이 생성되는 것을 막는 효과도 있습니다. 천식, 당뇨성신경장애, 주의력결핍과잉행동장애(ADHD)에도 효과가 있습니다. 이외에도 혈액순환 장애, 류머티즘성 관절염, 중풍, 건선, 골다공증, 비만에도 효과가 있는 것으로 밝혀졌습니다.

왜 오메가-3지방산은 의약품으로 없을까?

오메가-3지방산 제품은 모두 건강기능식품이고 의약품은 없습니다. 주로 동물에서 뽑아내기 때문에 동물과 산지에 따라서 EPA와 DHA가 일정하지 않거나 산화되기 쉬워 유통 기간 중 EPA와 DHA를 표시량의 90~110%로 유지하기가 어렵기 때문입니다. 오메가-3지방산을 화학적으로 처리하여 안정화한 것을 처방 의약품으로 쓰기도 합니다. 그러나 이것은 '오메가-3지방산의 에스테르 화합물' 이지 오메가-3지방산이라고 할 수는 없습니다.

오메가-3지방산은 건강기능식품이므로 제품을 선택할 때 원료, 함량, 안정성(분해되지 않음) 등을 잘 살펴야 제대로 된 효과를 기대할 수 있습니다.

오메가-3지방산은 무조건 안전하다?

우리가 자주 먹는 등푸른 생선에 들어 있는 성분이니까 많이 섭취해도 매우 안전하다고 생각할 수도 있습니다. 과연 그럴까요. 다음과 같은 부작용들이 알려졌습니다.

① 알레르기가 생길 수 있습니다.

② 트림이나 소화불량 등의 가벼운 부작용 이외에도 품질이 떨어지는 제품은 비린내를 풍길 수도 있습니다.

③ 고지혈증에 효과가 있지만 일부 사람에게서는 나쁜 콜레스테롤(LDL)을 증가시킬 수도 있어 관찰이 요구됩니다. 마늘 성분이 함유된 영양제를 같이 복용하면 이 부작용을 예방할 수 있다고 알려져 있습니다.

④ 혈액응고 억제제(와파린)를 복용하는 사람은 혈액응고 시간이 늘어날 수 있으므로 주의해야 합니다.

⑤ 혈압약을 복용하는 경우 혈압을 더 떨어뜨릴 가능성이 있으므로 잘 관찰해야 합니다. 혈압약 복용량을 줄여야 할 경우도 있습니다.

⑥ 당뇨병 환자의 경우 공복 혈당이 증가되었다는 보고가 있습니다. 당뇨병 환자는 혈당 변화를 관찰하도록 권하고 있습니다. 비타민 E를 같이 복용하면 예방할 수 있는 것으로 알려져 있습니다.

비타민 E를 같이 복용하면 효과적이다

오메가-3지방산은 산화 반응을 일으키기 쉬워서 항산화 작용을 하는 비타민 E가 같이 들어 있는 것이 효과적입니다. 이때는 비타민 E가 소량만 있어도 어느 정도 효과를 나타낼 수 있습니다. 복용한 후 장에서 녹아서 림프를 통해 혈액으로 흡수되는 과정에서는 더욱 많은 비타민 E가 필요합니다. 어유(생선 기름, 오메가-3지방산 원료) 1g당 비타민 E 50mg 정도가 필요하다고 알려져 있기 때문에 만일 어유로 3g을 복용한다면 따로 비타민 E를 150mg 정도 복용할 것을 권장합니다.

생선으로 섭취하는 것이 더 나을까?

오메가-3지방산 제품을 먹을 바에는 차라리 생선을 많이 먹는 것이 더 낫다고 생각할 수도 있는데, 모두 장단점이 있습니다. 참치 같은 생선은 오메가-3지방산뿐만 아니라 포화지방과 단백질, 비타민 A 등 영양 성분이 풍부하고 맛이 좋다는 장점이 있습니다. 반면 오메가-3지방산 제품이 생선에 비해서 나은 점은 다음과 같습니다.

① 환경오염 물질인 수은, 폴리염화비페닐, 다이옥신이 어유를 뽑아 내는 과정에서 제거됩니다. 특히 임신한 여성은 수은 때문에 일부 등푸른 생선의 섭취를 금하지만 오메가-3지방산 제품은 안전합니다. 건강기능식품 오메가-3지방산 제품은 수은, 납, 카드뮴 등 3가지 중금속을 검사하게 되어 있는데 지금까지 중금속이 발견된 적이 없습니다.

② 생선 알레르기를 일으키는 물질인 히스타민은 물에 잘 녹는 물질로 주로 살코기 부분에 분포합니다. 따라서 생선 기름에는 덜 들어 있어 알레르기를 일으킬 확률이 낮습니다.

③ 소금을 많이 섭취할 위험성이 없습니다. 생선을 보관할 때 소금에 절이는 경우가 많습니다. 소금에 절인 식품이나 소금을 적게 먹는 것이 2007년 세계암연구기금과 미국암연구소가 공동 발행한 '암을 예방하는 10가지 권장 사항'에 들어 있습니다.

참치나 물범으로 만든 오메가-3지방산은 위험하다?

참치와 같은 큰 생선의 경우 수은이나 오염 물질에 중독될 수 있다는 것 때문에 혼동하는 사람들이 있습니다. 먹이사슬에서 높은 위치에 있는 덩치가 큰 동물일수록 오염의 위험이 있는 것이 사실입니다. 그러나 수은이나 다이옥신과 같은 오염 물질은 오메가-3지방산 원료인 어유(fish oil)를 만드는 과정에서 제거되기 때문에 오메가-3지방산 제품까지 걱정할 필요는 없습니다.

식물성 오메가-3지방산이 더 낫다?

그렇지 않습니다. 지금까지 알려진 식물성 오메가-3지방산인 아마인유(flaxseed oil)의 효과는 동물성 오메가-3지방산인 DHA나 EPA에 비해서 매우 적습니다. 아마인유가 각광받는 이유는 등푸른 생선을 구하기 힘든 대륙의 내륙 지방에서 생선유 대신 오메가-3지방산 공급원으로 쓰이기 때문입니다. 우리나라처럼 생선뿐만 아니라 생선유 제품도 풍부한 곳에서 특수한 경우를 제외하고 아마인이나 아마인유를 굳이 권할 이유는 없습니다.

3장

성인병으로부터
내 몸 살리는 영양제

고혈압

고혈압은 혈압이 만성적으로 높은 상태입니다. 대체로 합병증이 나타나기 전까지는 특별한 증상이 없어 '소리 없는 살인자(silent killer)'라고 부릅니다. 우리 몸의 혈관에는 적당한 압력이 가해져야 혈액이 몸 구석구석까지 순환할 수 있습니다. 그러나 너무 높은 혈압은 동맥경화, 뇌졸중, 심장병 등 여러 가지 질병을 일으키기 때문에 적극적인 예방과 치료가 중요합니다.

고혈압의 구분

분류	수축기 혈압(mmHg)		이완기 혈압(mmHg)
저혈압	100 미만		
정상	100~130	이면서	85 이하
경계성 고혈압	130~139	또는	85~89
고혈압 1단계(경증) 2단계(보통) 3단계(중증) 4단계(매우 중증)	140~159 160~179 180~209 210 이상	또는 또는 또는 또는	90~99 100~109 110~119 120 이상

고혈압 생활요법

① **체중 조절**: 고혈압의 원인 중 하나는 비만입니다. 비만인 사람은 정상 체중인 사람보다 고혈압이 생길 가능성이 2~3배 높다고 합니다. 비만을 개선하는 것은 혈압을 조절하는 가장 효과적인 방법입니다.

② **금연**: 담배는 교감신경을 자극해 혈관을 수축시켜 혈압을 상승시킵니다. 고혈압 환자가 흡연을 하면 심장순환계에 대한 위험이 3배가 증가하고 합병증을 일으키기 쉽습니다. 암 발생 이외에도 담배는 여성에게서는 피부의 아름다움을, 남성에게서는 정력을 빼앗아 가는 원흉입니다.

③ **알코올 자제**: 술은 직접으로는 심장 박동수와 수축기 혈압을 증가시킵니다. 또 중성지방이나 콜레스테롤을 높이고 비만을 초래하여 혈압을 높이는 데 간접적인 영향을 미칩니다.

④ **운동**: 정기적으로 운동을 하면 신진대사를 촉진시켜 혈압이 낮아집니다. 그러나 너무 격한 운동은 짧은 시간 동안 혈압 상승의 원인이 되므로 주의해야 합니다.

⑤ **카페인**: 단시간에 심장 박출량을 증가시켜 수축기 혈압을 높이므로 고혈압 환자는 하루에 커피를 2잔으로 제한해야 합니다.

⑥ **스트레스**: 스트레스를 받으면 혈압을 높이는 호르몬이 분비되고 심장도 빨리 뛰게 되어 혈압이 높아집니다. 심호흡이나 명상 등으로 안정을 취하고 취미 생활로 스트레스를 해소하는 것이 필요합니다.

⑦ **변비 예방**: 변비가 있으면 대변을 볼 때 배에 압력이 올라가 혈압도 상승합니다. 동맥의 탄력이 줄고 소화 능력이 저하된 노인들은 더욱

조심해야 합니다.

⑧ **충분한 수면**: 충분한 잠은 피로 회복에 필수입니다. 수면이 부족하면 피로와 스트레스가 늘어나서 혈압이 올라가기 쉽습니다.

⑨ **온도차 회피**: 갑자기 추위에 노출되면 혈관이 수축되어 혈압이 올라갈 수 있습니다. 계절에 따른 자신의 혈압 변화를 알고 미리 대처할 필요가 있습니다.

고혈압 식사요법

① **염분 섭취 제한**: 염분은 직접적으로 혈압을 높입니다. 고혈압 치료제를 복용하면서 염분을 제한하면 치료 효과를 증가시킬 수 있습니다. 하루 섭취량을 12g(하루 평균 섭취량의 60%) 정도로 줄이면 도움이 됩니다.

② **칼륨을 많이 섭취**: 칼륨을 많이 섭취하면 나트륨의 배설이 늘어 혈압이 낮아집니다. 칼륨이 많이 들어 있는 음식으로는 바나나, 감자, 고구마, 토란 등이 있습니다.

③ **채소나 과일을 많이 섭취**: 채소나 과일 등에는 혈압을 낮춰 주는 칼륨과 혈관을 튼튼하게 해 주는 비타민 C 등의 항산화 성분이 풍부합니다. 매 끼니마다 챙겨 먹을 수 있게 신경 씁니다.

④ **식물성 기름 또는 생선 기름**: 동물성 포화지방보다는 식물성 불포화지방의 섭취를 권장합니다. 지방의 섭취는 탄수화물, 단백질과의 균형을 맞추어야 하며 식물성 기름이라도 튀김유로 반복해서 오래 사용하면 트랜스지방이 생겨 건강에 좋지 않습니다.

⑤ 가공식품 피하기: 가공할수록 식염이나 조미료 같은 첨가물과 포화지방의 함량이 증가합니다. 따라서 신선한 제철 음식으로 재료 자체의 맛을 음미하면서 먹는 방법을 찾아야 합니다.

⑥ 백미보다는 현미 등: 정미되지 않은 곡식에는 혈압을 낮추는 단백질, 칼슘, 마그네슘, 칼륨, 식이섬유 등이 많이 들어 있습니다. 따라서 가급적 정미된 곡식보다 정미되지 않은 것을 권장합니다.

⑦ DASH 다이어트: DASH(Dietary Approaches to Stop Hypertension) 다이어트는 말 그대로 혈압을 낮추기 위한 식사법입니다. 미국 국립보건원(NIH) 산하 기관에서 혈압을 조절하기 위해 권장합니다. 특징은 과일, 채소, 통곡식, 저칼로리 유제품을 많이 섭취하고 인스턴트나 가공식품은 가급적 피하도록 한 것입니다. DASH 다이어트는 고혈압 환자의 수축기 혈압은 11mmHg, 확장기 혈압은 6mmHg 정도로 낮추는 효과가 있는 것으로 밝혀졌는데, 섭취 열량에 따라 식단이 여러 가지로 제안되어 있습니다.

고혈압에 좋은 영양 성분

① 코엔자임큐텐

코엔자임큐텐(CoQ10)은 몸 안에서 발견되는 중요한 비타민 유사 물질입니다. 항산화 작용도 하고 우리 몸의 여러 대사 과정에 깊이 관여합니다. 특히 에너지를 만들어 내는 과정과 관련이 깊습니다. 또한 동맥혈관을 확장시키는 작용을 해 혈압을 낮추는 효과가 기대됩니다. 여러 임상 연구들을 통하여 코엔자임큐텐이 혈압을 낮추어 준다고 알려져 있습니다. 특히 수축기 고혈압(isolated systolic hypertension, ISH)에 더 우수한 효과를 나타냈습니다.

효과를 나타낸 임상 실험의 대부분은 하루 약 100mg씩 적어도 10주 이상 복용했을 때였습니다. 따라서 하루 복용량이 100mg 정도 되는지 확인하고 10주 이상 복용할 것을 권장합니다. 일반적인 MVM(멀티비타민 미네랄)에 함유된 양은 5~10mg이라서 충분한 효과를 기대할 수 없습니다. 따라서 50~100mg 정도의 고함량 코엔자임큐텐 제품을 권장합니다. 50~100mg 정도의 제품은 모두 건강기능식품이라서 제품의 규격이나 함량에서 차이가 많이 나므로 제품을 선택할 때 신중을 기해야 합니다.

② 실리엄허스크(차전자피)

질경이 씨앗의 껍질을 모아서 만든 실리엄허스크는 장에서 물을 흡수하여 젤매트릭스를 만듭니다. 혈압을 높이는 염분(소금)을 대변으로 배출시켜 혈압을 낮추는 것으로 추측합니다. 콜레스테롤을 배출하는 작용과 당의 흡수를 억제하는 작용도 기대됩니다. 특히 과체중(비만)이면서 고혈압인 사람이 매 식전 식이섬유 3.5g씩을 수개월간 복용했을 때 혈압, 혈당, 콜레스테롤, 인슐린 저항성 등이 모두 감소되었습니다. 혈압, 고지혈증, 당뇨병, 대사증후군을 비롯한 성인병뿐만 아니라 변비나 설사 등에도 효과가 있습니다.

③ 오메가-3지방산(동물성: DHA, EPA ; 식물성: ALA)

오메가-3지방산이란 주로 생선이나 씨앗 기름에서 추출되는 불포화 지방 중에서 특정한 구조를 갖는 것들을 말합니다. 대표적인 것으로 동물성으로는 생선 기름에 함유된 DHA, EPA가 있고, 식물성으로는 아마인유에 많은 알파리놀렌산(ALA) 등이 있습니다. 오메가-3지방산은 여러 임상 실험들을 통해서 혈압을 낮추는 효과가 있다고 밝혀졌습니다. 염증을 가라앉히는 작용이 있어서 혈소판 응집을 억제하고 혈관이 수축하는 것도 예방하기 때문이라고 추측합니다.

아마인유에 들어 있는 식물성 오메가-3지방산인 알파리놀렌산은 생선유에서 추출한 DHA나 EPA보다 효과가 적어 많이 쓰이지는 않습니다. 몸 안에서 알파리놀렌산이 EPA를 거쳐서 DHA로 변환되어야 오메가-3지방산으로서 작용할 수 있는데 변환되는 양이 5% 이하로 너무 적기 때문입니다. 그러나 고혈압에 관해서만은 EPA나 DHA로 변환되지 않더라도 직접 혈관을 확장하는 작용이 있는 것으로 추측합니다. 따라서 아마인유는 고지혈증 개선, 혈액순환, 항염증 작용 등에서 생선유의 오메가-3지방산에 비해서 훨씬 효과가 적어서 별로 쓰이지 않지만 유일하게 고혈압에 대한 작용에서는 생선유 제품과 유사한 것으로 간주합니다.

④ 칼륨

나트륨의 섭취가 많고 칼륨의 섭취가 적은 사람이 칼륨 영양제를 섭취했을 때 혈압이 낮아지는 효과가 있는 것으로 알려졌습니다. 그러나 칼륨을 많이 섭취하면 위장 장애 등이 생길 수 있습니다. 따라서 바나나, 파파야, 오렌지 주스, 감자, 고구마, 토마토, 시금치 같은 음식으로 칼륨을 섭취하는 것이 안전합니다.

⑤ 비타민 C

비타민 C를 혈압약과 같이 복용하면 특히 수축기 혈압(높은 쪽 혈압)은 낮추지만 이완기 혈압(낮은 쪽 혈압)에는 영향이 없다고 알려졌습니다. 또 혈압약을 복용하지 않는 사람이 비타민 C를 복용해도 혈압에는 영향이 없었습니다. 따라서 수축기 혈압(높은 쪽 혈압)이 140mmHg보다 높아서 혈압약을 복용하는 사람에게는 도움이 될 수 있습니다.

⑥ 마늘

마늘은 특히 고지혈증을 완화시켜 주기 때문에 심혈관질환에 다양하게 쓰입니다. 혈관 확장 물질의 생산을 도와서 혈압을 낮추는 작용이 있는 것으로 기대합니다. 그러나 마늘을 사용한 건강기능식품은 처리 방법에 따라 첨가 성분이나 부작용에서 차이가 많이 날 수 있으므로 선택할 때 주의해야 합니다. 의약품 영양제 중에 마늘유를 함유한 제품을 선택하는 것이 중금속이나 농약 등의 염려를 피할 수 있는 가장 안전한 방법입니다.

혈압을 낮춘다는 비타민 E와 코코아의 진실

비타민 E

대표적인 항산화제인 비타민 E가 많이 들어 있는 식품을 먹으면 혈압이나 심장병 등에 효과가 있다. 그러나 영양제로 따로 복용했을 때에는 혈압에 도움이 되지 않는다는 에비던스도 많다.

코코아

코코아의 폴리페놀을 많이 함유한 다크초콜릿을 하루 50~100g 정도 먹으면 혈압을 3~5mmHg 낮추는 효과가 있다고 한다. 다만 코코아의 함량이 높은 초콜릿에만 해당된다. 효과에 비해서 초콜릿 값도 만만치 않아서 매력적인 방법은 아니다.

당뇨병

혈액 중의 포도당 농도(혈당치)는 정상적인 경우 80~140mg/dl의 좁은 범위로 조절됩니다. 이 범위보다 낮으면 저혈당증이고, 높으면 고혈당증입니다. 혈당이 높은 상태가 지속되면 혈관에 나쁜 영향을 미치는 당뇨병이 됩니다. 인슐린은 식후에 높아진 혈당치를 낮추고, 혈액 중의 포도당을 세포 안으로 들어가게 하여 에너지로 쓰이거나 저장되도록 하는 역할을 합니다. 정상인보다 혈당이 높은 당뇨병은 인슐린의 분비가 부족하거나 작용이 불충분하여 생깁니다. 내장지방의 증가에 따른 인슐린 저항성 때문에 인슐린의 효과가 떨어지는 것이 당뇨병의 가장 큰 원인입니다.

당뇨 판별 기준

공복(식후 8시간 이상 경과) 시 혈당이 126mg/dl 이상 또는 포도당 75g이 든 용액을 마시고 2시간 후 혈당이 200mg/dl 이상 또는 무작위로 측정했을 때 혈당이 200mg/dl 이상이면서 당뇨 증상을 수반할 때.

	1형(인슐린 의존성)	2형(인슐린 비의존성)
당뇨병 중 비율	일부(5~10%)	대부분(90~95%)
원인	췌장의 인슐린 분비 부족	인슐린의 효력 저하
위험인자	자가면역 질환 유전적 성향 있음	비만, 운동 부족, 생활 습관 유전적 성향 강함
주위험군	8~12세	40세 이후, 과체중, 운동 부족
비만과의 관계	비만과 관계 없음	비만과 관계 있음
증상	갈증, 다식, 다뇨 심함 케톤증	증상 적음 케톤증 별로 없음
치료법	인슐린 주사	식이요법+운동요법이 기본 약물(경구, 인슐린)요법은 보조
모니터	혈당+소변 내 케톤체	혈당+혈색소(HbA1c)

2형 당뇨병의 식사요법

① 적정 칼로리를 섭취해서 표준체중을 유지합니다.

② 하루 세 끼 식사를 제 시간에 천천히 먹습니다.

③ 밥(곡류)에 편중되지 않도록 반찬도 골고루 먹습니다.

④ 칼로리 한도 내에서 탄수화물, 지방, 단백질, 비타민, 미네랄을 균형 있게 섭취합니다.

⑤ 맛이 너무 짜거나 맵지 않게 간을 합니다.

⑥ 동물성 포화지방은 피해야 합니다(동맥경화 예방).

⑦ 식이섬유를 많이 섭취합니다.

⑧ 비타민과 미네랄을 충분히 섭취합니다.

⑨ 혈당지수(glycemic index, GI)가 낮은 음식을 선택합니다.

2형 당뇨병의 운동요법

① 합병증이 있을 경우에는 운동이 오히려 해로울 수 있으므로 의사, 약사와 상의합니다.
② 무리 없이 꾸준히 계속할 수 있는 운동을 선택합니다.
③ 자신에게 맞고 언제 어디서나 할 수 있는 운동을 선택합니다.
④ 산책, 조깅, 맨손체조, 자전거, 수영 등 전신 근육을 사용한 유산소 운동이 좋습니다.
⑤ 비만이거나 무릎이 불편한 사람은 물속에서 걷기 등이 좋습니다.
⑥ 덤벨, 고무 튜브를 이용한 근력운동을 겸하는 것도 좋습니다.

당뇨병에 좋은 영양 성분

① 식이섬유

여러 연구에서 차전자피, 구아검, 펙틴, 글루코만난과 같은 식이섬유가 혈당을 낮추는 효과가 있다고 밝혀졌습니다. 특히 식사 후에 혈당이 상승하는 것을 막는 효과가 있습니다. 아마도 당분이 흡수되는 것을 늦추기 때문일 것입니다. 혈액 중의 총 콜레스테롤과 LDL(저밀도지단백)을 낮추는 효과가 있어서 당뇨 환자에게 발생하기 쉬운 고지혈증도 개선합니다. 실리엄허스크(차전자피)의 경우 식후 혈당은 14~20%, 총 콜레스테롤은 9%, LDL은 13%나 감소시켜 줍니다. 식후 혈액 중의 인슐린 농도도 낮추어 주므로 대사증후군이나 성인병의 주 원인인 인슐린 저항성도 감소시킵니다. 이외에도 체중 감량에 도움이 되고 변비나 과민성대장증상 등을 개선하는 효과도 있어 여러 용도로 추천됩니다.

② 크롬

인슐린의 감도를 높여 혈당을 낮추며 고지혈증을 개선하는 효과도 있습니다. 일반적인 당뇨병뿐만 아니라 당뇨병 전단계인 고혈당증, 임신당뇨, 스테로이드 복용으로 인한 당뇨에도 효과가 있습니다. 당뇨약을 복용하는 사람의 체중 증가나 체지방 축적을 감소시키는 작용도 합니다. 그 복용량이 많을수록 효과가 좋다고 합니다. 하루 200μg부터 1,000μg까지 권장하는데, 600μg을 넘으면 부작용이 나타납니다. 크롬을 함유한 의약품 영양제는 셀레늄도 같이 50μg씩 함유한 것이 많습니다. 셀레늄이 넘치지 않도록(크롬에 대한 상한량 규정은 없음) 각각 하루 200μg 즉 4캡슐을 복용하세요.

③ 인삼

2형 당뇨병이 있을 때 인삼을 섭취하면 공복 시의 혈당과 당화혈색소(HbA1c)를 낮추는 효과가 있습니다. 실험 결과에 따르면 당뇨뿐만 아니라 정신적인 면에서도 활력이 증가했다고 할 정도로 우수한 성분임에는 틀림없습니다. 대부분의 인삼에 대한 연구 결과는 홍삼이 아니라 인삼이라는 점을 감안해 홍삼보다는 인삼을 권장합니다. 홍삼의 효과에 대한 에비던스는 아직 부족하기 때문입니다.(288쪽 참조)

④ 마그네슘

2형 당뇨병이 있는 사람은 대체로 혈액 중의 마그네슘 농도가 낮습니다. 따라서 마그네슘의 결핍과 당뇨병이 관계가 있을 것으로 추정됩니다. 마그네슘을 섭취하면 공복 시의 인슐린 저항성을 낮추는 작용이 있는 것으로 밝혀졌습니다. 하루 100mg을 더 섭취하면 당뇨병 발생 가능성이 15% 감소한다는 연구도 있습니다. 단 이 결과는 음식으로 섭취한 마그네슘에 관한 결과여서 영양제로 섭취한 마그네슘도 같은 효과를 나타내는지에 대해서는 확실하지 않습니다. 마그네슘은 근육 경련(눈떨림, 쥐), 변비, 속쓰림, 신장결석, 골다공증, 두통 등 다방면에 쓰이는 성분입니다.

⑤ 밀크시슬

서양엉겅퀴풀이라고도 하는 밀크시슬의 엑스(추출물)는 원래 간장 영양제나 치료약으로 많이 쓰이는 성분입니다. 공복 시 혈당, 당화혈색소(HbA1c), 총 콜레스테롤, LDL, 중성지방 등을 모두 낮추는 데 효과가 있다고 알려졌습니다. 밀크시슬 엑스(실리마린)는 생약 추출물이기 때문에 원료의 처리 과정부터 완제품의 제조까지 완벽해야만 안전성과 효과를 보장할 수 있습니다. 더욱 안전한 효과를 원한다면 건강기능식품보다는 의약품 영양제를 선택하는 것이 훨씬 낫습니다. 식품은 약효를 목적으로 하지 않기 때문에 제품 규정이 까다롭지 않아서 혼입된 성분 등에 의한 사고가 자주 발생할 수밖에 없습니다. 건강을 위한다고 하면서 같은 성분의 의약품 영양제와 식품 영양제 중에서 굳이 식품을 선택하는 안타까운 경우가 아직도 많습니다.

⑥ 아가리쿠스버섯 엑스

당뇨약을 복용 중인 사람이 아가리쿠스버섯 엑스를 복용할 경우 인슐린 저항성을 떨어뜨리는 것으로 알려졌습니다. 당뇨약만 복용했을 때보다 아가리쿠스버섯 엑스를 같이 복용할 때 공복 시의 인슐린 농도와 혈당이 모두 낮아졌다고 합니다. 그러나 아가리쿠스버섯 엑스는 생약 추출물이므로 그 규격이나 실제 약효 성분의 함량에 대한 면밀한 검토가 필요합니다.

plus tip

적당한 커피, 차, 술은 당뇨를 예방한다

커피나 차로 카페인을 섭취하면 당뇨병이 생길 확률이 낮아진다는 보고가 많다. 더군다나 섭취량이 많을수록 당뇨병에 걸릴 확률은 더 낮아진다. 하루 커피를 10잔 정도 마시는 여성은 당뇨 발생이 79% 감소하고 남성은 55% 감소한다는 보고도 있다. 외국의 연구 결과이므로 우리나라처럼 커피에 설탕과 크리머를 넣고 마시는 경우와 비교하기는 어렵다. 또한 카페인이 건강에 미치는 부작용도 감안해야 한다.

술을 적당히 마시는 것(순수 알코올로 하루 30~50g)도 당뇨병을 예방하는 효과가 있다고 알려져 있다. 혈당을 조절하는 인슐린의 감도가 좋아지기 때문이라고 추측한다. 그러나 우리나라 사람들의 음주 습관은 적당히 마시기가 어렵고 술과 같이 먹는 안주 때문에 칼로리 과잉이 생기는 점도 외국의 경우와는 다르다는 것을 분명히 알아야 한다.

고지혈증(이상지질혈증)

콜레스테롤과 중성지방은 우리 몸에 없어서는 안 될 대단히 중요한 성분들입니다. 콜레스테롤은 우리 몸의 세포를 만들고 유지하는 세포막의 구성 성분이며 비타민 D나 성호르몬의 원료가 됩니다. 담즙도 만들어 소화를 돕는 작용도 합니다. 중성지방은 심장이나 근육을 움직이는 에너지를 공급할 뿐만 아니라 체지방이라는 형태로 에너지를 저장합니다. 이렇게 중요한 콜레스테롤과 중성지방도 필요 이상으로 많아지면 동맥경화, 심장병, 비만 등을 유발시킵니다. 특히 비만은 다시 당뇨병이나 고혈압과 같은 성인병을 불러일으킵니다.

혈액 중에 콜레스테롤이나 중성지방 등의 지질이 지나치게 많은 상태를 통틀어 고지혈증이라고 합니다. 고콜레스테롤혈증이나 고중성지방혈증 등으로 세분할 수 있습니다. 좋은 콜레스테롤이라는 HDL(고밀도지단백)은 오히려 혈중 농도가 낮은 것이 문제가 됩니다. 따라서 이것들을 통틀어서 엄밀하게는 고지혈증이 아니라 이상지질혈증이라고 하는 것이 정확합니다. 아직은 고지혈증으로 더 많이 쓰고 있습니다.

고지혈증 판정 기준

검사치	판정 기준* (mg/dl)	판정 결과
고밀도지단백(HDL)	60 이하	저HDL혈증
저밀도지단백(LDL)	100 이상	고LDL혈증
중성지방(Triglyceride: TG)	150 이상	고중성지방혈증
총 콜레스테롤(Total cholesterol)	220 이상	고콜레스테롤혈증

* 각 항목의 수치는 절대적 기준이 아니라 다른 건강 상태를 감안하여 참고로 사용함.

먼저 자신의 지질 중에서 무엇이 문제인지 정확히 알아야 치료나 관리를 제대로 할 수 있습니다. 중성지방이 높은 사람이 굳이 콜레스테롤 음식을 피하거나 식이섬유를 먹는다든지 LDL(저밀도지단백)이나 총 콜레스테롤이 높은 사람이 오메가-3지방산을 섭취하는 것은 현명한 선택이 아닙니다.

고지혈증을 개선하는 생활요법

식생활

① 보리를 먹는 것이 좋습니다. 고지혈증 수치를 약 20%까지 개선하고, 고지혈증 치료제에 가까운 효과를 냅니다.

② 총 섭취 열량을 조절해야 합니다.

권장 섭취 열량=표준체중×(25~30)kcal

표준체중=$[키(m)]^2 \times 22$

③ 영양소별로 골고루 섭취해야 합니다.

탄수화물: 60%, 단백질: 15~20%(육류보다는 생선이나 콩 위주), 지방:

20~25%(식물성이나 생선 위주), 식이섬유: 25g 이상.

비타민이나 폴리페놀의 함량이 많은 채소, 과일 등을 많이 섭취합니다(과일은 단당류의 함량이 많으므로 과일은 하루 80~100kcal 이내에서 먹도록 합니다).

④ 총 콜레스테롤, LDL이 높은 사람은 콜레스테롤을 300mg 이하로 섭취하도록 노력해야 합니다.

콜레스테롤을 많이 함유한 식품

식재료	단위	콜레스테롤
달걀노른자	1개	210mg
메추리알	1개	71mg
마른 오징어	50g	490mg
카스테라	100g	160mg
쇼트케이크	100g	150mg
명란	20g	70mg
말린 새우	50g	255mg
돼지 내장	100g	240mg

운동

유산소 운동(걷기(1일 7,000보 이상), 조깅, 수영, 자전거 타기, 등산, 트래킹, 댄스 등)을 규칙적으로 하면 중성지방과 LDL은 감소하고 HDL은 증가합니다. 30분씩 1주일에 3번, 두 달 정도 운동을 계속하면 눈에 띄는 변화를 확인할 수 있습니다.

적절한 양의 음주

알코올을 하루 2드링크(알코올의 섭취 단위, 1드링크=12g) 즉 24g 정도까지만 마시면 좋은 콜레스테롤인 HDL을 높이는 효과가 있습니다(알코올로 24g은 소주로는 약 150ml에 해당).

그러나 알코올은 1g당 7kcal의 열량이 있어 많이 마시면 칼로리가 과잉되어 체지방 증가를 일으키고 고지혈증의 위험이 증가할 수 있습니다. 게다가 같이 먹는 음식의 칼로리와 지방도 감안해야 합니다.

고지혈증에 좋은 영양 성분

① 오메가-3지방산: 중성지방

고지혈증 중에서 특히 중성지방이 높은 사람이 오메가-3지방산을 음식이나 영양제로 섭취하면 중성지방을 20~50% 정도 감소시키는 것으로 밝혀졌습니다. 생선유를 하루 6g씩 복용하면 중성지방을 35% 감소시켰습니다. 중성지방에 대한 오메가-3지방산의 효과는 거의 치료제에 가까운 수준입니다. 또 지방간을 개선하고 간 검사 수치를 낮추는 작용도 알려져 있습니다.

오메가-3지방산이 고지혈증 전반에 걸쳐서 효과가 있는 것은 분명해 보입니다. 그런데 LDL에 대해서는 오히려 높일 수도 있다는 주장도 있습니다. 이런 경우에는 마늘 엑스를 같이 섭취하면 LDL이 높아지는 것을 막을 수 있다는 연구 결과가 있습니다. 오메가-3지방산의 부작용을 줄이기 위해서는 가급적 DHA와 EPA의 함량이 높은 제품이 더 유리하겠지요. 주성분 이외의 불필요한 지방이 더 적으니까요.

② 실리엄허스크: LDL, 총 콜레스테롤

실리엄허스크(차전자피)를 비롯한 식이섬유는 LDL과 총 콜레스테롤을 감소시키는 효과가 있습니다. 실리엄허스크는 수분을 빨아들여 젤리상의 매트릭스를 형성합니다. 이 구조 안에 콜레스테롤을 가두기 때문에 음식으로부터 콜레스테롤이 흡수되는 것을 방해합니다. 또한 지방을 소화 흡수시키는 담즙산은 간에서 콜레스테롤을 원료로 만들어져 담낭에 농축되었다가 필요할 때 십이지장으로 분비됩니다. 분비된 담즙산의 약 90%는 소장에서 다시 흡수되어 간으로 보내져 재사용됩니다. 실리엄허스크는 분비된 담즙산이 소장에서 다시 흡수되는 과정을 방해합니다. 재사용되는 담즙산이 줄어든 만큼 간에서는 콜레스테롤을 원료로 담즙산을 더 만들어야만 합니다. 따라서 몸 안의 콜레스테롤이 줄어듭니다.

③ 나이아신: LDL, HDL, 중성지방

비타민 B_3라고도 하는 나이아신(니아신)은 LDL, HDL, 중성지방에 모두 효과가 있어 처방약으로도 쓰입니다. 그러나 워낙 고함량이 필요하기 때문에 영양제로 권장하기엔 적절하지 않습니다. 일반적인 MVM(멀티비타민 미네랄)에 들어 있는 양으로는 고지혈증에 대한 효과를 기대하기 어렵습니다.

④ 기타

콩은 LDL을 낮추는 효과가 약간 있습니다. 베타글루칸(식물 추출물)은 총 콜레스테롤을 약간 낮추고, 베타시토스테롤(식물 추출물)과 시토스타놀(식물 추출물)은 LDL과 총 콜레스테롤을 낮추는 효과가 있습니다.

고지혈증에 효과 있는 보리

음식에 들어 있는 식이섬유는 혈중 콜레스테롤을 낮추는 효과가 높다. 식이섬유가 풍부한 식품 중 보리는 고지혈증 전반에 걸쳐서 효과가 있는 것으로 밝혀졌다. 보리는 LDL, 총 콜레스테롤, 중성지방은 줄이고 HDL은 높이는 그야말로 올라운드 플레이어이다. 오늘 저녁부터 보리밥을 먹는 건 어떨까.

치매(또는 노인성 인지력 저하)

보통 40세 이후에는 전체 뇌세포 140억여 개 중 매일 약 5~10만 개씩 감소합니다. 어느 정도 기억력이 떨어지는 것은 지극히 자연스러운 현상입니다. 그러나 치매로 인한 인지력 저하는 이보다 더 심각해서 일상생활에 지장을 줄 뿐 아니라 성격까지 변화시킬 정도로 지적 능력에 장애가 됩니다. 치매의 종류로는 혈관성 치매와 알츠하이머성 치매가 가장 대표적입니다. 그중 우리나라는 혈관성 치매의 비율이 높습니다. 혈관성 치매는 생활 습관을 개선함으로써 상당 부분 예방할 수 있습니다. 알츠하이머성 치매도 고혈압, 고지혈증, 당뇨 등 성인병을 개선하면 예방에 도움이 됩니다.

고령화 사회로 접어들면서 치매 환자들이 급속하게 증가하고 있어 많은 사람들이 나이 들어 가장 두려운 것이 죽음보다 치매라고 합니다. 다른 질병과는 달리 환자 본인뿐만 아니라 가족들에게도 크게 영향을 미치기 때문입니다. 평소에 치매를 예방하도록 노력하고 치매가 의심될 때에는 빨리 전문의와 상담하여 조기에 치료를 시작해야 합니다. '치매(癡呆)'의 한자가 모두 '어리석다'라는 뜻이므로 '인지장애'나 '인지저하증' 등 차별 없는 표현으로 바꾸어 불러야 한다고 생각합니다.

일반적인 노화와 치매의 차이

구분이 어려운 경우도 있습니다만 대략 다음과 같은 차이가 있습니다.

일반적 노화 현상	치매
겪은 일의 일부를 기억하지 못한다. 예) 식사한 것은 기억하나 반찬이 무엇인지 기억 못한다.	겪은 일 모두를 기억 못한다. 예) 식사한 것 자체를 기억하지 못한다.
자기가 기억하지 못한다는 것을 안다.	자기가 기억하지 못한다는 것을 모른다.
이름이나 명칭이 빨리 생각나지 않을 수 있다.	사람을 몰라 보거나 자기가 있는 장소를 모른다.
성격이 바뀌는 일은 적다.	성격이 바뀐다. 예) 화를 잘 내거나 의심을 한다.
일상생활에 지장은 없다.	일상생활에 지장이 생겨서 보호가 필요해진다.

언제 치매를 의심해야 하는가?

다음과 같은 증상들 중 2~3가지 이상이 같이 나타난다면 일단 치매를 의심하고 가급적 빨리 전문의의 진료를 받아야 합니다.

① 했던 말을 자꾸 반복하거나 같은 질문을 반복한다.

② 익숙한 장소에서 길을 잃는다.

③ 지갑을 잃어버렸다고 소란을 피운다.

④ 이전보다 매우 지저분해졌다.

⑤ 밤중에 일어나서 부산을 떤다.

⑥ 물건을 잃어버리거나 정리를 못한다.

⑦ 계산을 틀리게 하는 경우가 늘었다.

⑧ 물건의 이름이 빨리 떠오르지 않는 일이 잦아졌다.

⑨ 수도꼭지나 가스밸브를 잠그는 것을 잘 잊는다.

⑩ 사소한 일에 화를 잘 내게 되었다.

⑪ 매일 잘하던 일을 안 하게 되었다.

⑫ 이전에 가졌던 흥미와 관심이 없어졌다.

⑬ 시간이나 날짜를 잘 틀린다.

⑭ 이전보다 의심이 많이 늘었다.

⑮ 잘 복용하던 약을 잘 관리하지 못한다.

치매에 좋은 영양 성분

① 은행잎 엑스

은행잎 엑스를 복용하면 알츠하이머성 치매, 혈관성 치매, 혼합형 지매를 개선하는 효과가 있습니다. 우리나라에서는 말초동맥 순환장애, 어지럼증, 귀울림, 치매성 증상 등에 약효를 인정받아 치료약으로 처방합니다. 또 기억력과 집중력을 높이는 효과가 있습니다. 특히 인삼 엑스와 같이 쓸 경우 집중력과 기억력을 증대시키고 건망증을 개선하는 약효를 인정받아 처방이 필요 없는 일반약으로 판매되고 있습니다. 은행잎 엑스의 치매에 대한 메커니즘은 대략 2가지로 추정합니다. 첫째는 항산화 작용으로 뇌신경이나 혈관을 보호하고, 둘째는 항혈소판 효과가 있어서 혈전(핏덩어리)이 생기는 것을 억제하기 때문이라고 추정합니다. 메커니즘에 대해서는 앞으로도 더 많은 연구가 필요합니다.

치매에 대한 은행잎 엑스의 효과는 현재 처방되는 치매 치료제(donepezil: 아리셉트정)와 비슷한 수준이라고 합니다. 반면 효과에 대해서 좀 더 신빙성 있는 에비던스가 필요하다는 주장도 있습니다. 더 많은 연구가 필요하지만 현재까지 나온 결과만으로도 은행잎 엑스는 치매에 대한 가장 유력한 영양 성분입니다.

그런데 지금까지 의약품이었던 은행잎 엑스가 앞으로는 건강기능식품으로 많이 생산될 예정입니다. 같은 성분이라면 가급적 의약품 영양제를 복용하는 것이 더 안전하고 약효를 기대할 수 있습니다. 천연 생약일수록 까다로운 규정에 따라 원료 처리 과정을 지키지 않으면 오히려 건강을 해칠 수 있습니다. 미국과 유럽에서 발생했던 차이니즈허브 신증(chinese herb nephropathy)과 일본에서 발생한 울금 제품에 들어 있던 철분에 의한 간장질환 악화 사건은 대표적인 예입니다.

은행잎 엑스는 약리 작용이 다양하고 강력하여 다른 치료약들과 상호작용이 많습니다. 혈소판의 응집을 억제하기 때문에 항혈소판 약물을 복용하는 환자의 출혈을 일으킬 수도 있고 가장 일반적인 소염진통제인 이부프로펜을 복용하는 사람에게서도 출혈을 일으킬 수 있으며 심장병이나 뇌경색 등으로 항응고제인 와파린을 복용하는 사람에게서도 치명적인 출혈이 발생할 수 있습니다. 당뇨병 환자의 인슐린 효과를 떨어뜨릴 가능성도 제기되고 있습니다. 품질이 낮은 은행잎 엑스는 발작을 일으키는 진코톡신(ginkgotoxin)이 함유될 위험성도 있습니다. 정부가 이런 은행잎 엑스를 건강기능식품으로 허가했다는 것은 국민의 안전보다는 식품산업의 발전이 더 중요하다는 뜻일까요? 꼼꼼히 따져본 후 제품을 고르는 지혜가 필요합니다.

② 인삼

인삼을 하루 4.5g씩간 3달간 복용하면 뇌의 인지 능력이 15%나 증가하고, 특히 은행잎 추출물과 같이 복용하면 기억력이 향상됩니다. 우리나라에서는 인삼이라고 하면 "나는 열이 많아서…."라며 꺼리는 사람을 자주 보게 됩니다. 근거 없는 속설에 좌우되기보다는 밝혀진 과학적 사실에 근거하는 자세가 절실합니다.

③ 비타민 E

비타민 E는 알츠하이머성 치매로 판정된 환자의 인지 능력 저하를 억제하는 효과가 전문 의약품과 비슷한 정도라고 보고되었습니다. 비타민 E를 하루 2,000IU까지 복용하면 가벼운 알츠하이머 환자들이 스스로 일상생활을 할 수 있는 기간이 늘어난다는 연구도 있습니다. 그러나 정상인이 알츠하이머로 이행하는 것을 예방하는 효과는 없습니다. 비타민 E와 비타민 C를 같이 복용했을 때는 혈관성 치매나 혼합형 치매를 예방하는 효과가 있다고 확인되었습니다.

④ 아세틸-엘-카르니틴

아세틸-엘-카르니틴은 우리나라에서 뇌혈관질환에 전문약으로 많이 처방됩니다. 뇌 기능에 대한 효과가 널리 인정된 성분입니다. 노인성 인지 능력 감퇴나 알츠하이머병의 진행을 억제하고 기억력, 기분 상태, 스트레스에 대한 반응 등을 개선하는 효과도 있습니다. 이 성분은 해외에서는 매우 안전한 성분으로 인정하여 영양제로 판매됩니다. 그러나 국내에서는 아직 의사의 처방이 없으면 구입할 수 없습니다.

⑤ 후페르진에이(huperzine A)

뱀톱(huperzia serrate)의 알카로이드 성분인 후페르진에이는 알츠하이머성 치매나 혈관성 치매 또는 노인성 치매 환자의 기억력, 인지 능력, 행동 능력을 개선합니다. 이 성분은 뇌의 신경전달물질인 아세틸콜린이 분해되는 것을 막음으로써 아세틸콜린의 농도를 높게 유지합니다. 치매 처방약(donepezil=아리셉트정)과 유사한 효과가 있다는 연구 결과도 있지만 국내에서는 아직 제품을 구할 수 없습니다.

⑥ 나이아신

음식을 통해 하루 17~45mg의 나이아신(니아신)을 섭취하는 사람은 그 이하로 섭취하는 사람들보다 알츠하이머성 치매에 걸릴 확률이 낮습니다. 나이아신이 많이 들어간 음식으로는 육류, 생선, 견과류, 커피, 시리얼 등입니다. 그러나 영양제로 나이아신을 복용했을 때 치매가 줄어드는지에 대해서는 에비던스가 아직 없습니다.

⑦ 포스파티딜세린

포스파티딜세린은 뇌나 신경조직에 많이 함유된 인지질의 일종입니다. 뇌 인지질의 약 18%를 차지할 정도로 뇌에서는 중요한 구성 성분입니다. 동물성 포스파티딜세린은 알츠하이머나 노인성 치매 증상의 치료에 효과가 있다고 밝혀졌습니다. 그런데 광우병 파동의 영향으로 동물성 원료를 꺼려서인지 국내에서는 제품을 찾기 어렵습니다. 식물성 포스파티딜세린의 효과에 대해서는 에비던스가 더 필요합니다.

⑧ 오메가-3지방산

음식이나 영양제로 오메가-3지방산을 많이 섭취하는 사람들은 알츠하이머병에 걸릴 위험성이 현저하게 줄어듭니다. 인지 능력이 약간 저하된 사람들이 더 악화되는 것을 늦추기도 했습니다. 많은 전문가들이 치매를 예방하기 위해서 하루 1번 이상 생선을 먹을 것을 권장합니다. 오메가-3지방산은 고혈압이나 고지혈증 등 성인병에 대한 효과가 우수하기 때문에 치매 예방뿐만 아니라 노인들의 삶의 질을 유지하는 데 매우 중요한 영양 성분입니다.

⑨ 엽산

엽산을 권장량 이상으로 섭취하는 사람들은 알츠하이머성 치매에 걸릴 확률이 낮습니다. 엽산은 세포 증식에 필요한 핵산의 합성에 중요한 역할을 합니다. 또 동맥경화의 위험인자인 호모시스테인을 억제하는 효과가 알려져 있습니다. 아마도 이런 기능 때문에 알츠하이머병을 예방한다고 생각합니다. 엽산은 음식보다는 영양제로 섭취할 때 2배 정도 흡수가 더 잘되는데, 특히 공복에 먹을 때 흡수가 더 잘됩니다. 일반인의 권장섭취량인 $400\mu gDFE$(DFE=음식 중의 엽산량)는 영양제에 들어 있는 엽산으로는 $240\mu g$에 해당되므로 혼동하지 않아야 합니다.

치매 예방과 고스톱

아무것도 하지 않는 것보다는 도움이 될 것이고, 장시간 두뇌를 사용한다는 것과 양손을 다 사용한다는 점은 바람직하다. 그러나 치매를 예방하는 권장 사항을 보면 새로운 도전을 할 것, 양손을 다양하게 사용할 것 등으로 고스톱보다는 뇌에 새로운 자극을 주기 위한 다양한 시도가 필요하다. 새로운 사람들도 만나고 새로운 취미 생활을 시작하거나 또는 무언가를 배우거나 하는 것이 훨씬 도움이 된다. 창의적 사고와 작업이 필요하고 완성의 기쁨을 맛볼 수 있는 가구나 소품 등을 만들어 보거나 외국어나 악기 또는 댄스 등과 같은 활동이 도움이 된다. 그저 눈 감고도 할 수 있는 익숙한 일보다는 새로운 일이 더 바람직하다.

대사증후군

 우리나라 사람 4명 중 1명은 대사증후군!

대사증후군(metabolic syndrome)이란 비만, 고혈압, 고지혈증, 고혈당 등의 대사 이상 증상이 복합적으로 나타나는 상태를 말합니다. 비만(특히 내장 비만), 고혈당, 고혈압, 고지혈증은 자체적으로 심혈관계 질환이나 당뇨병 등을 일으킵니다. 각각의 증상이 단독으로는 당장 치료해야 할 정도는 아니라도 이들 요인들이 중복되면 될수록 건강에 이상이 생길 가능성이 급격히 높아집니다. 미리 위험을 제거할 수 있도록 '대사증후군'이라는 일종의 옐로우카드 즉 경고를 주는 것입니다. 한마디로 위험요인들이 중복되는 사람들이 효과적으로 건강을 개선하도록 돕기 위해 설정한 것입니다. 대사증후군은 명확한 질병명이 아니라 여러 위험요인을 종합하는 증후군으로서 나라나 단체마다 기준이 조금씩 다를 수 있습니다. 이들 위험요인들이 동시다발적으로 생기는 원인으로는 내장 비만에 의한 인슐린의 저항성을 꼽고 있습니다. 인슐린 저항성은 세포들이 인슐린의 작용에 대해 거부, 저항한다는 의미입니다. 인슐린은 우리 몸의 췌장에서 분비되어 혈당 조절을 돕는 호르몬입니다. 대사증후군 개선은 곧 내장지방의 감소를 뜻합니다. 대사증후군을 빨리 개선하지 않으면 비만(내장 비만), 당뇨, 고혈압, 고지혈증뿐만 아니라 뇌졸중(중풍), 혈관성 치매, 심장병(협심증, 심근경색, 심장마비) 등의 동맥경화성 질환도 생겨 '삶의 질'을 현저히 떨어뜨립니다. 따라서 빨리 개선하도록 해야 합니다.

대사증후군의 판정 기준

가장 흔하게 인용되는 미국 콜레스테롤 교육프로그램(NCEP)과 국제당뇨병연합(IDF)의 기준 중 한국인에게 해당되는 대사증후군 판정 항목은 다음과 같습니다.

내장 비만 수치
1. **허리둘레**: 남성 90cm, 여성 80cm 이상(배꼽 위치 기준)(일본 기준: 남성 85cm, 여성 90cm 이상, CT 스캔 시 지방 면적이 100cm² 이상).
기타 측정치
2. **혈압**: 수축기 혈압이 130mmHg 이상이거나 이완기 혈압이 85mmHg 이상. 3. **중성지방(TG)**: 150mg/dL 이상. 4. **HDL**: 남성 40mg/dL, 여성 50mg/dL 미만. 5. **공복 시 혈당**: 100mg/dL 이상 또는 당뇨병약 복용 중인 사람.

미국 콜레스테롤 교육프로그램의 기준은 위 5가지 중 3가지 이상에 해당되면 대사증후군으로 인정합니다. 국제당뇨병연합의 기준은 기본적으로 내장 비만에 해당되면서 기타 측정치 중 2개 이상이 해당될 때 대사증후군으로 판정합니다. 어느 기준을 적용하든 빨리 개선해서 위험 수준에서 벗어나는 것이 더 중요합니다.

보이지 않는 지방이 더 위험하다

대사증후군과 관련이 있는 것은 피하지방이 아니라 몸 안의 에너지대사 과정과 밀접하게 관련된 내장지방입니다. 가장 확실하게 내장지방을 측정하는 방법은 CT나 MRI 검사를 하는 것인데 비용이 너무 비싸기 때문에 쉽게 검사할 엄두를 내지 못합니다. 그래서 미국에서는 배꼽 높이의 허리둘레로, 유럽에서는 허리/엉덩이 비율로 내장지방의 양을 추정합니다. 미국 국립콜레스테롤 교육프로그램(NCEP)이나 국제당뇨병연합(IDF)에서 한국인의 판정 기준으로 제시한 허리둘레는 남성 90cm, 여성 80cm입니다. 그러나 우리나라 사람과 체형이 비슷한 일본에서 CT 스캔과 허리둘레를 비교해 본 결과 여성은 피하지방이 많고 내장지방은 더 적은 것으로 밝혀져 남성은 85cm, 여성은 90cm를 넘을 때 대사증후군의 판정 기준으로 삼고 있습니다. 손으로 잡히는 지방이 아니라 보이지 않는 지방이 더 위험합니다.

정확한 내장지방 검사는 허리둘레가 아니라 CT로 측정해야 한다

A씨	B씨
허리둘레 100.9cm	허리둘레 94.9cm
내장지방 면적 77.7cm²	내장지방 면적 185.3cm²

왼쪽의 A씨는 허리둘레로는 100.9cm로 대사증후군 판정을 받을 수 있으나 CT로 측정한 내장지방 면적은 77.7cm²에 불과해 대사증후군 위험군(100cm² 이상)이 아니었습니다. B씨는 허리는 94.9cm로 A씨보다 날씬해 보였지만 내장지방은 185.3cm²로서 A씨보다 2배 이상인 대사

증후군 위험군이었습니다. 허리둘레만으로는 내장지방의 양을 정확히 알 수 없다는 것을 보여주는 예입니다.

대사증후군에 좋은 영양 성분

비만, 고혈압, 고지혈증, 당뇨의 각 영양 성분도 참고하세요.

① 마그네슘

음식과 영양제로 마그네슘을 많이 섭취하면 대사증후군이 될 가능성을 약 30% 감소시키는 것으로 밝혀졌습니다. 또 마그네슘의 혈중 농도가 낮은 사람들은 정상적인 사람들보다 대사증후군이 될 확률이 6~7배 더 높습니다. 마그네슘이 고지혈증이나 고혈압에 대한 효과뿐만 아니라 인슐린 저항성에도 영향을 미치기 때문이라고 생각합니다. 마그네슘은 속쓰림을 완화해 주는 제산제와 장을 자극하지 않는 변비약으로도 많이 쓰입니다. 다량 복용하면 삼투압성의 설사를 일으킬 수 있으므로 주의해야 합니다.

② 수용성 식이섬유

수분을 흡수하여 젤 모양이 되는 수용성 식이섬유를 복용하면 대사증후군의 여러 증상들이 개선되는 것으로 밝혀졌습니다. 비만, 혈당, 고지혈증 수치가 많이 개선되었고, 혈압을 높이는 원인인 소금을 배출시켜 혈압을 낮추기도 합니다. 실리엄허스크(차전자피), 글루코만난(곤약의 성분), 구아검(구아콩의 성분) 같은 식이섬유는 인슐린 저항성을 감소시켜(인슐린의 효과를 높여) 증상들을 개선하는 효과가 있습니다. 1977년 미국 상원에서 맥거번 리포트를 통해 현대인의 질환을 예방하기 위해서는 육류나 가공식품을 줄이고 식이섬유와 복합 탄수화물을 섭취해야 한다고 발표한 이후 가장 중요한 성분으로 인정받고 있습니다.

③ 크롬

인슐린 저항성을 낮추는 대표적인 미네랄입니다. 혈당과 인슐린 저항성을 낮추므로 적은 양의 인슐린으로도 혈당 조절이 가능해서 결과적으로 인슐린의 혈중 농도도 낮아집니다. 크롬이 부족한 사람은 혈당 조절도 안 되고 인슐린의 혈중 농도도 높아집니다. 혈중 콜레스테롤과 중성지방도 높고 신경 장애 증상이 나타나거나 호흡기 기능도 저하되는 것으로 알려져 있습니다. 현재 우리나라에서 크롬은 주로 맥주 효모에 들어 있는 '크롬 함유 건조 효모' 형태로 사용합니다. 효모 함량에 따른 크롬의 함량을 확인해야 합니다. 또한 보통 건조 효모에 같이 들어간 셀레늄의 양도 확인하여 복용량이 적정한지도 확인한 후 구입합니다.

④ 칼슘

고혈압이 있는 사람에게 하루 1,500mg의 칼슘을 복용하도록 했을 때 인슐린 효율이 높아졌다는 임상 실험 결과가 있습니다. 8만 명이 넘는 간호 종사자들을 장기간 관찰한 결과 칼슘 섭취량이 많을수록 당뇨병에 걸릴 확률이 낮은 것으로 확인되었습니다. 인슐린 내성 때문에 생기는 대사증후군을 예방하고 개선하는 데 칼슘 섭취가 많은 도움이 된다고 생각합니다.

뱃살 두께와 내장지방

뱃살(피하지방)의 두께로 대사증후군을 판단할 수는 없다. 일반적으로 운동을 하거나 식사 조절을 하면 먼저 내장지방이 줄어들고 그다음에 피하지방이 줄어든다. 체내 지방이 증가할 때는 내장지방이 먼저 증가한 다음 피하지방이 증가한다. 따라서 뱃살의 두께가 늘었다면 내장지방도 이미 많이 증가한 상태라고 추측할 수 있으므로 주의하는 것이 좋다. 내장지방이 어느 정도인지 정확히 알기 위해서는 CT 촬영을 해야 한다.

비만

비만은 몸에 여분의 지방이 지나치게 축적된 상태입니다. 그러면 어디까지가 정상이고 어디서부터가 비만일까요? 어떤 사람이 '뚱뚱하다 혹은 날씬하다.' 라고 말하는 것은 지극히 주관적입니다. 어디까지는 정상이고 어디서부터는 비만이라고 절대적인 수치로 정의하기 힘듭니다. 다만 지방이 축적된 정도를 '비만도'라는 수치로 표현하여 편의상 참고할 뿐입니다.

의학적으로 판단하여 일반적인 비만과 구분할 때 체중을 줄이는 것이 필요한 비만을 '비만증'이라고 부릅니다. 비만증은 섭취한 식사 중에서 소모되고 남는 열량이 중성지방으로 바뀌어 우리 몸 여러 부분에 나쁜 영향을 줍니다. 비만이나 비만증을 개선해야 하는 이유는 외모 때문이라기보다 건강을 크게 위협하기 때문입니다.

WHO에서 밝힌 비만에 따른 질병 발병률의 차이를 조사한 결과입니다.

비만 때문에 발병률이 높아지는 질병

매우 증가 (위험도 3배 이상)	중등도 증가 (위험도 2~3배)	약간 증가 (위험도 1~2배)
당뇨병	관상동맥질환	암(위장, 자궁내막, 대장)
담낭질환	골관절염(무릎)	생식호르몬 이상
고혈압	통풍(고뇨산혈증)	다낭포난소증후군
인슐린 저항성		불임
호흡 곤란		요통
수면무호흡		마취 시 위험 증가
		모체에서 태아 이상 발생

여러 가지 질병의 원인이 되는 비만! 건강을 위해서 반드시 개선할 필요가 있습니다.

비만도 측정 방법

비만의 정도를 나타내는 비만도는 어떻게 계산할까요? 비만도를 판단하는 여러 방법 중에서 가장 보편적인 방법은 체질량지수(BMI)를 이용한 방법입니다.

체질량지수(BMI) = 체중(kg) ÷ [키(m)]^2

예를 들어 키가 170cm이고 체중이 70kg인 사람의 경우,

체질량지수 ÷ (1.7)^2 = 24.2

세계보건기구(WHO)에서 편의상 정한 체질량지수에 의한 비만도 판단기준은 다음과 같습니다. 가급적 체질량지수를 정상 범위인 18.5~25에 가깝도록 체중을 줄이는 것이 좋습니다.

체질량지수(BMI)	판단
18.5 미만	저체중
18.5~25	정상 범위
25~30	비만 전단계
30~35	비만(1단계)
35~40	비만(2단계)
40 이상	비만(3단계)

체중을 줄이려면

체중 관리와 관련하여 가장 기본적이면서 소홀하기 쉬운 사실은 다음과 같습니다.

  섭취 칼로리 〉 소비 칼로리 → 체중 증가
  섭취 칼로리 〈 소비 칼로리 → 체중 감소

일정 기간에 체중이 늘었다면 그동안 섭취한 칼로리(calories-in)가 소비된 칼로리(calories-out)보다 많았다는 뜻입니다. 체중을 줄이고 싶다면 섭취한 칼로리보다 소비한 칼로리가 많아져야 합니다. 따라서 섭취 칼로리는 줄이고 소비 칼로리를 늘릴 수 있는 방법을 찾아서 실행해야 합니다. 단 무리하지 않고 오래 지속할 수 있는 방법일수록 요요현상이나 거식증 등의 부작용 없이 건강에도 도움이 됩니다. 전문의와 상의하거나 약사와 상담하는 것도 좋은 방법입니다.

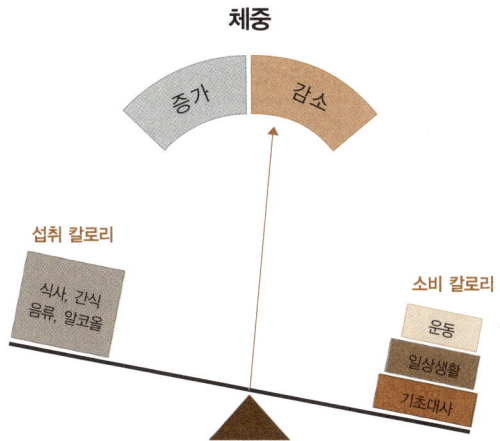

비만 개선을 위한 생활 습관

① 체중을 매일 1~2회 측정하고 가능하면 그래프로 기록할 것(특히 적극 권장하는 팁입니다).

② 음식을 살 때에는 미리 리스트를 만들어서 살 것(충동 구매 및 과량 구매 방지).

③ 주전부리가 될 것들은 눈에 띄지 않는 곳에 보관할 것.

④ 꼭 운동요법과 식사요법을 병행할 것.

⑤ 당지수(glycemic index, GI)가 낮은 음식을 섭취할 것: 채소, 통곡식(정제되지 않은 곡식-통밀, 현미 등).

⑥ 섬유질을 많이 섭취해서 포만감을 느끼도록 할 것.

⑦ 고지방 식사를 고단백 식사로 바꿀 것.

⑧ 하루 세 끼 식사를 규칙적으로 할 것(폭식 및 야간의 칼로리 과잉을 예방).

⑨ 천천히 식사할 것(30회 씹는 것을 권장함).

⑩ 간식이나 야식 또는 군것질을 하지 않을 것.

⑪ 하루 동안 섭취한 칼로리와 소비한 칼로리를 계산해 볼 것.

⑫ 일찍 자고 일찍 일어날 것(야식은 칼로리 과잉을 일으킴).

운동만으로 체중 조절이 어려운 이유

운동만으로 체중을 줄이는 것은 어렵습니다. 특히 식사 이외에 간식을 먹으면 그만큼 섭취 칼로리가 증가합니다. 섭취 칼로리를 줄이지 않으면 체중 조절이 쉽지 않습니다. 아래의 표에서 보듯 간식의 칼로리와 그 칼로리를 소비하기 위해 필요한 운동량을 비교하면 알 수 있습니다.

음식의 칼로리에 해당하는 운동량

(키 160cm, 몸무게 55kg, 30세 여성 기준)

음식			운동량	
아이스크림콘 1개	276kcal	=	줄넘기	31분
캔커피 1개	74kcal	=	산책	30분
콜라 1캔	100kcal	=	롤러스케이트	21분
우유 1팩(200ml)	120kcal	=	줄넘기	14분
초코파이 1개	161kcal	=	계단오르기	22분
콜라 1캔+팝콘 1봉(소)	352kcal	=	빨리걷기	87분
피자 2쪽+콜라	746kcal	=	줄넘기	84분
치킨다리 2쪽+콜라 1캔	556kcal	=	수영	63분
감자튀김 1봉	324kcal	=	계단오르기	44분
라면 1+달걀 1	590kcal	=	조깅	72분
떡볶이 1인분	460kcal	=	수영	52분
맥주 500cc+오징어 반 마리	329kcal	=	에어로빅	65분
삼겹살 1인분+소주 반 병	916kcal	=	배드민턴	132분

비만 수술의 문제점

비만을 도저히 혼자서 해결하지 못해 수술로 해결하기도 합니다. 위를 절제하거나 위의 윗부분에 고리를 박아서 인위적으로 먹지 못하도록 하는 위밴드 수술(일명 랩밴드 수술)이 있습니다. 그러나 이런 수술로 급격히 감량하는 경우 피부와 가슴이 보기 흉하게 늘어져서 결국은 피부를 또 절제해야 하는 경우가 있습니다. 이와 같은 봉합한 흔적을 남기는 불행한 사태를 예방하려면 비만을 미리미리 예방하고 운동을 통해 서서히 감량을 하는 것이 좋습니다. 비만 수술이 절대 행복한 해결 방법은 아니라는 것이 많은 비만 수술 환자를 지켜본 소감입니다.

비만에 좋은 영양 성분

① 식이섬유

체중 감량뿐만 아니라 콜레스테롤의 흡수를 막아 주고 혈당의 상승을 억제하며 혈압을 낮추어 주는 매우 중요한 성분입니다. 수용성과 비수용성에 따라 성질이 약간 다를 수 있으나 모두 체중 감량에 도움이 됩니다. 특히 체중 감량을 위해서 저칼로리 식사를 할 때 섬유질을 같이 섭취하면 체중 감량이 촉진된다고 보고되었습니다. 또 저칼로리 식사로 생기기 쉬운 변비를 예방하고 장을 건강하게 유지하는 유산균의 성장을 돕는 프리바이오틱(유산균과 같은 프로바이오틱의 생장을 돕는 것)으로서의 효과도 있으므로 여러모로 도움이 되는 성분입니다.

② 녹차 추출물

녹차 추출물에 들어 있는 폴리페놀 성분은 에너지 소비를 촉진하고 몸 안에서 지방이 소화되는 것을 억제하여 체중을 감량합니다. 녹차 추출물에 들어 있는 카페인도 대사를 촉진하여 체중 감량에 효과적입니다. 뿐만 아니라 각종 암, 여성의 자궁경부이형증이나 난소암, 고지혈증, 파킨슨병 등을 예방하고 개선합니다. 일반의약품으로는 녹차 추출물과 다른 생약 추출물을 함유한 제품이 병원에서 처방되고 약국에서 판매되기도 합니다.

③ 칼슘

칼슘 섭취가 적은 사람들은 충분한 사람들에 비해서 체중이 더 증가하며 체질량지수(BMI)도 높다고 밝혀졌습니다. 그러나 칼슘의 체중 감량 효과가 크지 않다는 의견도 있습니다. 체중 감량 효과에 대한 논란은 있지만 체중 조절을 위해서 저칼로리 식사를 하거나 골다공증이 걱정되는 경우에는 칼슘 영양제나 칼슘이 들어 있는 식품을 권장합니다. 칼슘은 함유된 염의 종류(탄산칼슘, 인산칼슘, 구연산칼슘 등)에 따라 흡수율이 많이 달라집니다. 구연산칼슘이 흡수도 가장 잘되고 부작용도 적은 것으로 알려져 있습니다. 구연산칼슘 제품은 일반의약품이지만 대부분 조제용으로만 생산됩니다. 구연산칼슘은 신장결석 위험도 적고 위산의 분비가 적은 사람(폐경기 여성이나 제산제를 복용 중인 사람)에게서도 흡수가 잘되어 많이 권장합니다.

④ 오메가-3지방산

비만 또는 과체중이면서 혈압이 높은 사람들이 음식으로 오메가-3지방산을 섭취했을 때 체중이 감량되는 것으로 밝혀졌습니다. 오메가-3지방산은 고혈압, 고지혈증, 루퍼스(루푸스)나 류머티즘성 관절염 같은 자가면역성 질환, 동맥경화나 심장병 등 심혈관질환에 두루 도움이 됩니다. 특히 비만인 경우 내장지방이 많아서 중성지방이 높아지기 쉬운데 오메가-3지방산은 치료약에 버금갈 정도로 중성지방을 낮추는 효과가 있습니다.

오메가-3지방산은 오메가-6지방산에 비해서 4분의 1만 섭취하면 되지만 그만큼을 섭취하기가 쉽지 않습니다. 오메가-6지방산은 참기름, 들기름, 콩기름, 옥수수 기름, 튀김 기름, 견과류 등으로 이미 충분히 섭취하지만 오메가-3지방산은 일부 생선에만 있기 때문입니다. (제가 아토피, 생리통, 유방 통증 등의 특수한 경우를 제외하고 오메가-6지방산인 달맞이씨 기름(EPO)을 영양제로 권하지 않는 이유이기도 합니다.) 식물성 오메가-3지방산인 아마인유는 고혈압을 제외하면 생선 오메가-3지방산보다 효과가 적어서 역시 권장하지 않습니다.

⑤ 비타민 D

비타민 D를 적게 섭취하는 사람은 많이 섭취하는 사람에 비해서 비만이 되기 쉬운 것으로 밝혀졌습니다. 폐경 이후의 여성들에게서도 칼슘과 비타민 D를 복용한 사람들이 비만이 될 확률이 낮았습니다. 비타민 D는 주로 식물에 풍부한 에르고칼시페롤(비타민 D2)과 몸 안에서 합성되며 동물에 풍부한 콜레칼시페롤(비타민 D3)의 두 종류가 있습니다. 특히 65세 이상인 경우에는 콜레칼시페롤이 더 효과가 있는 것으로 알려져 있으니 제품을 선택할 때 참고하세요.

plus tip

먹는 것도 없는데 살이 찐다?

약국에서 "저는 먹는 것도 없는데 살이 쪄요."라고 하소연하는 사람들을 자주 만난다. 문제점을 모르면 해결책을 찾을 수가 없는 법. 먹는 것도 없이 살찌는 것이 과연 가능할까? 비만의 원인이 되는 과잉의 지방은 우리가 먹는 칼로리 물질(탄수화물, 지방, 단백질)에서만 생긴다. 어떤 것을 줄여야 하는지 모르면 해결은 불가능하다.

비만 개선에 좋다는 제품 중에 효과나 안전성이 확인되지 않은 것이 많다. 심지어 식품의약품안전청에서 건강기능식품으로 인정한 성분들도 그 안전성이나 효과가 의심스러운 것이 있다. 대표적인 것이 공액리놀렌산과 가르시니아캄보지아 추출물이다. 두 가지 모두 정부에서 고시한 것이 아니라 업체가 신청하는 개별인정형이다. 공액리놀렌산은 '기타 기능 II' 등급으로 가르시니아 추출물은 '기타 기능 I' 등급으로 인정하고 있다.

공액리놀렌산에 대해서는 불순물로 함유된 물질들이 오히려 인슐린 저항성을 일으키고 당뇨의 위험성을 높인다고 알려져 있어서 권장하기 힘들다. 부작용을 감수하면서까지 복용할 만한 가치는 없다.

가르시니아캄보지아 추출물에 대해서는 비만 개선에 대한 효과 자체가 의심된다. 여러 연구에서 이 추출물이 체중을 줄이거나 포만감을 주거나 지방을 태우는 효과가 없다고 보고되었다. 이 추출물의 주성분인 HCA(Hydroxycitric Acid)도 마찬가지다.

업체가 제출한 자료만으로 판단할 수밖에 없는 식품의약품안전청의 입장을 이해 못하는 것은 아니나 좀 더 객관적인 에비던스 위주로 결정되었으면 한다. 국민의 건강이 식품업체의 이익보다는 훨씬 중요하기 때문이다.

건강기능식품으로 정부가 허가한 제품이라고 해서 그 효과를 맹신하는 것은 현명하지 못하다. 기능성을 약효로 오해해서도 안 된다. 특히 업체가 신청하는 개별인정형 제품들에 대해서는 더 꼼꼼히 효과와 안전성을 확인할 필요가 있다.

암

현재 우리나라 사망 원인 1위인 암은 약물과 치료법의 발달로 많이 완치되는 추세입니다. 그러나 아직은 육체뿐만 아니라 정신적 경제적으로도 고통이 큰 질병임에는 틀림없으므로 평소에 예방하는 것이 무엇보다도 중요합니다.

정상 세포가 어떤 원인(유전인자, 스트레스, 방사선, 화학 물질, 바이러스 등) 때문에 몸 안에서 통제되지 않고 지나치게 증식하는 상태를 통틀어서 종양이라고 합니다. 이 종양은 질병의 경과, 주변의 조직 및 장기로의 침범 여부, 전이 여부에 따라 양성과 악성으로 나뉘는데 일반적으로 악성 종양을 암이라고 합니다.

암이 발생하는 원인
암은 아직은 치료보다는 예방이 더 절실한 질병입니다. 어떤 발암 요인들을 조심해야 하는 것일까요. 미국 하버드대학교의 암예방센터에서 발표한 암을 유발하는 원인은 다음과 같습니다.

미국인 암 발생 추정 원인

```
흡연(Tobacco)  30%
성인기의 식사와 비만(Adult Diet/Obesity)  30%
좌식 생활(Sedentary Lifestyle)  5%
직업적 요인(Occupational Factors)  5%
암에 대한 가족력(Family History of Cancer)  5%
바이러스/생물인자(Viruses/Other Biologic Agents)  5%
주산기 요인/성장(Perinatal Factors/Growth)  5%
생식 요인(Reproductive Factors)  3%
음주(Alcohol)  3%
사회 경제적 상황(Socioeconomic Status)  3%
환경오염(Environmental Pollution)  2%
전리방사선/자외선(Ionizing/Ultraviolet Radiation)  2%
처방약/의료행위(Prescription Drug/Medical Procedures)  1%
식염/식품첨가물/오염 물질(Salt/Other Food Additives/Contaminants)  1%
```

Harvard Center for Cancer Prevention: Harvard Report on Cancer Prevention, Volume 1: Causes of Human Cancer, Cancer Causes Control 1996, 7, pp.S3~S4.

이 표에서 보듯이 절반 이상의 원인이 담배와 비만 때문에 생기는 것을 알 수 있습니다. 금연을 하고 식습관을 개선하는 것만으로도 암의 상당 부분(약 3분의 2)을 예방할 수 있습니다.

암과 식생활

암 예방을 위해서는 영양제보다는 음식이 더 낫다는 에비던스들이 많습니다. 예방을 위해서는 우선 평소의 식사를 통해서 충분한 영양 성분을 섭취하도록 노력하고 부족한 것은 영양제로 보충합니다. 그렇다면 식생활을 어떻게 하는 것이 좋을까요. 암에 걸리기 쉬운 식생활과 암을 예방할 수 있는 식생활은 다음과 같습니다.

암에 걸리기 쉬운 식생활	암을 예방하는 식생활
■ 소금을 많이 먹는다.	■ 소금을 줄인 식사를 한다.
■ 한 가지 재료로 만든 음식을 자주 먹는다.	■ 여러 재료로 만든 음식을 자주 먹는다.
■ 편식이 심하다.	■ 영양 균형을 생각해서 다양하게 먹는다.
■ 녹황색 채소 등의 섭취가 적다.	■ 녹황색 채소를 자주 먹는다.
■ 육류 중심의 식생활.	■ 콩, 고구마, 해조류, 견과류 등 섬유질이 풍부한 음식을 자주 먹는다.
■ 지방(특히 동물성)의 섭취가 많다.	■ 규칙적으로 운동을 한다.
■ 식이섬유를 함유한 식품을 적게 먹는다.	■ 육류와 생선을 균형 있게 먹는다.
■ 우유나 치즈 등 유제품을 안 먹는다.	■ 배부를 때까지 먹지 않는다.
■ 매일 배부르게 먹는다.	■ 술은 소량만 마신다.
■ 국물 음식은 뜨거운 것을 좋아한다.	■ 스트레스가 적고 식사를 즐겁게 한다.
■ 술을 한번에 많이 마신다.	
■ 술 마실 때 음식은 안 먹는 편이다.	

암 예방을 위해 꼭 실천해야 할 10가지

세계암연구기금(WCRF)에서 암 예방을 위해서 일반적으로 권장하는 내용은 다음과 같습니다.

1. 가능한 마른 체형을 유지하되 저체중이 되지는 않도록 할 것.
2. 하루 30분 이상 운동할 것.
3. 에너지 밀도가 높은 음식(고지방, 당분 첨가, 저섬유질)과 패스트푸드는 가급적 제한하고 당분이 들어간 음료는 피할 것.
4. 다양한 채소, 과일, 통알곡, 콩류 등을 다양하게 먹을 것.

5. 붉은 육류(소고기, 돼지고기, 양고기)를 제한하고 가공된 육류는 피할 것.
6. 알코올은 가급적 마시지 말 것. 마시더라도 남성은 2드링크, 여성은 1드링크 이하(알코올 1드링크=10~15g).
7. 짠 음식이나 소금으로 가공된 식품은 제한할 것.
8. 암을 예방하는 영양 성분은 영양제보다는 몸에 좋은 음식으로 섭취하는 것을 우선할 것(영양제가 필요 없을 만큼 식사로 암 예방 성분을 충분히 섭취하는 것이 바람직하다는 뜻. 영양제를 먹지 말라는 뜻이 아님).
9. 신생아는 6개월까지는 가급적 모유만 먹이고 그 이후에 다른 음식을 줄 것.
10. 치료가 끝난 사람은 전문가의 지도로 적절한 영양학적인 주의를 기울일 것(여의치 않으면 암 예방 권장 사항을 따르도록 한다).

암을 예방하기 위해서는 먼저 암을 발생시키는 위험 물질과 나쁜 습관을 피해야 합니다. 그리고 바른 식생활로 영양 성분을 골고루 섭취함으로써 우리 몸의 세포에 생긴 손상을 신속히 회복시켜 주어야 합니다. 이때 부족한 성분은 영양제로 보충해 줍니다.

일단 암 판정을 받고 치료 중일 때는 영양제나 특수한 식품의 복용을 주치의와 상의하여 결정하도록 합니다. 복용이나 섭취 사실을 제대로 알리지 않으면 주치의가 치료법이나 약물의 효과를 제대로 평가하기 어렵습니다. 결국은 환자 본인에게 해가 됩니다.

암과 흡연

세계암연구기금(WCRF)의 암에 대한 1차보고서(1997년)에서는 권장 사항에 '금연'이 포함되어 있었으나, 2차보고서(2007년)의 권장 사항에서는 생략되었습니다. 담배의 위험성이 줄었다는 뜻일까요. 아닙니다. 이는 담배의 위험성을 낮게 평가한 것이 아니라 오히려 담배의 위험성을 감염인자(세균, 바이러스, 기생충), 방사선이나 자외선, 산업 화학 물질, 발암 물질 들과 같은 위험물과 동등하게 취급한 것입니다. 더 이상 선택하는 대상이 아니라 반드시 기피해야만 하는 '위험물'이라는 강력한 경고의 표현입니다.

암 치료에 대한 미신과 오해

암 치료에 좋다는 영양제나 식품은 언제나 그 종류가 다양했습니다. 현대의학으로도 완전히 정복하지 못한 질병이다 보니 환자의 가족들이 검증되지 않은 민간요법이나 대체요법 등의 유혹에 빠지기 쉽습니다. 이런 틈을 이용해서 효과나 안전성에 대한 에비던스가 없는 것들이 환자에게 많이 공급되었습니다. 안전성이 충분히 고려되지 않은 제품들은 오히려 치료를 방해합니다. 항암치료 중일 때는 반드시 주치의와 상의한 후 섭취해야 합니다. 항암제의 효과를 떨어뜨릴 수 있을 뿐만 아니라 독성을 증가시킬 수도 있기 때문입니다

암에 좋은 영양 성분

① 엽산

염색체의 핵산에 생긴 이상 반응을 회복시켜 암 발생을 낮추는 효과가 있습니다. 엽산을 복용하면 암으로 발전하기 쉬운 선종성 용종(adematous polyp)의 발생을 줄여 대장암, 직장암이 적게 발생한다고 밝혀졌습니다. 먹는 피임약을 복용하는 여성이 엽산을 고함량(10mg/1일) 복용하면 자궁경부이형증(자궁경부암으로 발전하기 쉬움)이 덜 생긴다고 알려졌습니다. 또 음주로 인한 여성의 유방암 발생률을 낮춘다고 보고되었습니다. 음식 중의 엽산은 단백질이나 당과 결합되어 있어서 몸에 흡수되기 어렵기 때문에 영양제로 보충할 것을 권장합니다.

② 칼슘

대장직장암에 대한 예방 효과가 있다고 알려져 있습니다. 칼슘을 충분히 섭취하면 대장의 용종이나 선종성 용종을 감소시키거나 재발을 억제합니다. 대장암에 걸릴 가능성을 50%까지 감소시킨다는 보고가 있습니다. 칼슘은 함유된 염의 종류(탄산칼슘, 인산칼슘, 구연산칼슘 등)에 따라 흡수율이 많이 달라집니다. 구연산칼슘이 가장 흡수도 잘되고 부작용도 적은 것으로 알려져 있습니다.

③ 비타민 D

폐경 이후의 여성들이 칼슘과 비타민 D를 같이 복용했을 때 암 발생률이 60% 감소했습니다. 칼슘만 복용했을 때보다 효과가 더 우수했으므로 비타민 D가 암 발생을 억제하는 효과가 있다고 봅니다. 비타민 D는 주로 식물에 풍부한 에르고칼시페롤(비타민 D2)과 몸 안에서 합성되며 동물에 풍부한 콜레칼시페롤(비타민 D3)의 두 종류가 있습니다. 특히 65세 이상인 경우에는 콜레칼시페롤(비타민 D3)이 더 효과가 있다고 알려져 있어 제품을 선택할 때 참고할 필요가 있습니다.

④ **카로틴**

베타카로틴이 풍부한 음식을 먹으면 유방암을 예방하는 효과가 있습니다. 베타카로틴이나 알파카로틴은 폐경 이후 여성의 난소암을 예방하는 것으로 알려져 있습니다. 음식이 아닌 영양제로 복용해도 같은 효과가 있는지에 대해서는 아직 에비던스가 없습니다. 단 흡연자가 베타카로틴을 많이 섭취하면 오히려 폐암 발병률이 높아지므로 주의해야 합니다.

⑤ **비타민 A**

음식으로 비타민 A를 많이 섭취하는 사람은 유방암에 걸릴 확률이 낮은 것으로 밝혀졌습니다. 그러나 비타민 A 영양제가 효과가 있는지는 불명확합니다.

⑥ **비타민 E**

비타민 E는 활성산소가 세포를 공격하는 것을 억제하고 소화기관 내에서 니트로사민 같은 발암물질이 생기지 않도록 합니다. 또 면역 기능을 활성화시켜 암 예방 효과가 있는 것으로 알려져 있습니다. 비타민 E를 보충하면 자궁경부암을 예방할 수 있으며 대장암이나 폐암을 예방하는 효과가 있다고 보고되었습니다. 또 비타민 E 200IU를 10년 이상 복용하면 방광암으로 인한 사망률이 감소하는 것으로 알려져 있습니다. 그러나 암에 대해서는 별로 효과가 없다는 보고도 많이 있습니다. 아직은 과학적 근거(에비던스)가 더 필요합니다. 반드시 암을 예방하기 위해 복용하기보다는 활성산소에 의한 노화나 질병 발생을 억제하고, 면역력을 높여 질병에 대한 저항력을 기르며, 순환기질환과 치매 등 성인병 또는 노인성 질환의 예방 등을 위해서 꾸준하게 복용해 볼 만합니다.

⑦ 비타민 C

비타민 C가 많이 포함된 과일과 채소를 많이 먹으면 암 예방에 효과적입니다. 미국암연구원(AICR) 등에서도 암 예방을 위해서는 과일과 채소를 먹을 것을 권장합니다. 그러나 비타민 C를 영양제로 복용했을 때 그 효과에 대해서는 의견이 엇갈립니다. 우선 과일과 채소를 많이 먹는 것을 기본으로 하고 부족한 것은 영양제로 보충합니다.

비타민 C는 많이 복용하면 부작용이 염려되므로 우리나라와 미국에서는 하루 2g 이상은 섭취하지 않도록 권합니다. 권장섭취량이란 음식과 영양제로 섭취한 양을 합한 양이므로 영양제로 2g을 넘지 않아야 합니다.

⑧ 셀레늄

항산화 미네랄인 셀레늄은 암을 예방하는 효과가 있다고 알려져 있습니다. 그러나 대장직장암, 식도암, 위암에 대해서는 에비던스가 부족하고 폐암, 전립선암, 피부암 등에 대한 효과는 부정적입니다. 하시모토병(자가면역갑상선질환)에 대한 효과만 에비던스가 있을 뿐 다른 셀레늄의 효과에 대해서는 유보적입니다. 대표적인 항산화 성분으로 암에도 효과가 있을 것으로 믿었지만 더 많은 연구가 필요한 상황입니다.

⑨ 오메가-3지방산

생선으로 오메가-3지방산을 많이 섭취하는 여성은 자궁내막암에 걸릴 위험이 낮아진다고 밝혀졌습니다. 그러나 오메가-3지방산 영양제도 식품과 같은 효과가 있는지에 대한 에비던스는 없습니다.

⑩ 마늘

음식으로 마늘을 섭취하면 대장직장암이나 위암이 발생할 확률이 낮아진다고 밝혀졌습니다. 그러나 마늘을 이용한 영양제 제품을 복용했을 때에는 효과가 없었습니다.

⑪ 녹차

녹차나 홍차를 마시거나 녹차 추출물을 복용하면 암 예방에 도움이 된다는 연구 결과가 많이 있습니다. 녹차 추출물을 복용한 여성의 50% 이상이 자궁경부암 검진에서 자궁경부의 상태가 개선되었습니다. 방광암, 식도암, 췌장암, 유방암, 위암, 난소암, 대장암, 전립선암 등의 예방에도 유효하다고 보고되었습니다. 그러나 영양제로 복용하는 녹차 추출물의 효과에 대해서는 에비던스가 더 필요합니다.

⑫ 운지 추출물

운지버섯(coriolus mushroom)의 다당류 성분인 폴리사카라이드K(PSK, polysaccharide K)는 암 환자의 상태를 개선하고 수명을 연장하는 것으로 밝혀졌습니다. 우리나라에서도 항암제 치료 중인 환자에게 전문 의약품으로 처방되고 있습니다. 암세포에 직접 작용하는 항암제와는 달리 우리 몸의 면역력을 높이는 것으로 알려져 있습니다. 식물 추출물로 매우 안전하기 때문에 외국에서는 영양제로 판매됩니다. 그러나 우리나라에서는 전문약으로 묶여 있고 일반의약품이나 건강기능식품으로는 허가되지 않고 있습니다. 야생 운지를 그냥 채취해서 먹는 것은 오용에 의한 부작용이 있어 바람직하지 않습니다. 또한 동등한 효과가 있는지도 의심스럽습니다.

---

plus tip

암 예방에 좋은 식품

암 예방에 관해서는 영양제보다는 음식으로 영양 성분을 섭취하는 것을 권장한다. 영양 성분 이외에 다음과 같은 식품들이 암 예방에 대한 에비던스가 있다.

① 보리: 위암 예방.

② 녹차, 홍차, 우롱차: 난소암 예방.

③ 커피: 하루 3잔 이상 마시면 대장직장암을 감소.

④ 귀리: 위암 예방.

⑤ 올리브: 음식으로 올리브유를 충분히 섭취하면 유방암 감소, 대장직장암 예방, 용종 감소(동양인에 대한 에비던스 부족).

⑥ 콩: 특히 아시아 여성의 유방암 감소.

⑦ 사과: 폐암 예방.

미국암연구원(AICR)에서는 매일 식단의 3분의 2는 채소, 과일, 콩, 통곡식으로 할 것을 권장한다. 특히 암 예방을 위해 권장하는 식품은 다음과 같다.

콩·두부, 베리류(딸기, 라즈베리, 블루베리 등), 십자화과(양배추, 콜리플라워 등), 진녹색잎 채소(시금치, 케일, 상추, 치커리 등), 아마인, 마늘, 포도와 포도 주스, 녹차, 토마토, 통곡식.

퇴행성관절염

퇴행성관절염은 골관절염 또는 변형성관절증이라고도 합니다. 관절을 보호하는 연골이 점차 손상되어 관절에 염증과 통증이 생기고 관절의 기능이 저하되는 질환입니다. 관절의 염증성 질환 중 가장 높은 빈도를 나타냅니다. 뼈와 뼈를 연결해 주는 관절이 원활하게 작동하려면 관절의 연골과 활액 및 인대 등이 제 기능을 해야 합니다. 특히 연골은 콜라겐, 콘드로이틴과 같은 탄력성과 보습성이 풍부한 성분으로 이루어져 있습니다. 충격이나 마찰을 줄여줄 뿐 아니라 칼슘을 뼈에 흡착시키는 등 가장 중요한 역할을 합니다.

나이가 들면 연골의 기능이 퇴화되어 탄력을 잃게 되고 무리하게 부담을 주면 파괴되거나 마모됩니다. 더 진행하면 관절이 붓고 물이 차거나 관절이 굵어지는 등의 변형이 발생합니다. 주로 무릎에 많이 생기지만 고관절(엉덩관절)이나 손가락, 발가락 등에도 나타납니다. 주 발병 대상은 중년 이후의 성인으로, 남성보다는 여성이 더 많습니다. 일반적으로 마른 체격의 여성은 골다공증이 발생하기 쉽고 비만인 여성은 퇴행성관절염이 발생하기 쉽습니다.

퇴행성관절염의 위험 요인

나이, 비만, 여성, 유전, 근육의 쇠약, 무릎에 부담이 큰 스포츠, O형 다리, 평발 등 발의 변화, 발에 맞지 않는 신발, 부담을 주는 하이힐.

퇴행성관절염을 개선하는 생활요법

위험인자 줄이기

① 비만 개선.
② 무릎을 꿇고 앉는 등 부담을 주는 자세 피하기.
③ 좌식변기(양변기)를 사용.
④ 장시간 서서 일하거나 걷거나 또는 무거운 물건을 나르는 일을 피하기.
⑤ 바닥이 많이 닳은 신발은 가급적 신지 않기(특히 O형 다리).
⑥ 무릎에 부담을 주지 않는 신발 사용.
⑦ 마라톤이나 등산 등 격렬한 운동은 자제.

관절 기능 개선

① 관절에 무리가 가지 않는 운동.
② 연골의 파괴를 막는 항산화 성분이 풍부한 과일과 채소 섭취.

퇴행성관절염에 좋은 영양 성분

① 황산글루코사민

황산글루코사민은 관절연골을 구성하는 물질들의 원료가 되는 아미노당(aminosugar)입니다. 글루코사민 중에서 특히 황산글루코사민을 섭취했을 때 통증이 감소하고, 운동 영역이 늘어납니다. 엑스레이 상으로 관절염이 개선되는 효과가 확인되었습니다. 모든 퇴행성관절염에 효과가 있지는 않지만 경증 내지 중간 정도의 퇴행성관절염에는 효과가 있습니다. 황산글루코사민을 복용하면 통증과 관절 기능이 30% 이상 개선됩니다. 보통 1달 복용 후부터 효과가 나타났으며 장기 복용해도 별다른 부작용이 없었습니다. 다만 젊은 사람이 장기간 복용하면 연골 재생 능력이 약화될 가능성이 있습니다. 글루코사민을 복용하면 혈당이 높아질 수 있어서 혈당이 염려되는 사람은 혈당을 체크하면서 복용합니다. 황산염이 아닌 염산글루코사민은 특히 위장 장애 때문에 장기적으로 복용하지 말 것을 권합니다. 처방되거나 약국에서 판매되는 의약품 글루코사민은 모두 황산글루코사민입니다. 식품으로 판매되는 것에는 염산글루코사민이 많습니다. 최근 글루코사민의 효과에 대한 논란은 주로 식품인 염산글루코사민 때문에 생긴 것으로 추측되며 의약품 영양제인 황산글루코사민의 약효는 계속 인정받고 있습니다.

② 황산콘드로이틴

황산콘드로이틴은 연골의 주성분인 프로테오글리칸을 구성하는 주성분입니다. 나이가 들면 콘드로이틴의 생산이 줄어들어 연골의 기능이 약해져서 퇴행성관절염이 생깁니다. 실제로 퇴행성관절염이 있는 사람은 관절연골의 황산콘드로이틴이 줄어들어 있습니다. 따라서 콘드로이틴을 보충하면 관절염에 도움이 될 것이라 생각해서 많은 연구가 이루어졌습니다. 한때 황산콘드로이틴은 분자량이 커서(16,900) 위장에서는 흡수되지 않는다고 생각했습니다. 지금은 약 8~18%가 흡수된다고 밝혀졌습니다. 황산콘드로이틴을 섭취하면 통증이 줄어들 뿐 아니라 관절의 운동 범위가 늘어납니다. 이는 엑스레이 검사에서도 확인되었습니다. 콘드로이틴은 우리 몸의 매우 중요한 결합조직으로서 연골뿐만 아니라 근육과 골격을 바르게 유지해 줍니다. 또 통증을 완화하고 피부 등에 보습성과 탄력을 주는 것으로도 알려져 있습니다.

③ 아데노실메티오닌(S-adenosyl methionine, SAMe)

아데노실메티오닌은 몸 안에서 합성되는 물질로서 대사에 관여합니다. 우리나라에서는 이 성분의 유도체가 관절염 치료를 위한 전문약으로 처방되고 있습니다. 이를 복용한 퇴행성관절염 환자의 약 70%가 개선되었다는 결과가 나올 정도로 효과를 입증했습니다. 이는 소염진통제와 견줄 정도로 우수한 효과입니다. 부작용이 적은 안전한 성분이라 외국에서는 영양제로 판매합니다. 우리나라에서는 처방이 있어야만 구입할 수 있는 전문약(SAMe 유도체)으로 구분되어 있고 영양제나 건강기능식품으로는 허가되어 있지 않습니다.

④ 비타민 C

음식으로 비타민 C를 섭취하면 퇴행성관절염의 진행과 연골의 감소를 억제할 수 있다고 알려졌습니다. 그러나 영양제로 복용하는 비타민 C의 효과는 아직 불분명합니다.

⑤ 비타민 B3

나이아신아미드(니코틴아미드)는 나이아신과 함께 비타민 B3라고 부릅니다. 퇴행성관절염에 효과가 있어 하루 3g의 고용량을 섭취했을 때 퇴행성관절염 환자의 관절운동 능력과 근육의 힘이 좋아졌으며 피로 회복에도 효과가 있었다고 합니다. 나이아신은 얼굴을 붉게 상기시키는 부작용이 있으므로 많은 양을 복용할 때에는 나이아신이 아닌 나이아신아미드를 권장합니다.

⑥ 브로멜라인

파인애플 등에 많이 들어 있는 효소인 브로멜라인은 특히 동물성 소화효소인 트립신 등과 같이 복용했을 때 퇴행성관절염의 통증을 완화하고 관절 기능을 개선하는 것으로 확인되었습니다. 이들 성분들은 부작용이 거의 없기 때문에 장기 복용에 대한 부담이 없습니다. 브로멜라인 함유 제품들은 일반의약품으로 판매되고 있습니다.

⑦ 악마의 발톱(devil's claw)

남아프리카 원산인 악마의 발톱은 소염진통제와 같이 복용했을 때 관절 통증을 감소시켜 소염진통제의 복용량을 줄일 수 있었습니다. 관절염 치료 약물과 유사한 효과를 나타낸다는 에비던스도 있습니다. 국내에서는 하르파고피티(harpagophyti) 엑스를 함유한 일반의약품이 판매되고 있습니다. 위장 장애 등 부작용이 있을 수 있으므로 장기 복용은 권장하지 않습니다.

⑧ 캣츠클로(cat's claw)

중남미 원산인 캣츠클로 엑스를 복용하면 운동할 때 발생하는 통증을 개선하는 것으로 밝혀졌습니다. 그러나 휴식할 때 생기는 통증은 개선하지 못했습니다.

⑨ 베타카로틴

퇴행성관절염을 예방하지는 못하지만 진행을 늦추는 것으로 나타났습니다. 단 흡연하는 사람은 영양제로 너무 과량 복용하지 않도록 주의해야 합니다.

녹색입홍합의 효과를 둘러싼 논란

요즘 인터넷 쇼핑몰을 통해서 구입하거나 해외여행 갔던 분들이 사 오는 제품 중에 녹색입홍합(또는 초록입홍합)이 눈에 많이 띈다. 관절에 효과 있다는 말에 부모님에게 뉴질랜드산 녹색입홍합을 많이들 선물하지만 그 효과에 대해서는 상반된 실험 결과들이 있다. 영양 성분의 효과를 평가하는 서비스로서 미국 국립보건원에서도 인용하는 NMCD(Natural Medicines Comprehensive Database)에서도 녹색입홍합 추출물 제품에 대해 관절염에 효과가 있다는 에비던스가 부족하다고 판정했다. 게다가 이 성분이 황산글루코사민이나 황산콘드로이틴은 말할 것도 없고 심지어는 생강이나 비타민 B_3

등의 다른 성분들에 비해서도 권장되지 않는다는 사실은 잘 알려져 있지 않다. 퇴행성 관절염에 대해서 약효를 인정받는 의약품 영양제도 많은데 굳이 효과가 확실하지 않은 제품을 권할 필요가 있을까. 이처럼 영양제 중에는 효과와는 상관없이 판매하는 측의 홍보와 광고로 베스트셀러가 된 제품이 꽤 많다는 걸 알아야 한다. 많이 판매되거나 유명하다고 꼭 좋은 제품은 아니다. 제품을 선택할 때에는 에비던스를 제대로 평가할 수 있는 안목이 필요하다.

골다공증

골다공증은 뼈를 구성하는 칼슘을 비롯한 미네랄 성분의 양(골량)이 감소하고 뼈가 약해져서 골절을 일으키기 쉽게 된 상태입니다. 보통 뼈를 칼슘으로만 이루어진 죽어 있는 조직으로 생각합니다. 그러나 뼈는 칼슘 이외에 미네랄, 골세포, 콜라겐 등으로 이루어진 일부가 파괴되거나 생성되는 과정이 끊임없이 일어나는 살아 있는 조직입니다. 나이가 들면 전신의 뼈가 모두 약해지고 골절되기 쉬워집니다. 특히 문제가 되는 것은 힘을 받기 쉬운 대퇴골경부(골반 쪽으로 연결되는 넓적다리뼈의 돌출 부분)와 척추의 골절입니다. 대퇴골경부의 골절은 보행 장애를 일으키고 거동할 수 없게 만드는데, 척추의 골절(압박골절, 척추가 부스러져 주저앉음)도 척수의 신경을 압박하여 잘 걷지 못할 수 있습니다.

일단 골절이 생길 정도로 골밀도가 낮아지면 원래의 뼈 상태로 되돌리기가 힘듭니다. 또 골밀도를 늘리는 것도 분명히 한계가 있습니다. 따라서 골다공증은 무엇보다 젊어서부터 예방하는 것이 중요한 질병입니다. 여성의 경우에는 폐경 이후에 골밀도가 급격히 낮아져 남성보다 골다공증에 걸리기 쉽습니다. 20~30대부터 골밀도를 높이는 노력이 필요합니다.

골다공증의 기준

우리나라는 세계보건기구(WHO)에서 정한 기준을 적용합니다. 젊은이의 골밀도(최대 골밀도)와 표준편차의 2.5배 이상 차이(T score>2.5)가 나면 골다공증으로 정의하기 때문에 이해하기가 어렵습니다. 젊은이의 골밀도(최대 골밀도)에 대한 %로 정의하는 일본의 기준이 골다공증을 이해하는 데 도움이 됩니다. 80% 이상이면 정상, 80~70%는 골감소증, 70% 미만은 골다공증으로 판단합니다.

골다공증을 일으키는 요인

① 나이: 호르몬 변화, 칼슘 흡수 저하, 배설 증가.
② 폐경: 에스트로겐의 감소로 급격히 골량이 감소됨.
③ 유전, 가족력: 가족 중에 골다공증 병력이 있는 경우.
④ 약물: 부신피질 호르몬제, 갑상선 호르몬제 등.
⑤ 흡연: 칼슘 흡수 억제.
⑥ 알코올: 칼슘 배설 촉진.
⑦ 칼슘과 비타민 D 섭취가 적은 사람.
⑧ 마른 체형: 골 형성 불충분.
⑨ 운동 부족: 뼈에 자극을 주어 골 형성 촉진하는 것이 부족해짐.
⑩ 초경이 늦거나 폐경이 빠름: 골 형성 불충분.

예방 및 생활요법

① **칼슘 및 비타민 D 섭취**: 작은 생선, 굴, 녹색잎 채소 등 칼슘이 많

은 식품과 계란, 정어리 등 비타민 D가 들어간 식품을 섭취(단 콜레스테롤이 걱정될 경우 계란은 조심. 우유, 치즈 등은 난소암, 전립선암의 발생 가능성으로 논란 중임).

② **규칙적인 운동**: 걷기, 계단 오르기, 조깅 등의 운동으로 뼈에 자극을 주어 골량 증대.

③ **편식이나 무리한 다이어트 피할 것**: 칼슘의 흡수 저하를 예방하고 배설을 감소시킴.

④ **일광욕**: 자외선에 적당하게 노출되어야 피하에서 비타민 D가 합성됨.

⑤ **콩류 섭취**: 콩의 단백질은 뼈의 구성 성분이 되고 이소플라본 등은 에스트로겐과 유사한 작용으로 골다공증을 억제.

⑥ **적당한 단백질 섭취**: 뼈에는 단백질이 필수적이지만 너무 많은 단백질 섭취는 오히려 칼슘 배설을 촉진.

⑦ **금연, 음주 절제, 스트레스 해소**: 칼슘이 몸 밖으로 빠져나가는 것을 막고 흡수를 촉진시킴.

골다공증에 좋은 영양 성분

① 칼슘

뼈를 구성하는 가장 중요한 미네랄입니다. 뼈 속의 칼슘을 비롯한 미네랄의 양(골량)은 보통 30세 전후에 최고로 도달하고 서서히 감소합니다. 30세 전후의 최고 골량이 높을수록 중년 이후에 골다공증이 생길 위험성이 낮아집니다. 따라서 청소년기, 사춘기, 청년기 모두 칼슘을 꾸준히 섭취하여 골밀도를 유지하도록 노력해야 합니다. 남성보다는 여성, 폐경 전보다는 폐경 후, 체중이 많은 사람보다는 마른 체격, 육체적 활동이 활발한 사람보다는 적은 사람들이 골다공증에 걸리기 쉽습니다. 또한 가공식품, 소금, 설탕, 술, 담배, 커피, 차 등도 골다공증을 조장합니다.

우선 식생활을 개선하여 칼슘과 비타민 D를 충분히 섭취할 필요가 있습니다. 칼슘 하면 일반적으로 우유를 생각하는데 중년 이후에는 권하기 어렵습니다. 우유는 남성에게서는 전립선암, 여성에게서는 난소암을 증가시킨다고 알려져 있습니다. 게다가 동물성 지방을 함유해서 고지혈증의 원인이 된다고 보기 때문입니다. 하버드대학교에서 권장하듯이 채소나 콩 등을 통해 칼슘을 섭취합니다. 식사로 부족한 칼슘은 영양제로 복용하면 됩니다. 음식으로 500~700mg을 섭취하고, 영양제로 800~1,000mg을 섭취해서 하루 약 1,500mg의 칼슘을 섭취하면 적절합니다.

칼슘은 비타민 D를 같이 복용할 때 더 효과가 있으며, 특히 폐경인 여성의 경우에는 여성호르몬제와 같이 복용할 때 더 효과가 있습니다. 칼슘은 함유된 염의 종류(탄산칼슘, 인산칼슘, 구연산칼슘 등)에 따라 흡수율이 많이 달라집니다. 구연산칼슘이 가장 흡수가 잘되고 부작용도 적습니다. 또 신장결석 위험도 적고 위산의 분비가 적은 사람(폐경기 여성이나 제산제를 복용 중인 사람)에게서도 흡수가 양호해서 많이 권장합니다. 구연산칼슘+비타민 D 제품은 일반의약품이라서 처방 없이 구입할 수 있으나 대부분 처방조제용으로만 공급되고 있는 것이 아쉽습니다.

② 비타민 D

비타민 D는 소장에서는 칼슘 흡수를 촉진하고 뼈 조직에서 칼슘이 빠져나가는 것을 막습니다. 혈액 중의 비타민 D 농도가 높을수록 뼈의 강도가 높다는 것이 밝혀졌습니다. 비타민 D는 또한 근육을 강화하는 효과도 있어 특히 노인들의 낙상(넘어지거나 쓰러져 다치는 것) 사고를 줄여 결과적으로 골절의 위험성도 줄입니다.

비타민 D는 원래 피부에서 자외선을 통해 다량 합성됩니다. 실외 생활이 줄어들고 피부암 등을 걱정해서 자외선 차단제를 쓰기 때문에 비타민 D의 양이 부족해지기 쉽습니다. 칼슘과 같이 함유된 제품들이 많은데 바람직한 조성은 구연산칼슘+콜레칼시페롤(비타민 D3)입니다.

③ 콩 이소플라본

이소플라본은 여성호르몬과 비슷한 구조를 가진 식물성 에스트로겐(파이토에스트로겐)류의 일종으로 주로 콩, 붉은 클로버, 감초, 칡에 많이 들어 있습니다. 특히 콩에 들어 있는 이소플라본은 폐경기 전후 여성의 골밀도를 높인다고 합니다. 여성호르몬과 비슷하게 작용하여 뼈의 생성을 돕고 뼈의 분해를 억제하기 때문에 여성호르몬이 감소한 상태에서 더욱 효과를 나타내는 것으로 추측합니다. 여성호르몬 분비가 정상적인 젊은 여성보다는 폐경기인 50세 전후의 여성이나 30~40대에 조기 폐경된 여성들에게서 더 효과가 기대됩니다. 복용량은 하루 콩 이소플라본으로 80~90mg 정도가 적절합니다. 아시아 여성의 경우에는 50mg 정도로도 효과가 있다는 주장이 있습니다.

콩을 섭취하는 것이 좋은 방법이나 꾸준하게 일정한 양을 섭취하기 어려우면 영양제로 보충합니다. 붉은 클로버 등의 이소플라본은 콩 이소플라본보다 골다공증에 대한 효과가 적은 것으로 알려져 있습니다.

④ 이프리플라본

합성 이소플라본의 하나인 이프리플라본은 칼슘이나 비타민 D 등과 같이 복용하면 골밀도를 높여 골다공증을 예방합니다. 국내에서는 처방이 필요한 전문약으로 묶여 있어서 미국에서처럼 영양제로 구입할 수는 없습니다.

⑤ MVM

일부 연구에 따르면 폐경 이후에 구리, 아연, 망간 등의 미네랄을 칼슘과 함께 섭취하면 골밀도를 유지하는 데 효과가 있다고 밝혀졌습니다. 뼈의 건강에는 칼슘뿐만 아니라 다른 미량의 미네랄들도 중요하기 때문입니다. 폐경 전후의 여성이 MVM(멀티비타민 미네랄) 제품을 복용할 필요가 있는 이유입니다.

⑥ 마그네슘

마그네슘은 칼슘과 함께 뼈를 구성하는 주요 성분 중 하나입니다. 또한 마그네슘은 비타민 D가 칼슘의 대사에 관여하여 골밀도를 높일 때에도 필요합니다. 마그네슘의 섭취가 적거나 혈중 농도가 낮은 사람은 골다공증에 걸리기 쉬운 것으로 밝혀졌습니다. 하루 250mg 내지

750mg의 마그네슘을 복용하면 골밀도가 낮아지는 것을 막을 수 있다고 합니다. 그런데 마그네슘은 대장 내에서 삼투압으로 수분을 끌어모으기 때문에 대변을 묽게 하여 설사를 일으키거나 복통을 일으킬 수 있습니다. 그럴 때에는 복용을 일시 중지하거나 복용량을 줄이면 부작용은 사라집니다.

⑦ 오메가-3지방산

오메가-3지방산이 들어간 음식을 많이 먹고 오메가-6지방산은 적게 섭취하는 것이 뼈의 건강에 좋다는 연구 결과가 있습니다. 일반적으로 권장하는 오메가-3지방산:오메가-6지방산=1:4이지만 오메가-3지방산을 섭취하는 것이 유용합니다. 그리 어려워 보이지 않지만 우리의 음식을 살펴보면 간단한 문제가 아닙니다. 참기름, 들기름, 콩기름, 견과류, 튀김기름 등에는 오메가-6지방산이 많이 들어가 있습니다. 반면에 오메가-3지방산은 주로 등푸른 생선에만 많이 들어 있어서 오메가-6지방산의 4분의 1을 섭취하는 것도 쉽지 않기 때문입니다. 골다공증뿐만 아니라 고혈압, 고지혈증, 류머티즘성 관절염, 치매 등에 효과가 있고 갱년기 증상을 완화시키기 때문에 오메가-3지방산의 복용을 적극적으로 권장합니다. 오메가-3지방산은 지질이라서 음식 중의 지방이 림프를 통해서 흡수될 때 같이 흡수되므로 식후에 복용하면 더욱 효과적입니다.

불소와 서양승마 엑스

불소

충치 예방으로 잘 알려져 있는 불소가 골다공증에도 효과가 있다고 한다. 그러나 국내에 어린이 영양제를 제외하고는 불소를 함유한 제품은 거의 없다.

서양승마 엑스

갱년기 장애 증상에 많이 사용되는 서양승마(black cohosh) 엑스가 골다공증에도 효과가 있을 것이라고 기대했으나 효과가 없는 것으로 밝혀졌다. 갱년기 장애 증상을 완화하기 위해서는 복용을 검토해 볼 수 있으나 골다공증까지 염려가 된다면 전문의와 상의하여 호르몬 대체요법(HRT)을 활용하는 것이 삶의 질을 높이는 방법이다. 약 2년 정도까지는 호르몬 대체요법으로 인한 유방암 등의 증가가 없는 것으로 최근 알려지기도 했다. 서양승마 엑스는 유방암 등의 위험성은 없으나 간에 장애를 일으켰다는 보고가 있어서 복용 중에는 정기적으로 간 기능 혈액검사를 권장한다.

시력 저하

"몸이 만 냥이면 눈은 구천 냥"이라는 속담이 있을 정도로 눈은 몸의 감각기관 중에서 제일 중요한 일을 합니다. 문명이 발달하면서 일반적인 건강이나 생활환경은 예전보다 개선되었지만 눈에 관해서는 오히려 악화되었습니다. 전기를 사용하면서 밤에도 현란한 인공조명 밑에서 쉬지 않고 계속해서 눈을 쓰기 때문입니다. 또 최근에는 텔레비전, 컴퓨터, 스마트폰 등의 사용이 늘면서 눈은 더욱 혹사당하고 있습니다.

평균수명이 늘어나면서 노화에 따른 시력 저하는 앞으로 더욱 문제가 될 것입니다. 나이가 들면서 시력이 떨어지는 주된 원인인 황반변성증, 당뇨의 합병증으로 나타나는 당뇨망막증, 노화 때문에 생기는 백내장 등은 본인이 느끼지 못할 정도로 서서히 진행되기 때문에 적절히 대응하지 못하는 경우가 많습니다.

시력 저하를 일으키는 원인

황반변성증은 주로 나이가 들면서 생기는데 오랜 기간 동안 여러 원인들이 누적되어 발생합니다. 눈 망막의 시신경이 주로 모여 있는 황반에 이상이 생겨서 시력이 저하되는 질병입니다. 갑자기 나빠지지 않고 몇 년에 걸쳐 서서히 나빠지기 때문에 병이 진행되어도 잘 모르는 경우가 많습니다. 황반의 손상이 어느 정도 심각해지면 생활에 지장을 받게 됩니다. 이때는 이미 치료나 원상 회복이 매우 어렵습니다.

망막증은 주로 망막의 모세혈관에 문제가 생겨 발생하는 질환입니다. 당뇨병으로 인한 망막증은 당뇨병의 3대 합병증 가운데 하나이며 망막증의 대부분을 차지합니다. 기존의 혈관을 통한 영양 공급이 원활하지 않아 망막세포가 새로운 혈관을 자꾸 만들기 때문에 혈관이 밀집됩니다. 이 신생 혈관은 매우 약해져서 쉽게 출혈이 생기거나 망막에 흔적을 남깁니다. 따라서 점점 시신경 기능을 떨어뜨려 시력이 나빠집니다.

백내장은 눈의 볼록렌즈에 해당하는 수정체가 혼탁해져서 생깁니다. 아직 정확한 원인은 밝혀지지 않았습니다. 백내장은 수술로 해결할 수 있지만 수술 후에도 초점을 맞추기 곤란하거나 정밀한 작업을 하기 어려울 수 있습니다. 따라서 젊어서부터 예방이 중요합니다.

시력을 저하시키는 또 하나의 원인으로 건조안이 있습니다. 눈이 건조해지는 가장 흔한 원인은 깜박거리는 횟수가 줄어드는 데 있습니다. 우리가 눈을 깜박거릴 때마다 눈꺼풀은 눈동자의 바깥쪽 표면인 각막을 눈물로 적셔 줍니다. 평균적으로 1분에 약 20회 깜박거리는 것이 정상입니다. 그런데 컴퓨터 작업을 할 때는 5~7회, 운전할 때에는 6~12회로 줄어 각막이 건조해집니다. 각막이 건조해지면 상처가 나고 자극 때문에 시력이 나빠집니다.

시력을 보호하는 방법

시력이 나빠지는 것을 예방하기 위해서는 먼저 지나치게 밝거나 어두운 조명을 적당한 밝기로 바꾸고, 텔레비전을 보거나 컴퓨터 작업을 할 때에는 자주 휴식을 취합니다. 쉴 때는 되도록 먼 경치를 보는 것이 좋고, 콘택트렌즈를 장시간 착용하는 것을 피합니다. 그리고 당뇨병처럼 눈 건강과 관련이 있는 질환을 꾸준히 치료하는 것이 중요합니다. 에어컨이나 히터의 바람보다는 맑은 공기를 자주 쐬도록 하며 자외선이 강한 곳에 나갈 때에는 선글라스, 양산, 모자 등으로 눈을 보호해야 합니다. 건조안이 되지 않도록 건조한 곳을 피하며 건조안 예방을 위해 인공 누액(인공 눈물)을 사용합니다. 채소나 과일 특히 녹황색 채소를 많이 먹으면 눈 건강에 도움이 됩니다.

눈에 좋은 영양 성분

① 비타민 A와 베타카로틴

비타민 A는 눈의 망막에서 빛을 감지하는 단백질인 로돕신과 포톱신을 합성하는 원료가 되기 때문에 시력에 가장 중요한 성분입니다. 어두운 곳에서 잘 보지 못하는 야맹증은 물론이고 밝은 곳에서의 시력에도 영향을 미칩니다. 건조안을 개선하는 약효가 있어 의약품 영양제로도 판매됩니다. 또 라식이나 라섹 같은 시력 교정 수술 후에 각막의 재생을 촉진해서 시력을 향상시키고, 백내장의 발생을 억제하는 효과도 보고되었습니다.

당근이나 녹황색 채소에 많이 들어 있는 베타카로틴(베타카로텐)은 몸 안에서 일부가 비타민 A로 바뀝니다. 베타카로틴은 시력, 야맹증, 백내장에 대한 효과가 비타민 A와 유사합니다. 비타민 A로 바뀌지 않은 베타카로틴도 항산화제로서 눈 건강과 관련이 있다고 밝혀졌습니다. 교정 수술 후나 건조안에 대한 효과는 없지만 황반변성증을 예방하는 효과는 더 우수한 것으로 알려져 있습니다. 복용 목적에 따라서 비타민 A와 베타카로틴 중에서 선택할 수 있겠지요. 단 흡연자가 합성 베타카로틴을 하루 20mg 이상 수년간 복용하면 폐암 발생이 증가한다는 보고가 있으므로 영양제를 선택할 때 주의할 필요가 있습니다.

② 빌베리(바키늄 미르틸루스)

빌베리에는 안토시아노사이드라는 항산화 성분이 많이 들어 있습니다. 수정체와 망막의 손상을 예방하는 것으로 알려져 있습니다. 망막에서 항산화 작용을 하여 노인성 황반변성증을 예방합니다. 또 망막의 혈관을 튼튼하게 하여 출혈을 억제함으로써 당뇨병 등에 의한 망막증에도 효과가 인정되었습니다. 렌즈에 해당하는 수정체의 노화를 막아 백내장이 생기는 것을 예방하고, 시력을 증진하는 가능성도 시사되었습니다.

빌베리 추출물은 망막증, 야맹증, 고도근시에 대한 약효가 인정되어 치료용 의약품으로 처방되고 있습니다. 복합제는 의약품 영양제로 판매됩니다. 마트나 백화점에서 눈에 좋다면서 판매되는 블루베리는 빌베리와는 달리 효과에 대한 에비던스가 없다는 점을 유의하세요.

③ 아연

눈의 망막에서 시력에 작용하는 중요한 효소 2가지는 모두 아연을 필요로 합니다. 황반변성증 환자가 하루 45mg씩 1~2년 복용한 결과 시력이 나빠질 위험성이 감소했다고 보고되었습니다. 또 이미 발병한 황반변성증의 악화를 막는 효과도 기대됩니다. 아연의 시력 개선에 대한 효과는 다른 항산화 성분들과 같이 복용했을 때 더 컸습니다. 아연이 많이 함유된 제품을 복용할 때에는 구리가 결핍되기 쉽습니다. 따라서 황반변성증이 이미 발생했을 때에는 아연과 구리가 함께 들어간 MVM(멀티비타민 미네랄)을 항산화제(비타민 A, C, E 등 함유)와 함께 복용하는 것이 효과적입니다.

④ 은행잎 엑스

은행잎 엑스는 노인성 황반변성증의 초기에 복용하면 효과가 있습니다. 또 혈류를 개선하므로 당뇨병에 의한 망막증에도 효과가 있으며 녹내장의 치료에도 유효성이 시사되었습니다. 눈뿐만 아니라 두뇌 관련, 혈액순환, 성인병에 널리 효과가 입증되어 어르신들이나 수험생 등에게 많이 권장하는 성분입니다. 더 안전하고 확실한 효과를 얻기 위해서는 의약품 영양제로 생산된 제품을 권장합니다.

⑤ 루테인

루테인(lutein, 메밀에 풍부한 루틴rutin과는 다름)은 주로 시금치, 케일, 옥수수 등에 들어 있는 성분입니다. 이런 음식을 통해 루테인을 장기간 섭취하면 노인성 황반변성증을 예방합니다. 백내장을 예방하는 효과도 있는데, 눈의 볼록렌즈에 해당하는 수정체에 루테인이 함유되어 있기 때문이라는 주장입니다. 그러나 루테인의 효과가 의약품으로서 약효를 인정받을 정도는 아닙니다. 따라서 루테인이 들어간 의약품 영양제는 아직 없습니다. 또 영양제로 섭취하는 것이 음식으로 섭취했을 때와 같은 효과가 있는지에 대해서도 아직 명확하지 않습니다. 일단 영양제보다는 루테인이 많이 들어 있는 케일, 시금치, 브로콜리 등 녹황색 채소와 옥수수를 꾸준히 섭취합니다.

⑥ 비타민 E

활성산소는 눈에 여러 가지 손상을 일으키는 것으로 추정됩니다. 비타민 E와 같은 항산화제는 활성산소를 제거하는 역할을 합니다. 비타민 E를 복용하면 당뇨병에 의한 망막증, 노인성 황반변성증, 백내장을 개선할 수 있다는 연구도 있습니다. 그러나 일부에서는 효과가 없다는 보고도 있으므로 좀 더 연구가 필요합니다. 라식이나 라섹 같은 시력 교정 수술 후에 각막의 회복을 돕는 작용은 널리 알려져 있습니다.

⑦ 비타민 C

항산화 물질을 많이 섭취하지 않거나 혈액 중 항산화 물질의 농도가 낮은 사람은 백내장에 걸릴 위험성이 높습니다. 비타민 C와 글루타티온은 눈의 렌즈에 해당되는 수정체의 산화 변성을 막는다고 알려져 있습니다. 항산화제 성분이 들어간 영양제를 장기간 복용하면 백내장에 걸릴 확률이 60% 감소한다고 밝혀졌습니다. 수정체의 산화 변성은 서서히 나타나기 때문에 백내장을 예방하려면 비타민 C를 몇 년 이상 꾸준히 섭취해야 합니다. 단 부작용이 생기지 않도록 하루 2g 이상은 섭취하지 않도록 권장합니다.

⑧ MVM

황반변성증이 있는 사람들이 MVM(멀티비타민 미네랄)을 복용하면 복용하지 않은 사람에 비해서 시력 개선에 효과가 있습니다. 함유된 아연과 비타민 B 등이 작용하기 때문이라고 추측합니다. 이미 황반변성증이 생겼다면 구리와 아연을 함유한 제품과 항산화제를 같이 복용할 것을 권장합니다.

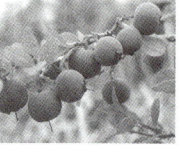

블루베리 빌베리

눈에는 블루베리가 아니라 빌베리

요즘 마트나 백화점에 가 보면 블루베리(Blueberry, 학명 Vaccinium corymbosum)가 눈에 좋다고 꽤 비싼 가격에 판매된다. 안타깝게도 블루베리를 먹어서 눈에 도움이 된다는 에비던스는 없다.

눈에 도움이 되는 것은 블루베리가 아니라 빌베리(Bilberry, 학명 Vaccinium myrtillus)이다. 모양도 비슷하고 학명도 비슷하지만 오렌지와 레몬이 다른 것처럼 엄연히 다른 과일이다. 모두 안토시아닌이라는 물질이 들어 있는데, 보라색을 띄는 과일에는 대부분 들어가 있는 색소이다. 안토시아닌 종류라 하더라도 과일마다 성분의 종류나 구성 비율은 모두 다르다. 지금까지 시력과 관련해서 약효가 확인된 것은 대부분 빌베리이다. 따라서 빌베리 엑스(추출물)는 처방용 의약품으로도 판매되지만 블루베리는 의약품은 물론이고 우리나라에서는 건강기능식품으로도 인정되지 않은 식품일 뿐이다.

빌베리는 주로 혈관계통에 작용하여 망막의 변성을 억제하는 역할을 하기 때문에 당뇨나 고혈압으로 망막에 변성이 오는 것을 예방한다. 또 야맹증이나 고도근시에도 효과가 있는 것으로 알려져 있다. 의약품이나 식품에 바키늄미르틸루스(Vaccinium myrtillus)라고 학명이 표기되어 있어야 정확한 빌베리 제품이다. 그런데도 효과가 없는 블루베리가 더 널리 알려져 있다. 아마도 모양도 비슷한데다가 혼동해서 사용된 적도 많고 블루베리가 빌베리보다 재배하기가 수월해서 식재료로 많이 공급되었기 때문일 것이다. 빌베리는 한 곳에 1~2개의 열매밖에 안 열리지만 블루베리는 한 곳에 여러 개가 열리기 때문에 훨씬 재배하기가 쉽다. 블루베리는 효과보다는 맛이 일품이므로 음식이나 요리의 재료로 쓰는 것이 좋다.

4장

영양제에 대한 오해와 진실

천연 비타민 제품의
안타까운 진실

이전에 약국에서 수입 비타민 C 츄잉정을 본격적으로 취급하기 시작할 무렵 천연 비타민 논쟁이 일었습니다. 그 제품은 일반 비타민 C 원료에다가 천연 과일 가루를 섞어서 만든 것이었습니다. 수입 회사는 주원료인 비타민 C는 천연이 아님에도 불구하고 마치 전체가 천연인 것처럼 광고도 하고 제품 설명을 했다가 나중에 천연 비타민이란 표현을 삭제했습니다.

최근에 다시 천연 비타민제 광고가 늘면서 천연 비타민에 대한 관심이 높아지고 있습니다. 제품의 원료가 천연인 것은 확실해 보입니다. 그런데 전문가들이 걱정하는 이유는 혹시 소비자들이 보통의 영양제와 성분이나 함량은 같은데 원료만 천연으로 고급화한 제품이라고 오해할 수 있기 때문입니다. 그로 인해서 섭취하는 비타민과 미네랄의 종류와 양이 부족해질 가능성을 우려합니다. 또한 천연이라는 것을 큰 장점인 것처럼 광고하고 있어 천연은 무조건 안전하다는 잘못된 생각을 가질까 걱정스럽습니다.

우선 낮은 함량이 문제다

이들 천연 비타민 제품들은 그 함량이 매우 낮습니다. 예를 들어 '브○○○ 비타민 B 복합'은 하루 4정이나 복용해야 함에도 불구하고 대부분 1일 권장량에도 미치지 못합니다. 비타민 결핍증도 예방할 수 없는 소량입니다. 비타민 성분 7가지 중에서 권장섭취량을 넘는 것은 단 2종에 불과합니다. 의약품 영양제와는 함량이 100배 이상 차이나는 것도 있습니다.

미네랄 독성이 생길 수도 있다

'비타민 B 복합제'라고 말하면서도 미네랄 3종이 포함되어 있습니다(천연 원료의 특성상 미네랄을 제거하기 어려운 것으로 추측합니다). 그러나 소비자들은 그냥 비타민 B만 들어 있는 제품으로 오해할 수 있습니다. 비교적 안전한 비타민 B는 함량이 낮은 반면 덜 안전한 미네랄의 함량은 높습니다. 수용성 비타민 B니까 안전하다고 착각해서 과량 복용할 경우 미네랄의 독성이 생길 수도 있습니다. 다른 MVM(멀티비타민 미네랄)과 같이 복용할 때는 미네랄이 중복되어 과잉 섭취의 부작용이 생길 수 있으니 더욱 조심해야 합니다. 또 아연을 함유한 제품에는 오래 복용했을 때 발생하는 구리의 결핍을 막기 위해 보통 구리도 같이 들어 있습니다. 그런데 '브○○○ 비타민 B 복합'에는 함유되어 있지 않아 구리가 결핍되지 않도록 주의해야 합니다.

성분 개수가 적다

함유된 성분의 수도 너무 적습니다. 의약품 MVM들이 보통 18종 이상의 비타민과 미네랄을 함유한 것에 비해서 '브○○○ 멀티비타민 미네랄'은 12종에 지나지 않습니다. 필요한 영양소의 약 절반만 충족시키기 때문에 이 제품을 복용하더라도 보충해 줄 수 없는 성분이 많습니다. 게다가 함량도 대부분 권장량에 못 미치고 있습니다. '브○○○ 비타민 B 복합'에 칼슘과 비타민 C만 추가된 것이 '브○○○ 멀티비타민 미네랄'입니다. 전문가나 소비자나 선뜻 이해하기 어려울 듯합니다.

천연 비타민 C와 귤

한편 '브○○○ 비타민 C'는 1정 함량이 67mg인데 보통 비타민 C 영양제의 함량이 1,000mg이므로 15분의 1에 불과합니다. 이 정도면 감귤 2개 정도면 섭취할 수 있는 양입니다. 감귤에는 칼슘, 마그네슘 등의 미네랄과 비타민 B와 비타민 A, 엽산과 최근에 눈 영양제로 각광 받는 루테인 등의 영양 성분이 다양하게 들어 있어 매우 훌륭한 영양 공급원입니다. 굳이 '브○○○ 비타민 C'를 복용해야 하는 이유를 소비자들이 받아들일 수 있을까요?

요즘 우리나라에서 유행하는 비타민 C는 보통 하루 2,000mg까지 복용하는 경우가 많습니다. 이 천연 비타민 C는 3정에 200mg이 들어 있으므로 하루 2,000mg 섭취를 원한다면 30정을 복용해야 합니다. 1통에 84정이 들어 있으니 3일치도 안 되는 양입니다. 영양 성분을 '효율적으로 충분히' 공급하는 영양제의 의미와는 거리가 있어 보입니다.

천연 성분은 모두 안전할까?

천연 성분은 일반적으로 안전하다고 생각하는데 최근 구미에서는 중국이나 인도에서 수입한 천연 성분 제품이 많은 사고를 일으켰습니다. 천연 성분이 오히려 농약이나 중금속 등에 오염될 가능성이 더 높습니다. 원식물을 채취하는 단계에서 혼입되는 불순물이나 독성 물질을 제거하기 어렵기 때문입니다. 원료 검사 과정에서 밝혀지면 다행이지만 검사 항목에 없는 것들은 오히려 문제가 될 수 있습니다. 또 알레르기 등의 위험성도 배제할 수 없습니다.

미국에서 안전성 문제를 일으키는 서플리먼트의 대부분이 이른바 천연 성분 제품이라는 점을 상기할 필요가 있습니다. 미국 서플리먼트 중 절대 구입해서는 안 된다고 알려진 12가지 더티더즌 중 10가지도 천연 성분에 해당합니다. 가장 대표적인 예로는 다이어트에 좋다는 생약을 이름이 유사한 다른 생약으로 잘못 써서 큰 문제가 되었지요(차이니즈허브신증). 가장 최근에 이슈가 된 것은 일본에서 C형 간염 환자들이 간에 좋다고 해서 울금 제품을 복용했는데 간염이 악화된 소동이었습니다. 제품에 표시되지는 않았지만 다량 혼입된 미네랄이 원인이었습니다. 천연 성분이라고 무조건 안전하다는 생각은 버려야 합니다.

낮은 기능성 등급

의약품 영양제와 효과는 비슷하거나 같고 원료만 천연 성분이라고 오해해서는 안 됩니다. 두뇌 기능에 도움이 된다고 주장하는 '브○○○브레인'은 개별인정형 건강기능식품의 등급인 '질병 감소, 기타Ⅰ, 기타 Ⅱ, 기타 Ⅲ' 중에서 기타 Ⅱ등급에 해당됩니다. 이는 '두뇌 활동 개선에 도움을 줄 수도 있다.'는 뜻으로 '두뇌 질병 감소', '두뇌 건강에 도움이 됨'과 같은 높은 등급의 건강기능식품보다 기능성이 낮습니다. 더욱이 약효가 인정되는 의약품 두뇌 활동 개선제와는 비교할 수도 없습니다. 그리고 의약품 영양제 중에서 두뇌 활동에 도움이 된다고 알려진 것의 대부분은 약효와 안전성이 확인된 천연 성분을 까다로운 기준을 통과시켜 만든 것들입니다. 천연 성분이라도 그 안전성과 효과를 잘 따져서 복용하는 지혜가 필요합니다.

비타민 결핍증을 예방하기 위해서는 우선 평소에 채소나 과일로 비타민이나 미네랄을 충분히 섭취합니다. 그리고 더 섭취할 필요가 있을 때에는 안전하면서 효과가 높고 복용이 편리하며 경제적인 제품을 신중히 골라야 합니다.

웅담 성분(UDCA)이 피로 회복에 좋다?

웅담의 성분이라는 우르소데옥시콜린산(UDCA)은 피로 회복제에 쓰여 많이들 찾습니다. 수십 년간 이 성분이 들어간 약품이 피로 회복 영양제와 간장 보호제로 참 많이 판매되었습니다. 최근에 유명한 축구 선수가 나온 광고 때문에 찾는 사람들이 더욱 늘었습니다. 혹시나 UDCA가 피로 회복에 좋다고 생각한다면 생각을 바꿔야 합니다.

UDCA는 곰의 쓸개를 떼어 내어 말린 웅담의 주성분입니다. 조선 시대까지만 해도 웅담 하면 죽어가는 사람도 살릴 만큼 명약으로 알려졌습니다. 일반 백성들은 아마 꿈도 못 꿀 그런 귀한 약이었습니다. 우리 민족이 영물로 여기는 곰을 목숨을 걸고 사냥해야만 조금 얻을 수 있었으니 얼마나 귀했겠습니까? 그런 웅담의 성분이니 당연히 몸에 좋을 것이라고 믿고 싶었겠지요.

그런데 안타깝게도 UDCA는 피로 회복과는 아무런 관련이 없으며 비타민 같은 영양제 성분도 아닙니다. 간세포를 보호하는 작용도 없습니다. 까다롭기로 유명한 FDA의 허가를 받아야만 생산할 수 있는 미국의 UDCA 제품은 모두 쓸개에 생긴 담석을 녹이고 담석이 생기는 것을 억제하거나 담즙 배출 장애로 생기는 간경화에만 사용하도록 되어 있습니다. 즉 피로 회복은 물론 간과도 직접적인 관련이 없고 간 밑에 있는 쓸개에서 주로 작용하는 치료약입니다. 어떤 자료나 기관에서도 UDCA를 영양 성분으로 인정하지 않고 단지 치료제로만 취급합니다.

UDCA는 담즙산의 한 종류입니다. 담즙산은 간에서 콜레스테롤로부터 만들어져서 담낭(쓸개)에 농축되었다가 기름기 있는 음식을 먹었을 때 이를 소화시키기 위해서 십이지장에 담즙으로 배출되어 소화를 돕습니다. 담즙산의 조성은 동물마다 모두 다릅니다. UDCA는 원래 곰에만 많고 사람에게는 별로 없는 성분입니다.

피로 회복제로 오인해서 부작용이 없다고 생각하겠지만 부작용도 꽤 있습니다. UDCA는 오히려 간 수치를 악화시키는 경우가 있어서 정기적으로 검사가 필요하고 소화기계 부작용, 과민증, 간질성 폐렴 등 여러 종류의 부작용을 경고합니다. 과학적 근거도 없이 막연한 기대와 추측을 갖고 피로 회복제로 복용하거나 권유하는 것은 걱정스러운 일입니다.

UDCA를 먹어서 담즙산의 조성을 인위적으로 변화시키는 것이 담석증의 예방과 치료에는 도움이 될지는 몰라도 일반 사람들에게도 과연 바람직할지, 다른 영향은 없을지 고민해 보아야 합니다. 그리고 영양제 성분도 아닌 치료제 성분을 영양제로 알고 복용한다면 문제가 있지 않을까요?

간 기능 개선에 대한 에비던스가 있는 영양 성분으로는 밀크시슬(실리마린), 베타인, 타우린 등이 알려져 있습니다.

임신과 엽산에 대한 중대한 오해

엽산의 중요성에 대해서는 최근 많이 알려져 있습니다. 그런데 대부분의 소비자들이 잘못 알고 있는 내용이 있습니다.

엽산에 대해 제대로 알려진 사실

먼저 엽산에 대하여 잘 알려진 내용은 다음과 같지요. 시금치 등에서 발견되어 엽산이란 이름이 붙었다는 것, 임신 시에 특히 필요하다는 것, 기형아 예방에 중요하다는 것, 세포가 빨리 증가하는 곳에 필요하기 때문에 빈혈이나 혈액대사 또는 신경세포에 특히 중요하다는 것 등입니다. 그리고 섭취하도록 권장하는 엽산의 양은 $400\mu g$이라는 것 등은 비교적 잘 알려져 있습니다.

엽산에 대해 덜 알려진 사실

음식을 통해 엽산을 섭취하면 좋겠지만 흡수가 잘되지 않는다는 사실은 잘 알려져 있지 않습니다. 음식에 들어 있는 엽산은 당-엽산-단백질의 결합체로 존재합니다. 이것들이 위장에서 분리되어야만 흡수가 되므로 흡수율이 떨어질 수밖에 없습니다. 반면 영양제에 들어 있는 엽산은 결합체가 아니라 엽산만 들어 있어 흡수가 훨씬 용이합니다. 따라서 국제적으로 음식에 들어 있는 엽산과 영양제의 엽산이 갖고 있는 효과에 대해서 다음과 같이 정의했습니다.

1μgDFE(dietary folate equivalent)=음식 중의 엽산 1μg=영양제 중의 엽산 0.6μg

즉 영양제에는 60%만 들어 있어도 음식 중의 엽산과 같은 효과를 낼 수 있습니다. 영양제를 공복에 복용하면 50%만 있어도 음식 중의 엽산과 효과가 같다고 구분하기도 합니다. (혼란을 피하기 위해서 우리나라에서는 그냥 60%로 간주합니다.) 엽산을 음식보다는 영양제로 섭취하고 엽산 제품은 가급적 공복에 복용하도록 권장하는 이유입니다.

엽산에 대해 잘못 알려진 사실

권장하는 섭취량의 단위인 μgDFE를 μg으로 잘못 아는 사람이 많습니다. 우리나라의 경우 일반 성인의 엽산 권장량은 400μgDFE, 임신한 사람의 권장량은 600μgDFE, 임신한 사람을 비롯한 모든 성인의 상한 섭취량은 1,000μgDFE입니다. 모두 결합된 엽산의 양입니다.

반면에 모든 제품의 엽산 함량 표시는 결합 엽산 μgDFE가 아닌 엽산 μg(또는 mg)으로 표시됩니다. 권장하는 양과 제품에 표기되는 양의 단위가 달라서 오해가 발생하기 쉽습니다.

권장섭취량과 상한량을 정리하면 다음과 같습니다.

	섭취 기준	제품의 엽산 함량
일반인 권장량	400μgDFE	240μg
임신 권장량*	600~800μgDFE	360~480μg
임신 상한량	1,000μgDFE	600μg

* 임신 권장량: 우리나라=600μgDFE, 미국=800μgDFE, 일본=480μg.

일부 영양제 중에는 권장섭취량에 대한 %를 같이 표기하는 경우가 있는데 제품 함량 표시에 다음과 같이 적힌 것을 발견할 수 있습니다.

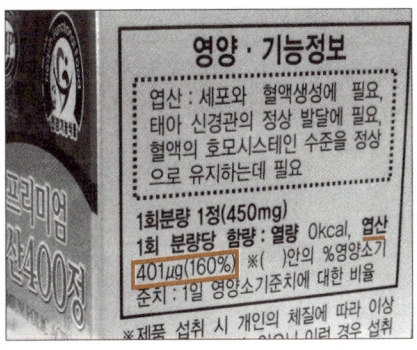

이 제품의 엽산 함량 401μg은 권장섭취량인 결합 엽산 400μgDFE의 약 160%에 해당하는 양이라는 것입니다.

엽산에 대해 헷갈리는 것

소비자들이 혼동하는 것은 너무나 당연합니다. 우리나라에서 임산부용 MVM(멀티비타민 미네랄) 제품에서 가장 점유율이 높은 다국적 제약회사인 B사에 먼저 제가 약사임을 밝히고 문의한 적이 있습니다. 그 회사가 판매하는 임산부용 MVM 제품의 엽산 함량이 국내 임산부의 섭취 상한량인 1,000㎍DFE를 초과하는데 어떻게 소비자들에게 설명해야 할지 설명을 부탁했습니다. 그때 "저희 제품은 800㎍이 함유되어 있기 때문에 상한량을 넘지 않습니다."라는 대답을 들었습니다. 제가 엽산의 권장량 단위인 DFE에 대해 설명하고 "엽산 800㎍은 1,330㎍DFE에 해당되어 임산부 상한량 1,000㎍DFE를 33%나 초과합니다. 임신한 사람에게 부작용이 나타나면 더 큰 문제가 아닐까요."라고 되물었더니 처음 듣는 이야기라면서 외국의 본사에 문의해 보겠다고 했습니다. 유명 회사의 직원이 임산부용 MVM에서 가장 중요한 성분인 엽산에 대해서 자세히 파악하지 못했을 정도이니 일반인들이 모르는 것은 어쩌면 너무나 당연하지요. 그러나 임신 계획이 있는 여성은 자신과 아기를 위해서 현명하게 제품을 선택하려는 노력이 필요합니다.

'섭취량=㎍DFE, 제품 함량=㎍' 이라는 점을 꼭 잊지 말아야 합니다.

혹시 임산부가 먹는 음식 중에 엽산이 많은 음식을 조심해야 하는지 걱정하는 사람이 있을지도 모르겠습니다. 그런 걱정은 하지 않아도 됩니다. 엽산의 섭취 상한량은 '영양제나 엽산 강화 식품으로 섭취하는 양'에 대해서만 규정합니다. 일반적인 음식으로 섭취하는 엽산은 문제가 되지 않습니다.

잇몸약은 잇몸 보약일까?

하루에도 몇 번씩 접하는 텔레비전 광고 영향인지 많은 사람들이 먹는 잇몸약을 영양제로 오해하고 있습니다. 꾸준히 먹으면 잇몸이 튼튼해질 것이라고 기대합니다. 약국에 문의하러 오는 분들이 하루에도 한두 분은 꼭 있습니다. "잇몸에 ○○○이 좋아요? △△△이 좋아요?"

이 질문에는 항상 난감합니다. 뭐라 시원하게 대답해 줄 말이 없기 때문입니다.

우리나라에서 먹는 잇몸약으로 판매되는 유명한 제품이 두 가지 있습니다. 첫째는 옥수수 추출물 단일제이고 다른 하나는 소염제인 리소짐(lysozyme) 복합제입니다. 치료약 성분인 리소짐이 들어 있는 제품은 당연히 영양제라고 할 수는 없습니다. 옥수수추출물에 대해서는 NMCD(Natural Medicines Comprehensive Database)를 비롯한 영양 성분에 대한 공신력 있는 기관의 자료는 전혀 없습니다. 영양 성분이 아니라는 것입니다. 결국 두 제품 다 영양제는 아닌 것입니다.

두통약을 두뇌 보약이라고 하지 않고 관절염 진통제를 관절 보약이라고 하지 않듯이 잇몸약도 잇몸 보약이라고 생각할 수는 없습니다. 그리고 두통약을 계속 먹는다고 머리가 좋아진다고 할 수 없듯 잇몸약을 계속 복용한다고 잇몸이 튼튼해진다고 기대하기는 어렵겠지요. 두통약이 두통을 가라앉히듯 잇몸약은 그냥 잇몸 염증을 가라앉히는 약인 것입니다.

잇몸 염증은 세균들이 잇몸과 치아에서 그치지 않고 심장병이나 중풍 등을 일으킬 위험성이 있습니다. 염증과 함께 세균을 억제하는 철저한 관리가 필요합니다. 에비던스가 있는 방법으로 평소부터 관리를 하는 것이 좋습니다.

① 올바른 양치질로 치태를 예방하고 치석은 스케일링으로 제거한다.
② 치실이나 치간 칫솔로 균의 먹이가 되는 음식찌꺼기를 깨끗하게 제거한다.
③ 살균성분이 든 가글을 사용한다.
④ 식물성 소염제로 만든 치약으로 염증을 가라앉힌다.

에비던스가 있는 잇몸 영양제는 어떤 것이 있을까요? 현재 미국 등에서는 코엔자임큐텐이 잇몸 영양제로 가장 권장되고 있습니다. 일부 연구에서 효과가 있음이 밝혀졌기 때문입니다. 코엔자임큐텐은 특히 50세 이후에 발생하기 쉬운 심장병, 고혈압, 피로, 신경 장애 등에 대해서도 효과가 있기 때문에 앞으로 더욱 각광받을 것으로 생각됩니다.

성장 촉진 영양제가 따로 있다?

자식들의 키에 대한 부모들의 관심과 걱정은 참으로 대단합니다. 사회가 점점 외모지상주의를 부추기는 시대이다 보니 부모들의 걱정이 이해가 됩니다. 자식을 위해서라면 돈을 아끼지 않고 투자할 부모들이 많으니 이런 훌륭한 시장을 영양제 회사들이 그냥 지나칠 리가 없겠지요. 요즘은 좀 뜸합니다만 얼마 전까지만 해도 신문이나 잡지 등에 '키 180cm' 같은 광고가 많이 실렸습니다. 부모들의 한풀이를 대신하듯 부모보다 머리 하나는 더 큰 자녀들을 광고 사진에 실어 부모들이 일종의 대리 만족을 느꼈을지도 모릅니다. 자세히 보면 교묘하게 법을 피하면서 '누구든지 키 180cm까지는 크게 할 수 있다.'는 암시나 오해를 일으키는 표현이 들어가 있습니다. 그런데 문제는 이들 제품 중에 키와 관련된 효능이 들어 있는 것은 하나도 없다는 점입니다. 국내 건강기능식품이나 의약품 영양제 중에서 키를 크게 해 주는 제품은 없으니까요.

물론 성장에 유용한 영양제를 찾을 때 약국에서 취급하는 건강기능식품 중에서 권장하는 제품은 있습니다. 이들 제품들은 칼슘이나 미네랄 또는 생리활성물질을 다량 함유해서 편식을 하거나 인스턴트식품을 많이 먹는 아이들에게 모자라는 칼슘과 미네랄을 제공해 주고, 음식으로 섭취하지 못하는 영양 성분을 보충해 줍니다. 그나마 현재 판매되는 영양제 중에서 성장과 가장 관련이 있기 때문에 권장합니다.

IGF 성장인자가 들어간 제품

또 한 가지 부모들을 혼란에 빠뜨린 것으로 IGF(insulin-like growth factor)라는 성장인자가 들어 있는 제품입니다. 한때 성장인자가 들어 있어서 키를 농구 선수만큼 크게 해 준다는 식으로 마케팅을 하던 제품이 있었습니다. 의약품이나 건강기능식품으로서 효과를 입증하는 에비던스가 없어서인지 지금은 표현이 좀 완화되었습니다. 그러나 여전히 성장인자(Growth Factor)를 연상시키는 제품명을 쓰는 것을 보면 그 콘셉트는 바뀌지 않은 것 같습니다.

IGF라는 성장인자는 혈당을 낮추는 인슐린과 매우 유사한 구조를 가진 성장촉진물질입니다. 이 성장인자가 뼈 끝부분의 연골에 작용하여 성장을 도와주는 것은 확실합니다. 문제는 IGF가 주사로 맞았을 때에만 효과가 있다는 점입니다. 먹어서는 흡수되지 않는 성분이 몸 안에서 작용할 리가 없습니다.

충분한 미네랄과 비타민 섭취, 적당한 운동이 중요!

먹어서 흡수가 되는지 여부만 확인했더라도 약사들과 소비자들에게 혼란을 주지는 않았을 것입니다. 성장에 도움을 주는 칼슘이나 미네랄, 비타민 등이 골고루 많이 들어 있는 일반적인 제품을 전문가와 상의하여 선택하는 것이 현명합니다. 결과적으로 유명 회사의 제품이라고 무턱대고 믿기보다는 그 에비던스를 꼭 따져 보아야 한다는 교훈을 준 제품이었습니다.

사춘기에 들어서면 성장하는 속도가 급속히 빨라지기 때문에 혹시 그래서 키 차이가 나는 것은 아닌지 확인하거나 성장 클리닉의 검진을 받을 필요가 있습니다.

성장을 촉진하기 위해서는 편식을 하지 않고 음식을 통해서 골격이나 근육 생성에 필수적인 칼슘과 철분 등의 미네랄과 비타민을 충분하게 섭취해야 합니다. 그리고 적당한 운동으로 몸의 대사를 촉진하고 잠을 충분히 자면 효과적입니다.

초유는 면역력을 증가시킨다?

초유 하면 먼저 면역력을 떠올립니다. 호주나 뉴질랜드에 여행 갔던 사람에게서 초유 제품을 선물로 받거나 또는 국내에서 초유 제품을 구입할 때에도 아마 면역력에 효과가 있다는 이야기를 들었을 겁니다. 이처럼 면역력의 대명사로 알려져 있는 초유는 과연 면역력을 높여줄까요.

결론적으로 모든 초유는 일반 식품 원료로서 면역력 증강에 대해 입증된 에비던스가 없습니다. 면역이란 외부의 미생물에 대한 방어 능력을 말하는데, 초유를 먹음으로써 이런 방어 능력이 증가된다는 근거는 없습니다.

초유(初乳, colostrum)란 분만 직전이나 직후, 수일 동안만 분비되는 젖으로서 면역과 관련 있는 면역 글로불린이 들어 있습니다. 초유를 먹은 갓 난 송아지는 일시적으로 어미의 면역성을 얻는 것으로 알려져 있습니다. 따라서 초유를 먹으면 우리 몸속에도 면역 글로불린이 증가되어 미생물에 대한 방어 능력이 향상되리라고 기대했던 것입니다. 그러나 안타깝게도 사람에 대한 초유의 면역력 증가 효과는 입증되지 못했습니다. 다만 영아 및 유아의 식중독 설사의 주원인인 로타바이러스

(rotavirus)에 의한 장염이나 설사 등의 치료에 유용한 것으로 알려져 있기는 합니다. 그러나 일반적으로 초유 제품에 함유된 면역 글로불린은 소량이라서 이 효과조차 기대하기 어렵다는 의견이 많습니다. 운동선수의 능력을 높인다는 주장도 있으나 그 근거도 확실하지는 않습니다.

현재 초유는 의약품으로는 물론 기능성 식품 원료로도 인정받지 못하고 있습니다. 그럼에도 불구하고 아직도 초유가 면역 기능과 관련 있다고 오해합니다. 초유를 생산하는 나라들의 마케팅에 우리가 좌우될 필요는 없지 않을까요? 이들 나라들에서 생산되는 녹색입홍합, 상어 연골, 로열젤리, 프로폴리스 등이 비용이나 효과 면에서 모두 논란이 있는 제품들입니다. 믿고 싶은 것과 믿을 수 있는 것은 냉철하게 구분해야겠습니다.

그렇다면 면역력을 높이려면 어떻게 해야 할까요?

많은 학자들이 먼저 생활 습관 면에서 규칙적인 운동, 금주와 금연, 카페인 줄이기, 규칙적인 식사, 채소와 과일을 많이 먹을 것, 물을 많이 마실 것을 권장합니다. 또 면역력을 해치는 스트레스를 해소하기 위해서 요가, 명상, 목욕 등을 권장합니다. 영양제 중에서는 비타민 C, 비타민 D, 아연이 효과적입니다.

입병에는 비타민 C 츄잉정을 먹는다?

입안에 염증이 생기면 약국에 와서 씹어 먹는 비타민 C 츄잉정(씹어 먹는 정제)을 찾는 사람들이 많습니다. 그러나 비타민 C는 구내염 개선에 대한 에비던스가 없습니다. 이론상으로는 비타민 C가 콜라겐을 만들어 내는 역할을 하기 때문에 상처 치유에 도움이 되어 구내염을 완화한다고 생각했으나 에비던스가 없습니다.

구내염에 도움이 되는 것으로 알려진 성분들은 주로 비타민 B 종류와 아연 등의 미네랄, 유산균 등입니다. 이런 성분들도 평소에 꾸준히 복용해야 구내염을 예방하는 효과를 기대할 수 있습니다. 이때 복용하는 비타민 B는 최적섭취량이 적절하므로 50~100mg씩 들어간 고함량 제품이 효과적입니다. 수용성 비타민이므로 몸에 축적될 염려도 없고 에너지를 만드는 대사 과정에 관여하므로 구내염의 원인인 피로를 개선하는 효과도 기대할 수 있습니다.

구내염이 생겼을 때에는 가급적 염증 부위를 자극하지 않도록 합니다. 짜거나 맵거나 신 음식은 피해야 하는데, 비타민 C는 대표적인 신맛이므로 오히려 구내염을 자극할 수도 있습니다. 또 양치질할 때 칫솔로 상처 부위를 건드리면 회복이 늦어지기 때문에 주의해야 합니다. 필요하다면 가글을 사용하면 좋습니다. 우유는 염증 부위를 보호하고 자극성도 없어 구내염 때문에 식사를 잘 못할 때 칼로리 공급에 도움이 되어 많이 권장합니다.

구내염은 발생 원인이 물리적 자극(칫솔, 보철, 교정기, 씹음)에 의한 상처이든 화학적 자극이든 아니면 뜨거운 음식에 의한 화상 때문이든 모두 비슷한 형태로 진행되기 때문에 바이러스, 세균, 진균에 의한 상처와 구별하기가 힘듭니다. 바이러스 때문에 구내염이 발생하면 오라○○와 같은 스테로이드 함유 구내염 연고는 사용하지 못하도록 하고 있습니다(오라 ○○ 주의사항: 다음 환자에는 투여하지 말 것-구강에 결핵성, 바이러스성, 기타 화농성 감염증 환자). 피곤할 때 입술 등에 바이러스 포진이 자주 생기는 사람의 구내염이나 몸살이나 피로를 느낀 후에 생긴 구내염은 주의하도록 합니다. 바이러스에 의한 구내염에는 스테로이드가 들어 있지 않은 구내염 연고, 구내염용 소독액을 사용하는 것이 효과적입니다. 구내염에 쓰이는 연고는 함유된 양이 매우 소량이라 삼켜도 문제가 되지 않습니다. 구내염에 비타민 C 츄잉정을 먹는 것은 화학적으로 또 물리적으로 상처 부위를 자극하기 때문에 절대로 해서는 안 됩니다.

어지러우면
철분 영양제를 먹는다?

많은 젊은 여성들이 어지럼증 즉 현기증 하면 빈혈을 떠올립니다. 어지럼증을 의학적으로 구분하면 매우 복잡하고 다양한 원인이 있습니다. 우선 크게 순환기계와 신경계에서 오는 것으로 나눕니다. 고혈압이나 저혈압이 있는 사람의 어지럼증이나 앉았다가 일어날 때 눈앞이 깜깜해지는 순환기계에서 오는 어지럼증은 주로 비회전성(빙빙 도는 느낌의 어지럼증이 아님)으로 비틀거리거나 갑자기 쓰러지는 경우가 많습니다.

신경계에서 오는 어지럼증은 다시 중추성과 말초성으로 나눕니다. 비교적 빈도가 낮은 중추신경성 어지럼증은 소뇌에 뇌종양이나 뇌혈관장애 등에 원인이 있는 경우가 많습니다. 머리 위치와 상관없이 지속적으로 일정하게 계속되는 비회전성 어지럼증이라는 점이 특징입니다.

말초신경성 어지럼증은 다시 전정기계(세반고리관)에서 오는 어지럼증과 내이성 어지럼증으로 나눕니다. 전정기계에서 오는 양성두위성 어지럼증(이석증, 耳石症)과 내이성으로 오는 메니에르병은 주위가 빙빙 도는 듯한 회전성 어지럼증이 돌발적으로 나타납니다. 이명(귀 울림)이나 난청이 있으면 메니에르병 같은 내이성 어지럼증일 확률이 높습니다.

흔히 보는 현기증은 중년 이후에 귓속 전정기관의 기능이 약화되면서 오는 회전성의 양성두위성 현기증(BPPV, 일명 이석증)인 경우가 많습니다. 그다음은 앉았다가 일어날 때 눈앞이 깜깜해지는 기립성 현기증과 실신성 현기증도 많습니다. 기립성 현기증과 실신성 현기증은 혈압이 낮은 사람, 고혈압약이나 전립선약을 복용하는 노인에게서 자주 나타납니다.

어지러움이 있다고 해서 모두 빈혈은 아니기 때문에 전문의와 상담하고 필요한 검사를 받도록 합니다. 임신 후에 오는 현기증이나 창백함, 생리 후에 더욱 심해지는 현기증이나 창백함은 철결핍성 빈혈과 밀접한 관련이 있습니다. 폐경 이후의 여성이나 성인 남성들은 보통은 철분제가 필요하지 않다는 주장이 많습니다. 중년 이후에 많은 양의 철분을 섭취하면 오히려 심장병이나 당뇨병 등의 위험도가 높아질 수 있습니다. 이들의 혈액 중 철분이 낮으면 위궤양이나 치질 등 어딘가에 출혈이 있을 가능성이 있으므로 진찰 받을 것을 권하기도 합니다. 폐경 이후의 여성이나 성인 남성이 권장량보다 많은 양의 철분을 섭취할 때도 의사나 약사와 상의하는 것이 좋습니다.

어지럼증이 회전성이라면 이비인후과나 신경외과에서 검사를 받아야 합니다. 앉았다 일어날 때 생기는 기립성 어지럼증은 내과에서 혈압과 철분 검사를 받습니다. 계속 지속되는 어지럼증은 신경외과에서 진찰 받을 것을 권합니다. 대부분의 어지럼증약은 졸음을 수반하므로 운전하거나 위험한 기계를 다룰 때 조심해야 합니다.

남자는 굳이 철분을 섭취할 필요가 없다?

일반적으로 그렇게 생각하는 경우가 많습니다. 철분을 빈혈에만 연관 지어 생각하거나 철분을 과잉 섭취하면 심장병이나 당뇨병 등의 위험이 증가한다는 주장 때문입니다. 철분은 혈액에서 산소를 운반하는 헤모글로빈의 구성 성분으로서 중요한 작용을 합니다. 그런데 근육에서 산소를 저장하는 미오글로빈의 구성 성분으로도 쓰이고, 몸 안에서 페리틴이라는 성분으로 저장된다는 점은 간과하기 쉽습니다. 쇠고기나 돼지고기의 살코기가 빨간 이유가 미오글로빈 때문이라는 사실은 잘 알려져 있습니다.

위궤양이나 치질 등으로 출혈이 있는 경우가 아니면 성인 남성은 굳이 철분을 보충하지 않아도 된다고 주장하기도 합니다. 식사를 통해 이미 충분한 양을 섭취할 수 있다고 판단하기 때문입니다. 특히 중년 이후에는 철분이 과잉되면 심장병 등의 위험성을 높인다는 연구 결과도 있습니다. 따라서 적극적으로 섭취를 권장하지는 않고 복용하더라도 가급적 적게 함유한 제품을 권합니다.

그러나 남성이라도 나이에 따라서 철분의 적극적인 보충이 필요합니다. 특히 사춘기에는 철분의 요구량이 폭발적으로 늘기 때문에 필수적입니다. 신장과 체중이 증가하면서 체중의 약 10%인 혈액의 양이 늘어나 헤모글로빈의 양도 늘어납니다. 근육의 양이 늘면서 근육의 성분인 미오글로빈도 증가합니다. 또 체중이 증가하면서 몸 안에서 철분을 저장하는 페리틴의 양도 급격히 증가합니다. 우리나라의 영양 섭취 기준을 보면 철분의 필요량을 쉽게 알 수 있습니다.

연령별 체중과 철의 권장섭취량

철(Fe)		6~8세	9~11세	12~14세	15~18세	19~29세	30~49세	50~64세	65~74세	75세~
체중(kg)	남	25	35.7	50.5	62.1	65.8	63.6	60.6	59.2	59.2
	여	24.6	34.8	47.5	53.4	56.3	54.2	52.2	50.2	50.2
권장량 (mg)	남	8	11	14	15	10	10	9	9	9
	여	8	10	13	17	14	14	8	8	8

한국영양학회, 「한국인 영양 섭취 기준」(개정판), 2010.

체중이 급격하게 증가하는 남자 12~14세는 권장량이 14mg으로 성인 여성(19~49세)의 권장량과 같고, 15~18세 남자의 권장량은 15mg으로서 성인 남성(19~49세)의 권장량인 10mg은 물론이고 성인 여성(19~49세)의 권장량인 14mg보다 많습니다. 사춘기에는 충분한 양의 철을 음식으로 섭취해야 합니다. 편식이나 지방 또는 칼로리의 과잉 섭취가 걱정된다면 철분 영양제나 적당량의 철분이 들어간 MVM(멀티비타민미네랄)을 복용합니다.

다음은 제가 MVM을 권할 때 대상에 따라 철분의 함량을 선택하는 원칙입니다. 권장섭취량은 음식과 영양제를 통틀어서 섭취해야 하는 최소한의 양입니다. 음식을 통한 철의 섭취가 0mg일 경우에도 영양제로 권장섭취량을 복용하면 결핍증을 예방할 수 있습니다. 음식으로 섭취되는 양을 합쳐 결핍증이 생기지 않는 더욱 안전한 섭취량을 유지할 수 있습니다. 편의상 10mg 미만, 10~20mg, 20mg 이상으로 나누어서 응용하고 있습니다.

대상	MVM 중 철분량 (Fe로서 함량*)
성인 남성 폐경 후 여성	10mg 이하
중고생 남녀 성인 여성	10~20mg
빈혈 여성 임신 여성	20~45mg**

* 철분의 염에 따라 환산.
** 45mg은 모든 사람의 상한 섭취량.

여성 갱년기에는
식물성 호르몬이 더 좋다?

갱년기 증상은 여성의 난소 기능이 노화하면서 여성호르몬인 에스트로겐을 충분히 생산하지 못해 난소의 에스트로겐 생산을 감시하는 뇌의 시상하부 기능에 혼란이 생겨서 나타납니다. 시상하부가 관장하는 여러 자율신경 관련 증상들이 불안정해지기 때문입니다. 얼굴이 붉어지고 열이 나며 땀을 흘리거나 오한을 느끼고 감정적으로도 불안하고 초조해지는 것들이 대표적인 증상입니다.

가장 적절한 치료는 부족해진 여성호르몬을 처방약으로 공급하는 호르몬 대체요법(hormone replacement therapy, HRT)입니다. 그런데 유방암 발생률이 높아진다는 이유 때문에 아예 처음부터 멀리하는 사람들이 많이 있습니다. 여성호르몬 처방약을 복용하는 HRT의 암 발생률에 대해서 무턱대고 겁낼 필요는 없습니다. 최근 HRT에 대한 연구에 따르면 2년까지는 HRT를 한 여성의 유방암 발병률이 더 낮다는 보고도 있습니다. 따라서 2년 정도는 안심할 수 있다는 의견이 많습니다. 일반적으로 4~5년째부터는 보다 면밀하게 유방암 등의 검사를 권합니다. HRT를 얼마 동안 할 것인지는 개인의 상태에 따라서 전문의와 상의한 뒤 결정합니다.

HRT를 꺼리거나 걱정되는 사람들에게는 식물성 호르몬이나 식물 추출물의 복용을 권장합니다. 식물성 호르몬은 식물에서 발견되는 물질 중에서 여성호르몬인 에스트로겐과 비슷한 구조를 가진 파이토에스트로겐(phytoestrogen)을 말합니다. 대표적인 것으로 이소플라본류, 쿠메스탄류, 페닐플라보노이드류, 리그닌류 등이 있습니다. 파이토에스트로겐 중 일부는 얼굴이 갑자기 붉어지거나 식은땀이 나는 갱년기의 증상을 완화시켜 주는 것으로 밝혀졌습니다. 치료용 여성호르몬과는 달리 골다공증에 대해서는 별로 효과가 없습니다. 갱년기 증상에 대해서도 호르몬 대체요법에 쓰이는 처방용 여성호르몬제에 비해 효과는 적습니다. 그러나 부작용이 적기 때문에 여성호르몬제를 꺼리는 경우에 자주 사용됩니다.

파이토에스트로겐이 식물에서 생산되었다고 해서 무조건 여성호르몬보다 안전하지는 않습니다. 파이토에스트로겐 중에는 에스트로겐의 작용을 떨어뜨리는 성분도 있고 안전성이 확인되지 않은 것들이 많습니다. 효과에 대해서는 더더욱 결론을 내리기 어려운 성분들이 많이 있습니다. 우선 약효와 안전성이 입증된 제품부터 복용할 필요가 있습니다. 콩의 이소플라본이 붉은 클로버의 이소플라본보다 효과도 더 우수하고 더 안전한 것으로 밝혀져서 권장합니다. 안전한 콩의 이소플라본도 복용 중인 약물과의 상호작용을 확인할 필요가 있습니다.

그리고 파이토에스트로겐은 아니지만 유사한 작용을 나타내는 성분으로는 현재 일반의약품과 처방용 의약품으로 많이 사용되는 서양승마(black cohosh) 추출물 제품이 있습니다. 여성호르몬 유사 성분이 들어 있지 않기 때문에 여성호르몬이나 파이토에스트로겐을 사용하지 못하는 경우에도 응용이 기대됩니다. 그러나 간 장애를 일으킨다는 일부 보고도 있어서 주의하도록 권고합니다. 정기적으로 간 기능을 체크하는 것이 좋습니다.

갱년기 증상이나 골다공증을 예방하기 위해서는 전문의와 상의하여 여성호르몬 대체요법을 하거나 불가능할 경우 파이토에스트로겐을 복용하는 방법을 검토합니다. 식물성 제품이라고 해서 무조건 안전하다고 오해해서는 안 되며 여성용 호르몬제에 비해서 효과가 제한적이라는 것을 이해해야 합니다. 갱년기 질병은 삶의 질을 현저히 떨어뜨릴 가능성이 있기 때문에 전문의와 상의하여 적절한 치료 방법을 찾아야 합니다.

갱년기 여성만 칼슘 섭취가 중요하다?

칼슘 하면 골다공증과 연관 짓게 되고 골다공증 하면 폐경 전후의 갱년기 여성을 주로 떠올립니다. 그러나 『한국인 영양 섭취 기준』에 따르면 각 연령별 성별로 권장하는 칼슘의 섭취량은 다음과 같습니다.

칼슘 섭취 기준(mg)

나이	남성	여성
9~11세	800	800
12~14세	1,000	900
15~18세	900	800
19~49세	750	650
50세~	700	700
임신부		+280
수유부		+370

한국영양학회, 『한국인 영양 섭취 기준』(개정판), 2010.

의외로 12~14세의 남자가 칼슘이 많이 필요한데 키와 몸무게가 가장 많이 증가하는 시기이기 때문입니다. 기본적인 대사를 위해 필요한 것 이외에도 매일 늘어나는 뼈를 위해 칼슘이 추가로 필요합니다. 하루에 뼈로 가는 칼슘만 400mg일 때도 있습니다.

여성이 아기를 임신하면 아이의 골격이 성장함에 따라 칼슘이 더 필요해집니다. 임신부는 임신하지 않은 같은 나이의 여성보다 280mg을, 젖을 먹이는 수유부는 370mg을 추가로 섭취해야 합니다. 19세 이상의 임신부는 930(=650+280)mg이 권장되고 19세 이상의 수유부는 1,020(=650+370)mg의 섭취가 권장됩니다. 임신했을 때에만 칼슘 섭취에 신경 쓰고 정작 수유 중에는 칼슘 섭취에 신경을 못 쓰는 경우가 많습니다. 아기가 태어나서 1년 동안 체중이 3~4배로 늘어나는데 거기에 필요한 칼슘은 모두 모유로 제공되어 더 많이 필요하게 됩니다. 예전 어르신들이 산후 조리를 못해서 뼈가 쑤신다고 할 때 칼슘 섭취가 부족했기 때문일 가능성이 높습니다. 따라서 출산 후에는 임신 중에 많이 줄어든 칼슘과 특히 모유 수유로 소비되는 칼슘을 보충하도록 신경 쓰는 것이 산모의 건강을 지키는 가장 중요한 방법입니다.

한편 50세 이상의 경우에는 남성이나 여성 모두 700mg 정도입니다. 그렇다면 50세 이상인 분들은 칼슘을 따로 섭취하지 않아도 될까요? 그렇지 않습니다. 이 섭취 기준은 음식과 영양제로 섭취한 것을 합친 양입니다. 50세 이상의 경우에는 식사를 통해서 섭취하는 칼슘의 양이 적어지기 때문입니다. 식사량이 적거나 칼슘 섭취가 부족한 폐경 이후의 여성은 더욱 주의해야 합니다. 그렇다고 청소년들에게 권장하는 우유를 50세 이상에게는 권장하지 않습니다. 우유의 동물성 지방이 콜레스테롤을 높이고, 우유가 남성의 전립선암이나 여성의 난소암과 관련이 있다는 우려가 있기 때문입니다. 따라서 하버드대학교 등에서는 성인의 경우 우유보다는 콩, 채소 등을 통해서 칼슘을 섭취할 것을 권장합니다. 특히 비타민 D를 같이 함유한 칼슘제는 탁월한 선택이 될 수 있습니다.

사춘기 청소년, 임신한 여성, 아기에게 젖을 먹이는 여성에게 칼슘이 가장 많이 필요하지만 갱년기 이후의 여성도 부족하지 않도록 신경 써야 하겠습니다.

열이 많아서 인삼을 못 먹는다?

사람의 건강이나 질병을 설명할 때 주로 '열이 있다, 없다.'로 표현하던 때가 있었습니다. 그러나 이런 생각은 에비던스를 중시하는 현대의학에 적확한 표현은 아닙니다. 우리나라 사람들은 아직도 이렇게 표현하는 것을 좋아합니다. 그리고 매우 적은 양의 인삼이 들어간 드링크 한 병을 마실 때에도 걱정하는 사람이 많습니다.

더위를 잘 타거나 활동적이거나 혈압이 높거나 얼굴이 붉거나 하는 것은 아마 '열이 있다.'라고 표현할 수 있는 대표 증상일 것입니다. 그러면 혈압은 높은데도 소극적인 성격이거나 추위를 타는 사람은 열이 있다고 해야 할까요, 없다고 해야 할까요? 또는 더위를 잘 타는데 저혈압이고 소극적인 성격이면 열이 있는 체질일까요? 이처럼 우리의 건강 상태를 '열이 있다, 없다.'라는 말만으로 정확히 표현하는 것은 어렵습니다.

예전에 인삼이 든 한약을 먹고 설사가 났다거나 알레르기 같은 부작용이 있었다면 인삼에 대해서 부작용이 있다고 생각할 수도 있습니다. 한약에는 보통 10가지 이상 생약이 포함되므로 그 부작용이 인삼 때문인지 알 수는 없지요. 한약으로 인한 설사는 숙지황 때문일 확률이 높고 얼굴이 붉어지거나 가려워지는 부작용은 다른 생약 때문일 확률이 더 높습니다.

물론 동양의학도 적용하기에 따라서 매우 훌륭한 건강 지침이 될 수 있습니다. 다만 과학적 근거로 냉철하게 판단하여 옥석을 가리는 것이 필요합니다. 인삼을 먹을 때 지레 열이 있다고 겁내지 않아도 됩니다. 전 세계에 고려인삼을 수출하는 한국인삼공사의 한글, 영문 홈페이지 어디에도 열 있는 사람은 먹지 말라는 표현은 없습니다.

생약 중에서 인삼만큼 그 효능이 널리 알려진 것은 없습니다. 수천 년의 역사뿐만 아니라 많은 연구를 통해서 그 효과가 많이 입증되었습니다. 미국 국립보건원의 건강정보서비스인 MedlinePlus도 인용하는 NMCD(Natural Medicines Comprehensive Database)에서도 인지 능력 개선(치매 예방), 당뇨, 발기부전에 대한 효과를 인정했습니다.

홍삼에 대한 에비던스는 부족하다

홍삼이 개발된 이유는 인삼보다 보관과 유통이 편리했기 때문입니다. 물론 최근 연구에서 홍삼이 인삼보다 일부 사포닌 성분이 더 많다는 연구도 있습니다. 한편으로는 휘발성 물질인 방향유 성분 등은 많이 줄었을 것입니다. 인삼의 어떤 성분이 어떤 역할을 하는지 명확하게 밝혀지지 않은 상태에서 사포닌의 함량만으로 홍삼이 인삼보다 낫다고 주장할 수는 없습니다. 인삼에 대한 연구 자료는 많지만 홍삼에 대해서는 아직 부족합니다. 홍삼의 효과에 대한 에비던스가 더 축적되어야 할 것입니다.

어린이와 인삼, 홍삼

12개월 이하의 영아에게 인삼을 먹이는 것은 위험하다고 알려져 있습니다. 미국 국립보건원은 특히 신생아에게 먹일 경우 자칫하면 사망할 위험이 있다고 했습니다. 그리고 12개월 이후의 어린이들도 인삼을 먹는 것이 안전한지 확실하지 않기 때문에 먹이지 말 것을 권했습니다. 또 동물실험에서 기형을 유발하는 것으로 나타났기 때문에 임신한 사람이나 수유부도 먹지 않도록 권장했습니다. 어린이용 홍삼 식품이 많은 우리나라가 눈여겨 보아야 할 부분입니다.

골다공증에는
뼈로 만든 칼슘 영양제가 좋다?

최근 제주도에서 말뼈 가루를 15만 원에 사왔다는 고객의 이야기를 직접 들었습니다. 또 옛날 '전설의 고향'에서나 가능할 법한 섬뜩한 이야기도 가끔 듣습니다. 얼핏 들으면 뼈를 튼튼히 하기 위해서는 뼈에 들어 있는 칼슘이 제일 나을 것처럼 생각할 수도 있겠지요.

그러나 뼈는 흡수된 칼슘으로부터 만들어지는 것이지 뼈 그 자체가 흡수되지는 않습니다. 칼슘이 흡수되지 않으면 효과가 없습니다. 따라서 골다공증을 예방하기 위해서 칼슘을 선택할 때 가장 중요한 것은 얼마나 흡수가 잘되느냐는 점입니다. 그다음은 위장 장애가 얼마나 적으냐는 것입니다. 동물의 뼈에 들어 있는 칼슘은 물에 잘 녹지 않아서 흡수가 잘되지 않습니다. 흡수가 잘되지 않을 뿐만 아니라 중금속 등의 오염과 광우병 등의 질병이 더 문제가 됩니다.

우유의 칼슘은 흡수가 잘되기 때문에 어린이나 청소년의 칼슘 보충용으로 매우 적절한 식품입니다. 그러나 어르신들에게는 우유의 동물성 지방 때문에 고지혈증이 걱정되고, 전립선암이나 난소암 등의 위험성이 증가한다는 점 때문에 칼슘 섭취를 위해서 우유를 권하기는 어렵습니다. 대신에 콩이나 녹색 채소 등을 통해서 칼슘을 섭취할 것을 권장합니다. 음식만으로 부족할 때에는 의약품 또는 식품으로 생산되는 칼슘 영양제를 복용하는 것이 효과적입니다.

현재 영양제로 생산되는 칼슘 성분 중 구연산칼슘이 흡수가 제일 잘되며 부작용도 적은 것으로 알려져 있습니다. 골다공증의 치료제로 처방되는 의약품 칼슘 영양제 중에서도 구연산칼슘이 소화불량 등의 부작용을 호소하는 경우가 적어서 반응이 좋습니다. 다른 칼슘들은 가급적 식후에 먹어야 흡수가 잘되지만 구연산칼슘은 공복에 복용해도 흡수가 잘된다고 알려져 있습니다. 소뼈로 만드는 오소판 물질(ossopan substance)은 흡수도 잘되지 않을 뿐 아니라 광우병 우려 때문에 외국에서는 거의 사용되지 않습니다.

칼슘의 종류도 중요하지만 칼슘 흡수에는 비타민 D가 필수적입니다. 비타민 D가 몸 안에서 충분히 합성되어야 세포에 작용하여 칼슘을 흡수하고 뼈를 튼튼하게 유지합니다. 햇볕에 노출되면 피부가 검게 되고 피부암이 발생한다고 해서 햇볕을 피하거나 자외선 차단제를 사용하기 때문에 피부에서 합성되는 비타민 D의 양이 부족해지기 쉽습니다. 따라서 가장 효과적인 칼슘 영양제는 흡수가 잘되는 칼슘과 그 흡수에 필수적인 비타민 D가 같이 들어간 제품입니다.

베타카로틴은 누가 먹어도 안전하다?

베타카로틴은 당근을 비롯한 녹황색 채소에 많이 들어 있습니다. 몸 안에서 필요한 만큼만 비타민 A로 변환되는 비타민 A의 원료입니다. 베타카로틴은 황반변성증을 예방하는 등 시력에 효과가 있으며, 피부와 점막 기능을 개선합니다. 또 유방암이나 난소암을 예방하고, 천식이나 만성폐쇄성폐질환, 화상, 관절염에 대한 효과도 있어 여러 영양제에 들어 있습니다.

녹황색 채소에 많이 들어 있어 매우 안전한 영양 성분이라고 생각하고 누구나 제한 없이 섭취할 수 있다고 오해하기 쉽습니다. 음식으로 섭취하는 베타카로틴은 양이 많아도 안전합니다. 베타카로틴이 많이 들어간 당근에 대해서 위험하다고 알려진 것은 없습니다. 그러나 영양제로 섭취했을 때는 주의할 필요가 있습니다.

임신했을 때 비타민 A를 많이 섭취하면 기형아가 태어날 수도 있기 때문에 임산부는 보통 하루 비타민 A로서 5,000IU이하를 섭취하도록 권장합니다. 베타카로틴은 몸 안에서 필요량 이상은 비타민 A로 변환되지 않지만 역시 임신 중일 때에는 하루 30mg까지만 섭취하도록 권고합니다.

또 흡연자가 하루 20mg 이상의 베타카로틴을 영양제로 장기간 섭취할 경우 폐암이나 전립선암의 발병률이 높아진다고 알려져 있어 영양제로는 하루 20mg 미만을 섭취하도록 권고합니다. 국내에서 가장 널리 쓰이는 항산화제 제품에 베타카로틴이 1캡셀당 15mg 함유된 제품들이 많습니다. 흡연자의 경우에는 하루 1캡셀만 복용해야 합니다.

겨우살이가 암에 좋다?

"○○이 암에 좋다더라"라는 식의 말을 많이 들어 보셨을 겁니다. 특히 가족이나 지인 중에 항암치료를 받는 분이 있으면 이런 이야기를 자주 듣게 됩니다. 이런 식품을 판매하는 사람들이 병원의 대기실에서 진료를 받으러 온 것처럼 가장한 뒤 진짜 환자들이나 진료를 받는 사람들에게 정보를 제공하는 척하면서 영업을 한다는 소문도 있었을 정도입니다. 가족을 위해 도움이 된다면 조금이라도 더 해 주고 싶은 착한 이들의 마음을 이용해서 돈벌이를 해서야 되겠습니까? 만약 제대로 암에 효과가 있다면 주치의나 약사들이 알려주지 않았을 리가 없지요.

그런데 암에 좋다는 식품들이 계속 유행을 타면서 바뀌는 것이 이상하지 않나요? 진짜 효과가 있다면 10, 20년 계속 인기가 있어야 하는데 그렇지 않습니다. 이전에 암에 좋다고 해서 비싼 값에 팔던 식품들은 다 어디로 갔을까요? 특히 암에 대한 효과를 보여 주는 에비던스가 전혀 없는 것들이 음성적으로 유통되기 쉽습니다.

최근에 유행하는 것 중 하나가 바로 상기생(겨우살이)입니다. 상기생이 암에 좋다고 알려지게 된 경위는 이렇습니다. 유럽에서는 미슬토(mistletoe)라는 유럽 상기생의 추출물을 암 치료를 위해 주사약으로 사용합니다. 최근 우리나라에서도 일부 의사들이 면역 증강 효과를 위해 주사제로 사용하는 경우가 있습니다. 그래서 유럽 상기생이 암에 쓰이니까 우리나라 상기생도 암에 좋을 것이라는 오해가 생겼습니다.

상기생이 좋다고 주장하는 사람들이 말하지 않는 부분이 있습니다. 우선 유럽 상기생과 우리나라의 상기생은 엄연히 다른 식물이라 성분도 다를 수밖에 없습니다. 다른 나무에 기생하는 상기생은 기생하는 나무에 따라서 공급받는 영양분이 달라져 비슷한 이름이라고 해서 같은 효과를 가졌다고 오해하면 안 됩니다. 게다가 유럽에서도 주사제로 사용하지 식용하지는 않습니다. 먹어서는 흡수가 되지 않기 때문입니다. 우리나라의 상기생을 끓인 물이나 추출물을 먹으면 기력을 더 떨어뜨릴 수도 있습니다. 암에 대한 효과는커녕 오히려 치료에 도움이 되지 않습니다.

구관이 명관이라고 했던가요? 암에 대한 효과가 인정된 영양 성분은 따로 있습니다. 비타민 E나 엽산 등이 대표적입니다. 이런 성분은 암에 효과가 있다는 에비던스도 있기 때문에 신뢰할 수 있습니다. 그러나 비교적 안전한 비타민도 항암제의 효과나 항암치료를 판단하는 혈액검사 등에 영향을 미칠 수 있기 때문에 반드시 주치의와 상의하여 복용해야 합니다. 에비던스가 없는 식품들은 더더욱 주치의에게 알려주어야 합니다.

유산균은 계속 먹지 않아도 된다?

장 속에는 세균이 100여 종류 약 100조 마리가 있다고 합니다. 몸의 전체 세포 수 60조보다도 많은 숫자의 균들이 하나의 생태계로 균형을 이루어 살아갑니다. 이런 세균들의 대부분이 실험실에서는 배양되지 않아 생태가 확실하게 밝혀져 있지 않습니다.

하루에 100억 마리의 유산균을 복용하여 100% 정착한다고 해도 전체 장내 세균의 10,000의 1밖에 되지 않는데 어떻게 효과가 있을까요? 유산균이 효과가 있으려면 반드시 증식(번식)해야 합니다. 그렇다면 유산균은 장에서 계속 증식하기 때문에 계속 복용할 필요 없이 잠시 동안만 복용하면 되지 않느냐고 반문할 수도 있습니다. 유산균을 복용하다가 중지하면 장내에서 이 유산균이 계속 증식할 수 있을까요? 대부분 그렇지 않습니다. 대부분 유산균은 장에 임시적으로만 정착한다고 알려져 있습니다. 현재 제품으로 나오는 유산균은 대부분 개량된 균이라서 제품을 복용하다 중지하면 보통 1~2주 안에 그 균들이 장내에서 사라진다고 알려져 있습니다.

그렇다면 장에서 정착하지도 못하고 기껏해야 1~2주밖에 못 버티는 유산균을 공급하는 이유는 무엇일까요? 복용한 유산균은 보통 장내에서 임시로 번식하며 머무는 1~2주 동안 '음식물의 소화와 흡수에 영향을 주고 유해균의 번식을 억제하며 다른 유익균의 번식을 돕고, 유해 물질의 생산이나 흡수를 억제하여 면역 기능을 정상화' 하는 등의 작용을 합니다. 특히 감기약 등에 들어 있는 항생제 때문에 장의 세균이 많이 줄었을 때는 장염이나 설사를 일으키는 유해균이 침투하여 정착하기 쉬워집니다. 이를 예방하기 위해서 처방되기도 합니다. 유산균 제품은 장에 영원히 정착하지는 못하더라도 꾸준하게 복용하면 다양한 효과를 얻을 수 있습니다. 다른 영양제처럼 꾸준하게 복용해야 하는 이유입니다.

유산균 제품에 대한 고려 사항

이런 유산균의 특징을 감안해서 제품을 선택할 때에는 다음과 같은 조건들을 고려할 필요가 있습니다.

유산균의 종류, 복합 균주/단일 균주, 개체 수, 섬유질 함유 여부, 간편성, 경제성, 특정 질환 여부, 음료/캡슐.

유산균마다 작용이 다르므로 단일 균주의 제품보다는 복합 균주, 식품보다는 유효기간 동안 생균의 수가 보장되는 의약품 유산균, 건강기능식품이나 음료는 가급적 제조일로부터 오래되지 않은 것, 정착률을 높이기 위해서는 프리바이오틱(섬유질, 복합당)을 같이 섭취하는 것이 효과적입니다.

식물성 오메가-3지방산인 아마인유(아마씨 기름)가 더 좋다?

필수지방산인 오메가-3지방산은 주로 생선에서 뽑아낸 DHA와 EPA가 유명합니다. 아마인유(flaxseed oil, 아마씨 기름) 등의 식물유에 들어 있는 알파리놀렌산(ALA)도 있습니다. 최근 식물성 오메가-3지방산이라는 아마인유에 대한 관심이 높아지고 있습니다.

등푸른 생선이 중금속에 오염될 가능성이 있다고 알려지면서 식물성 오메가-3지방산에 대한 관심이 높아졌습니다. 그런데 DHA와 EPA의 원료인 생선유는 주로 북극해 근처에서 잡히는 정어리로 만듭니다. 먹이사슬의 상부에 해당하는 참치나 하프물범처럼 중금속 오염을 걱정하지 않아도 됩니다. 혹시 생선에 중금속이 있어도 생선유로 만드는 과정에서 모두 제거됩니다. 생선유 제품에서 중금속이나 오염 물질이 발견된 적은 아직 없습니다.

막연히 식물성이라고 좋아할 것이 아니라 그 효과와 주의점을 철저히 비교할 필요가 있습니다. 근거를 바탕으로 아마인유와 생선유를 비교해 보면 생선유의 효과에 대한 에비던스가 훨씬 많습니다. 생선유에 대한 알레르기가 있거나 생선유 성분과 심각한 상호작용이 걱정되는 약물을 복용하지 않는다면 아마인유보다는 생선유 제품을 우선 권장합니다.

근거로 평가한 생선유와 아마인유 비교

		생선유(Fish oil) (동물성 오메가-3지방산: DHA, EPA)	아마인유 (Faxseed oil) (식물성 오메가-3지방산: ALA)
효과	효과 상(+++)	고지혈증(고중성지방혈증)	없음
	효과 중(++)	심장질환	없음
	효과 하(+)	황반변성증, 혈관 생성술, 항인지질항체증후군 여성의 유산 방지, 천식, 동맥경화, ADHD(주의력결핍과잉행동장애), 양극성장애, 암 환자의 식욕 저하, 관상동맥 우회술, 면역 억제제로 인한 고혈압, 면역 억제제로 인한 신경 독성, 발달조절장애, 당뇨병성신경장애, 이상지질혈증, 생리통, 통합운동장애, 자궁내막암, 심부전, 심장이식, 혈액투석그래프트, 고혈압, IgA신증, 비만, 골다공증, 건선, 정신질환, 레이노증후군, 류머티즘성관절염, 뇌일혈	동맥경화, 심장병, 고혈압, 폐렴
안정성	성인 안전성	안전 주의: 3g 이상 복용 시	안전
	어린이 안전성	비교적 안전 주의: 과량 복용 시, 생선으로 섭취 시	비교적 안전
	임신 수유부 안전성	생선유 제품 안전	주의: 임신 중기 이후 (조산 가능성) 불가: 수유 시 섭취 피할 것

지용성 비타민은 축적되므로 조심해야 한다?

맞는 말입니다. 쉽게 몸 밖으로 배출되는 수용성 비타민과는 달리 지용성 비타민은 몸 안에 축적될 수 있습니다. 그러나 어떤 사람들은 축적될 위험성이 있다는 이유로 무조건 섭취하지 않으려고 합니다. "이 제품에 지용성 비타민이 들어 있나요?"라고 물으면서 지용성 비타민이 들어 있으면 무턱대고 꺼리는 사람도 있습니다. 이는 지나친 걱정입니다.

비타민은 몸 안에서 합성되지 않지만 우리 몸에 꼭 필요하기 때문에 음식이나 영양제를 통해서 섭취해야 합니다. 따라서 지용성 비타민도 반드시 우리 몸에 필요한 만큼은 있어야만 합니다. 과도하게 섭취하면 문제가 되지만 결핍되는 것은 더더욱 좋지 않기 때문에 적당량을 섭취해야 합니다. 고용량을 오랫동안 섭취했을 때에만 축적된다는 점을 이해할 필요가 있습니다.

먼저 지용성 비타민 A, D, E, K 중에서 비타민 E는 권장량의 40배 이상을 복용해야 부작용이 나타나므로 가능성이 낮지만 고함량 비타민 E 제품은 주의하는 것이 좋습니다. 비타민 A는 권장섭취량의 4배까지 복용해도 안전하지만 20배까지 장기간 복용해야 부작용이 나타난다는 보고도 있습니다. 비타민 D는 권장량의 12배까지 복용해도 안전합니다. 비타민 K는 상한량이 정해져 있지 않아 매우 안전하지만, 혈액 응고 시간을 단축시키므로 와파린을 복용하는 사람은 많은 양을 섭취하지 않도록 주의해야 합니다.

장기간 고함량을 계속해서 복용하지 않는다면 과잉될 가능성은 낮습니다. 지나치게 염려하기보다는 여러 영양제를 같이 먹을 때 과잉이 되지 않도록 주의하세요.

	권장량	상한량	결핍증	과잉증
비타민 A	750㎍RE	3,000㎍RE	야맹증	오심, 구토 등
비타민 D	5㎍(충분량)	60㎍	구루병	구토, 식욕 감퇴
비타민 E	12 mg α-TE(충분량)	540mg α-TE		울혈성 심부전 증가
비타민 K	75㎍(충분량)		출혈	혈액응고 증가

권장량, 충분량, 상한량(30~49세 남성기준): 한국영양학회, 『한국인 영양 섭취 기준』(개정판), 2010.

동물성 지방은 몸에 나쁘다?

동물성 지방에 대해서 무조건 기피하거나 걱정하는 경우가 있습니다. 동물성 지방에는 포화지방이 많고 콜레스테롤도 있어서 동맥경화 등을 일으키기 때문에 지나친 섭취는 당연히 피해야 합니다. 그러나 단순히 동물성 지방은 나쁘고 식물성 지방은 괜찮다며 동물성 음식을 지나치게 제한하는 것도 문제가 됩니다.

지방의 적절한 섭취량은 어느 정도인가?

그렇다면 지방은 얼마나 먹는 것이 좋을까요? 우리가 섭취하는 칼로리의 약 4분의 1을 지방으로 섭취하는 것이 효과적입니다. 하루 2,000kcal의 열량을 섭취하는 사람은 500kcal 정도를 지방으로 섭취하면 됩니다. 지방은 1g당 9kcal의 열량이 있으므로 이 사람은 55g의 지방을 섭취해야 합니다. 이처럼 지방은 우리 몸에 꼭 필요한 성분입니다. 건강을 지키기 위해서는 어떤 지방을 어느 정도로 섭취하는 것이 적절할까요?

지방 섭취 권장 사항

① 전체 섭취 칼로리의 4분 1은 지방으로 섭취.

② 포화지방산:1가불포화지방산:다가불포화지방산=3:4:3.

③ 오메가-6지방산:오메가-3지방산=4:1.

단순히 동물성, 식물성으로 나누기보다는 위의 비율을 생각하여 음식을 섭취하고 부족한 양은 영양제로 보충합니다. 포화지방산과 1가와 다가불포화지방산을 거의 동량의 비율로 섭취하는 것을 알 수 있습니다.

모든 식물성 지방은 건강에 좋다?

다음 그림에서 지방의 종류별 비율을 참고하는 것이 좋습니다. 동물성 지방인 돼지기름, 소기름의 경우 포화지방의 비율이 당연히 높습니다. 그런데 식물성 지방인 코코넛유에 포화지방산이 특히 많은 것을 유의할 필요가 있습니다. 이를 경화한 경화 야자유는 불포화지방은 더 줄고 포화지방은 더 늘게 됩니다. 커피에 타서 먹는 식물성 지방에 대한 논란이 생기는 이유입니다. 식물성이라고 무조건 몸에 좋다고 생각할 수 없다는 점을 보여주는 예입니다.

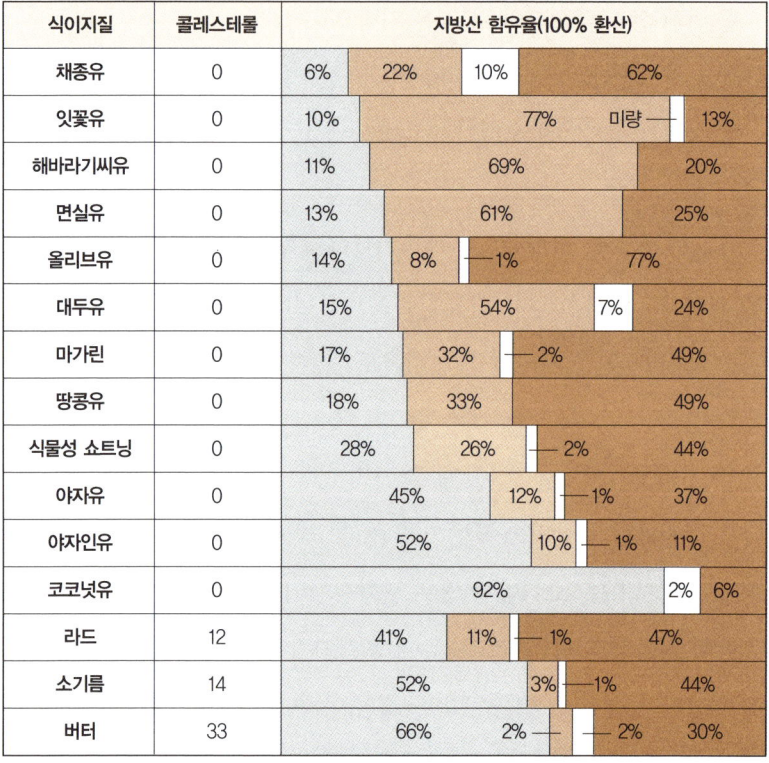

식이지질의 포화지방산, 주요 불포화지방산 및 콜레스테롤 함량 비교

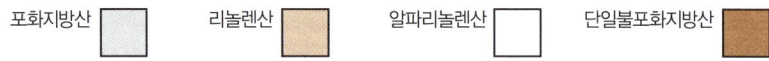

『생활 속의 영양학』(라이프사이언스) 2005.

식물성 오메가-3지방산의 효과

아마인(flaxseed)에 들어 있는 알파리놀렌산도 오메가-3지방산의 일종입니다. 식물에서 추출했기 때문에 DHA나 EPA와 같은 동물성 오메가-3지방산보다 몸에 더 좋다고 오해하기도 합니다. 식물성 오메가-3

지방산인 아마인유의 효과는 DHA와 EPA보다 훨씬 적어서 생선 알레르기 때문에 DHA나 EPA를 복용하지 못하는 경우에만 권장합니다.

동물성 지방을 특히 조심해야 하는 사람

동물성 지방은 상대적으로 나이가 많은 사람일수록 주의할 필요가 있습니다. 포화지방과 콜레스테롤 때문에 고지혈증이나 동맥경화 등을 악화시키기 때문입니다. 그러나 나이가 적은 어린이나 청소년은 그 위험성이 상대적으로 낮습니다. 예를 들어 우유는 청소년까지는 적극적으로 권장하지만 장년이나 노년에게는 권장하지 않습니다. 동물성 지방 때문에 장년층 이후에서는 심장질환 등이 늘어나기 때문입니다. 또 남성은 전립선암, 여성은 난소암이 증가한다는 주장도 있습니다. 혈관에 콜레스테롤이 달라붙고 혈관의 모양이 바뀌어서 좁아지는 동맥경화는 여성보다는 남성이 10년 정도 빨리 진행되는 것으로 알려져 있습니다. 따라서 여성보다는 장년층 이후의 남성이 동물성 지방을 많이 섭취하지 않도록 주의할 필요가 있습니다.

숙변 때문에 장 청소는 가끔씩 해 주는 것이 좋다?

주위에서 쉽게 '숙변' 또는 '장 청소'라는 말을 많이 하는데 과연 무엇을 말하는 것일까요.

숙변이란 없다

단식을 권하거나 식품을 파는 사람들은 '숙변'이란 '변비와는 상관없이 오랫동안 장벽에 눌러 붙은 변으로, 평소에는 배출되지 않다가 단식이나 건강 식품을 먹을 때 배출된다.'는 기발한 주장을 합니다. 과연 맞는 말일까요.

숙변에 대한 에비던스를 찾아보기 위해 아무리 검색해 봐도 영어로는 건강 식품업자들이 말하는 뜻의 단어가 없습니다. 따라서 영어권의 나라에서는 '숙변'에 대한 자료가 존재하지 않습니다. 의학적으로 보고된 적도 없습니다.

굳이 숙변이라는 단어를 영어로 쓰자면 사전적으로는 그냥 '오래된 변', '정체된 대변'이라는 뜻이고 영어로는 'fecal impaction'에 가깝습니다. 이것도 고체로 된 대변의 덩어리를 말합니다. 이른바 '숙변'이라는 그들만의 뜻은 없습니다.

전문가들은 다음과 같이 이들이 주장하는 '숙변'을 부정합니다.

① 장세포가 계속 자라고 매일 일부가 떨어져 나가 부착 불가.
② 점액이 계속 분비되어 건조한 상태가 아니므로 부착 불가.
③ 대장의 연동운동이 계속되어 정체 불가.
④ 내시경으로 발견된 적이 없다.
⑤ 의학적으로 보고된 적도 없다.

그들이 단식할 때 배출된다는 숙변도 장벽에 오래 눌러 붙었던 것이 배출되는 것이 아니라 매일 배출되던 소화액, 점액, 노화세포, 균의 사체들로, 평소에도 똑같이 배출되지만 음식과 함께 배출될 때는 보이지 않다가 음식이 없으므로 색깔이 다르게 보이는 것뿐입니다.

변이 너무 오래 머물면 나쁘다

오래된 변은 당연히 건강에 좋지 않습니다. 대변에는 음식물에서 필요한 영양 성분을 섭취한 뒤에 음식 찌꺼기와 배출한 소화액이나 노화세포 찌꺼기나 점액 등이 포함되어 있습니다. 대장에서 오래 머물면 부패가 일어나서 독성 물질들이 생깁니다. 따라서 변이 오래 머무르는 증상 즉 변비는 적절히 예방하고 개선하는 것이 중요합니다.

장은 '청소'하는 것인가?

한동안 '장 청소'라는 말이 많이 쓰였던 때가 있었습니다. 참 듣기만 해도 장이 말끔하고 깨끗해질 것 같은 단어지만 바른 표현이 아닙니다. 장 청소약을 찾는 손님들에게 '장 청소 하신다고요?' 라는 장 청소에 대해 바른 정보를 담은 리플릿을 주고 돌려보내는 일이 많았습니다.

청소라고 표현할 때에는 뭔가 불결하고 이득이 되지 않는 쓰레기나 먼지 같은 대상을 염두에 둔 것입니다. 그러나 장에 들어 있는 내용물은 청소해야 하는 대상이 아니기 때문에 '장 청소' 라는 단어는 적절하지 않습니다. 그들이 주장하는 장 청소 즉 장을 자극해서 설사를 일으키는 것은 장의 건강에 전혀 도움이 되지 않습니다. 오히려 일부러 설사를 일으킴으로써 장 점막에 자극이나 상처를 주어 염증을 일으킬 위험이 있습니다. 또 수분과 미네랄의 균형이 무너져 장 기능에 장애를 일으킬 수도 있으니 건강에는 절대 도움이 되지 않습니다.

최근 이 '장 청소' 가 '디톡스' '클린' '해독' 이라는 그럴듯한 이름으로 바뀌어서 오해를 일으키고 있습니다. 몸 안에 없애야 하는 독소가 있다고 주장하며 기꺼이 그 독소를 없애주겠다는 것이지요. 그러나 그 독소에 대한 에비던스가 전혀 없습니다. 독소에 대해 근거가 없으니 '디톡스' 나 '클린' 도 에비던스가 있을 리 없겠지요. 대부분의 전문가들이 효과가 없는 위험한 방법이라고 경고하고 있습니다.

제품에 적힌 효과가 전부다?

영양제가 왜 필요한지 설명을 잘 들은 뒤에 제품의 효능·효과를 보고서 "이 제품에는 ○○○에 대한 효능이 없는데요."라고 문의하는 경우가 자주 있습니다. 이것은 효능·효과 표시의 의미를 오해했기 때문입니다. 영양제의 효능·효과를 표시하는 것은 대략 3가지로 나누어 생각할 수 있습니다.

의약품 영양제: 최초 개발 회사의 허가 사항

의약품 영양제는 임의로 제품을 만들어서 판매할 수 없습니다. 제품을 많은 사람들이 복용했을 때 효과가 인정되고 심각한 부작용은 없다는 점이 확인되어야 허가를 받고 생산할 수 있습니다. 이때 영양제의 효능·효과는 최초 개발 회사가 어떤 목적으로 제품을 설계하고 임상 시험을 했는지에 따라 달라집니다.

이 확인 과정은 많은 예산과 시간이 필요하기 때문에 회사들은 독자적인 영양제 개발을 꺼려합니다. 대신 국내나 외국에서 안정성과 효과가 인정된 기존의 제품들을 카피(복제)해서 허가를 받고 생산하는 경향이 많습니다. 의약품 영양제 중에 같은 성분과 효능을 가진 영양제가 여러 회사에서 판매되는 이유입니다. 카피한 제품들은 모두 최초 개발 회사의 제품과 똑같은 효능·효과만을 적을 수 있습니다.

또 개발된 후 시간이 많이 흘러 이후에 새로이 밝혀진 영양제의 내용이 반영되지 못합니다. 영양제 전문가는 최근에 확인된 근거를 바탕으로 성분을 보고 제품을 선택하게 되므로 제품에 기재된 효능·효과와는 다른 용도로 쓸 수도 있습니다.

의약품의 '표준제조지침'

의약품 영양제는 부작용의 염려가 많지 않습니다. 따라서 굳이 모든 제품을 임상 시험 할 필요 없이 정해진 범위 내에서 자유롭게 만들고 이미 밝혀진 효능을 제품에 표기할 수 있도록 하는 '표준제조지침'도 시행되고 있습니다. 표준제조지침으로 만든 영양제의 효능·효과는 각 영양 성분의 등록된 효능·효과를 거의 전부 나열합니다. 따라서 효능·효과로 제품을 비교하기가 어렵습니다. 효능·효과가 아니라 성분의 종류나 함량을 잘 살펴야 합니다.

건강기능식품의 기능성 표시

건강기능식품은 고시되거나 인정된 기능성만 표시할 수 있습니다. 기능성은 애매한 표시가 많아서 기능성만으로는 제품을 비교하는 것도 쉽지 않습니다.

영양제는 성분과 함량으로 판단

　제품에 적혀 있는 효능·효과를 참조하되 영양 성분의 종류와 함량을 고려해 적혀 있는 효능·효과 이외의 용도로 쓰는 것이 가능합니다. 비만 개선제로 쓰이는 녹차 추출물 제품을 항산화제나 자궁경부암 예방용으로 쓰거나 간장 영양제인 밀크시슬 추출물을 새로 밝혀진 당뇨병 개선용으로 사용하는 경우가 그렇습니다. 영양 성분의 종류에 따른 다양한 효능은 영양 성분 전문가에게 문의하는 것이 필요합니다.

건강기능식품은
부작용이 없다?

일반 식품이나 건강기능식품을 판매하는 일부 사람들이 많이 하는 무책임한 말입니다. 이런 말을 하는 사람들은 일단 믿을 수 없습니다. 영양제에 관한 아주 기초적인 지식이 없거나 잘 알면서도 식품을 판매하기 위해 거짓을 말하는 것이니까요. 의약품 영양제와 건강기능식품 영양제를 구분하는 것은 약효가 있느냐 없느냐이지 부작용 유무가 아닙니다.

건강기능식품도 주의 사항이 있다

우리나라에서 건강기능식품으로 판매되는 거의 모든 제품에는 주의 사항(부작용 등)이 적혀 있습니다. 그러니까 건강기능식품은 부작용이 없다고 생각하는 것은 맞지 않습니다. 식품의약품안전청의 건강기능식품 홈페이지에서 각 제품의 부작용이나 주의 사항을 열람할 수 있습니다. 예를 들어 가장 흔히 복용하는 건강기능식품 비타민 C에 대해서 식품의약품안전청의 주의 사항은 다음과 같습니다.

과량의 비타민 C 보충용 식품은 오심, 구토, 복부 팽만감, 복통, 설사 등

주로 위장관 증상을 나타내는 것으로 알려져 있다. 이 밖에도 수산 배설 및 신결석, 요산 배설량 증가, 과도한 철 흡수, 비타민 B12 수준 저하 등이 보고되었다. 임신부의 경우 임신 중 과량의 비타민 C를 섭취하면 신생아에게 비타민 C 의존증을 유발시킨다는 사례 보고가 있다. 동물시험과 in vitro 시험에서는 비타민 C가 과도하게 산화를 촉진(pro-oxidant)시켜 유해 영향을 나타낼 수 있을 것으로 보고되었다.

의약품에는 치료약도 있고 영양제도 있다

의약품이라서 부작용이 많다고 생각하는 경향이 있는데, 이는 의약품 종류에 대한 이해의 부족 때문입니다. 의약품에는 물론 항암제부터 항생제나 진통소염제처럼 부작용이 비교적 많은 것도 있습니다. 반면에 비타민제, 혈액순환제, 유산균, 간장약처럼 부작용이 적은 영양제도 있습니다. 의약품은 모두 비슷한 정도의 부작용이 있는 것처럼 주장하는 것은 적절하지 않습니다.

의약품 영양제와 건강기능식품의 차이는 효과다

의약품 영양제는 질병을 치료하거나 예방하는 약효가 인정됩니다. 반면 건강기능식품은 성분 자체가 약효가 없거나 또는 약효가 있더라도 제조 규정이 엄격하지 않아서 약효를 인정받지 못합니다. 다만 건강에 도움이 될 수 있다는 '기능성'만 인정받습니다. 의약품 영양제와 식품 영양제의 차이는 그 효과이지 부작용이 아닙니다. "의약품 영양제는 부작용이 있고 건강기능식품은 부작용이 없다."가 아니라 "의약품 영양제는 약효가 있고 건강기능식품은 약효는 없고 기능성만 있다."라고 말하는 것이 적절합니다.

같은 성분의 의약품 영양제와 건강기능식품

의약품과 건강기능식품이 똑같은 성분을 함유했을 때 뭐가 다른 걸까요? 예를 들어서 비타민 C 1,000mg을 함유한 건강기능식품은 같은 성분의 의약품 비타민 C 영양제보다 부작용이 적다고 할 수 있을까요? 아닙니다. 의약품 비타민 C는 각 낱알이 비타민 C 900~1,100mg을 함유하도록 만들어야 합니다. 반면에 건강기능식품 비타민 C는 평균적으로 800~1,500mg을 만족하면 됩니다. 낱알에 대한 규정이 없어서 극단적으로 낱알이 0mg부터 수천mg까지 있어도 평균이 800~1,500mg이면 건강기능식품으로 합격인 것입니다. 같은 성분의 제품일 때 의약품 영양제를 권하는 이유가 여기에 있습니다.

건강기능식품의 장점

의약품 영양제는 약효가 인정될 정도로 효과가 우수합니다. 또 제조 과정이 엄격하고 유효기간까지 제품의 성분 함량과 약효가 보장됩니다. 그러면 의약품 영양제만 있으면 되지 건강기능식품이 왜 필요할까요?

① 새로운 기능성 소재 개발을 돕습니다.
② 의약품보다 생산과 판매가 쉬워서 소비자들의 요구를 충족시킬 수 있습니다.

③ 식품산업의 발전을 기대할 수 있습니다.

④ 의약품으로 생산되지 않는 성분들을 공급합니다.

식품산업의 발전과 그늘

건강기능식품은 국민들이 건강에 관한 제품을 많이 소비하도록 하여 식품산업을 발전시키려는 목적도 있습니다. 예전에 문제가 많던 식품들을 건강기능식품으로 양성화하면서 품질을 어느 정도 끌어올리는 데 성공했다고 할 수 있습니다. 그러나 높은 품질의 의약품 영양제가 공급되고 있는 제품을 굳이 건강기능식품으로 허가하는 것은 문제가 있습니다. 비슷한 성분에 품질은 더 낮은 제품을 많이 양산해 국민들이 오남용할 염려가 있기 때문입니다.

나에게 맞는 영양제 선택 요령

① 자신의 건강에 도움이 되는 의약품 영양제가 있다면 우선!

예) 18종 이상의 MVM을 기본으로 내가 부족하기 쉬운 성분, 섭취하면 건강에 좋을 성분을 의약품 영양제 중에서 선택한다.

② 같은 성분일 때에는 의약품, 의약외품, 건강기능식품, 식품 순으로 선택!

예) 비타민 C의 경우

의약품 – 1,000mg정 단일성분 의약품(Y양행, K제약), 복합성분(H약품)

의약외품 – 레○나산(K제약)

건강기능식품 – 1,000mg정(K은단)

식품 – 쏠○씨(K은단), 비타5○○(K제약).

③ 의약품이나 의약외품으로 생산되지 않는 성분에 대해서는 건강기능식품을 선택!

   예) 오메가-3지방산, 섬유질, 혼합유산균, 코엔자임큐텐(50~100mg), 복합성분 갱년기 영양제, 복합성분 골다공증 영양제.

영양제 회사에는
영양제 전문가가 많다?

자동차 회사에는 자동차 전문가가 많고 반도체 회사에 반도체 전문가가 많겠지요. 그렇다면 영양제를 판매하는 회사에는 영양제 전문가가 많을까요? 그렇게 많은 영양제들을 광고하고 신제품도 자주 내는 걸 보면 당연히 영양제 전문가가 많지 않을까요?

매우 안타깝지만 그렇게 말하기는 어렵습니다. 지금까지 영양제에 관해 담당 회사에 문의했을 때 전문가의 시원한 답변을 들은 적이 거의 없습니다. 유명 제약 회사라 하더라도 생산, 영업, 마케팅에 관해서 더욱 신경 쓰기 때문입니다. 현실적으로 전문가가 회사에 존재하기 힘든 환경이 문제입니다. 영양제 이외의 다른 많은 제품들에 관여해야 하고 또 경력이 쌓이면 영양제 전문가로 남아 있기보다는 조직을 관리하는 위치에 있게 되니까요. 아무리 회사의 환경이 그렇다고 하더라도 영양제를 기획해서 판매하기까지 영양제 전문가의 견해가 별로 반영되지 못한다면 소비자들이 이해할까요?

회사에 영양제 전문가가 있어야 하는 이유는 다음과 같이 설명할 수 있습니다. 영양제를 소극적으로 결핍증을 예방하는 목적으로 쓰든 좀 더 적극적으로 질병의 치료나 건강 개선을 위해서 쓰든 영양제를 찾는 소비자에 대해서 잘 알지 못한다면 제대로 된 제품을 만들 수 없습니다. 수시로 발표되는 질병이나 복용 중인 치료약과의 상관관계를 감안해서 영양제를 만들 수 있을까요? 실제로 소비자들이 영양제에 대해서 어떤 오해를 하며, 어떤 식생활과 생활 습관들이 건강상 문제가 되며, 또 그들의 영양제 소비 유형은 어떠하며, 어떤 필요에 의해서 영양제를 찾는지 등에 관해서 모른다면 소비자를 위한 제품을 만들 수 없습니다. 영양성분에 대한 에비던스를 제대로 파악하지 않으면 소비자들에게 신뢰할 수 있는 정확한 정보 제공이 불가능합니다. 또 효과적으로 소비자들의 건강을 개선할 수 있는 영양제 시리즈를 개발할 수 없습니다.

회사에서 제품을 개발할 때 우선적으로 생각하는 것은 얼마나 팔 수 있고 이익을 얼마나 내느냐 하는 것이겠지요. 제품의 생산원가, 판매가격, 경쟁 제품의 상황 등에 더 관심을 둘 수밖에 없습니다. 이윤을 추구하는 것이 기업의 목적이니까 이해할 수 있습니다. 그러나 영양제를 통해서 국민 건강에 기여하려는 의지가 있고, 조금이라도 더 경쟁력 있는 제품을 판매하려는 회사라면 적극적으로 영양제 전문가들의 의견을 수렴하는 자세가 필요합니다.

아직도 영양제를 기획하거나 개발할 때 '소비자들의 건강을 위해 어떤 도움을 줄 수 있겠는가.' 보다는 '다른 회사의 제품과 경쟁이 가능한지.' '효능·효과에 쓸 문구가 호소력이 있는지.' '생산원가는 얼마인지.' 등을 먼저 고려한다면 절대로 전문가들과 소비자들에게 환영 받는 제품을 만들 수 없습니다.

제대로 된 영양제를 개발하기 위해서는 고도의 전문적인 약학적, 영양학적, 생물학적, 제제학적 지식이 필요합니다. 전문가 양성이 타 회사와는 구별되는 훌륭한 경쟁력이 될 수 있습니다. 영양제는 어차피 거기서 거기라며 전문 지식도 별로 없는 사원에게 영양제를 맡기는 회사는 아직도 영양제를 제대로 이해하지 못한 것이지요.

영양제 제품들이 참 많은 것 같아도 막상 사용하려면 다 비슷비슷하고 다양하지 못해서 적당한 제품을 찾기 힘들 때가 많습니다. 이는 영양제를 전문적 시각에서 다양하게 생산하지 못하기 때문입니다. 에비던스도 따져 보아야 하고 제품의 옥석을 가려서 소비자에게 알려주어야 하는 전문가들의 노력이 필요합니다.

철이 많으면 누구에게나 좋다?

아래 사진은 최근 전문지에 광고되는 국내 유명 제약 회사의 MVM(멀티비타민 미네랄) 광고다. 타 회사의 제품과 비교해서 자신들의 신제품이 철분 함량이 높기 때문에 자신 있게 "성분과 함량을 확인하라."고 자랑한다. 그래서 확인해 보니 철분을 강화해 25mg이나 들어 있다. "임산부도 복용 가능하다."라고 자랑해 놓았다. 아마도 기존 소비층에 임산부까지 아우르면 소비 대상이 늘어난다고 생각한 것이다. 그러나 철 함량이 높다고 자랑하는 순간 철분이 그만큼 필요하지 않은 고연령, 성인 남자, 갱년기 여성 등은 대상에서 빠진다는 사실을 알지 못한 것일까? 유명 회사도 이렇게 이해하지 못할 광고를 하는 실정이니 걱정스럽다. 한 가지 제품을 모든 사람이 복용하기를 바라기보다 대상에 맞는 다양한 제품 생산이 필요하다.

종합영양제, 성분과 함량을 확인하고 권해주십시오

	표시사항	신제품	A제품	B제품
유비데카레논	코엔자임 Q10	10mg		
팔미틴산레티놀	비타민 A	4000IU	2000IU	10,000IU
푸마르산철	철(Fe)	25mg	4mg	20mg
산화제이동	동(Cu)	2mg		
산화아연	아연(Zn)	25mg	5mg	1.5mg
무수인산수소칼슘	칼슘(Ca)	41.24mg	162mg	
황산망간일수화물	망간(Mn)	1mg	1mg	1mg

*모 제약회사 제품 광고로, 철분 강조 표시는 필자가 한 것임.

부록

A. 우리나라 영양 섭취 기준
   연령별 체위 기준
   영양소별 영양 섭취 기준 ① 다량 영양소
   영양소별 영양 섭취 기준 ② 지용성 비타민
   영양소별 영양 섭취 기준 ③ 수용성 비타민
   영양소별 영양 섭취 기준 ④ 다량 무기질
   영양소별 영양 섭취 기준 ⑤ 미량 무기질

B. 다른 나라와 영양 섭취 기준 비교

A. 우리나라 영양 섭취 기준
연령별 체위 기준치

	한국인 영양 섭취 기준 설정을 위한 체위 기준		
	연령	신장(cm)	체중(kg)
영아(개월)	0~5	60.3	6.2
	6~11	72.2	8.9
유아(세)	1~2	86.1	12.2
	3~5	107	17.2
남자(세)	6~8	122.2	25
	9~11	139.6	35.7
	12~14	158.8	50.5
	15~18	171.4	62.1
	19~29	173	65.8
	30~49	170	63.6
	50~64	166	60.6
	65~74	164	59.2
	75 이상	164	59.2
여자(세)	6~8	121	24.6
	9~11	140	34.8
	12~14	155.9	47.5
	15~18	160	53.4
	19~29	160	56.3
	30~49	157	54.2
	50~64	154	52.2
	65~74	151	50.2
	75 이상	151	50.2

영양소별 영양 섭취 기준 ① 다량 영양소

한국영양학회, 한국인 영양 섭취 기준 위원회, 2010

성별	연령	에너지(kcal/일)				탄수화물(g/일)			지방(g/일)			오메가-6지방산(g/일)		
		필요량	권장량	충분량	상한량	권장량	충분량	상한량	권장량	충분량	상한량	권장량	충분량	상한량
영아	0~5(개월)	550					55			25			2	
	6~11	700					90			25			4.5	
유아	1~2(세)	1,000												
	3~5	1,400												
남자	6~8(세)	1,600												
	9~11	1,900												
	12~14	2,400												
	15~18	2,700												
	19~29	2,600												
	30~49	2,400												
	50~64	2,200												
	65~74	2,000												
	75 이상	2,000												
여자	6~8(세)	1,500												
	9~11	1,700												
	12~14	2,000												
	15~18	2,000												
	19~29	2,100												
	30~49	1,900												
	50~64	1,800												
	65~74	1,600												
	75 이상	1,600												
임신부*		+0												
		+340												
		+450												
수유부		+320												

*임신 1, 2, 3, 분기별 추가량을 나타냄.

성별	연령	오메가-3지방산(g/일)			단백질(g/일)			식이섬유(g/일)			수분(g/일)		
		권장량	충분량	상한량	권장량	충분량	상한량	권장량	충분량	상한량	권장량	충분량	상한량
영아	0~5(개월)		0.3			9.5						700	
	6~11		0.8		13.5				10			800	
유아	1~2(세)				15				15			1,100	
	3~5				20				20			1,400	
남자	6~8(세)				25				20			1,800	
	9~11				35				25			2,000	
	12~14				50				25			2,300	
	15~18				55				25			2,600	
	19~29				55				25			2,600	
	30~49				55				25			2,500	
	50~64				50				25			2,200	
	65~74				50				25			2,100	
	75 이상				50				25			2,100	
여자	6~8(세)				25				15			1,700	
	9~11				35				15			1,800	
	12~14				45				20			2,000	
	15~18				45				20			2,100	
	19~29				50				20			2,100	
	30~49				45				20			2,100	
	50~64				45				20			1,900	
	65~74				45				20			1,800	
	75 이상				45				20			1,800	
임신부					+0 +15 +30				+5			+200	
수유부					+25				+5			+700	

영양소별 영양 섭취 기준 ② 지용성 비타민

한국영양학회, 한국인 영양 섭취 기준 위원회, 2010

성별	연령	비타민 A(μgRE/일)			비타민 D(μg/일)			비타민 E(mg α-TE/일)			비타민 K(μg/일)		
		권장량	충분량	상한량	권장량	충분량	상한량	권장량	충분량	상한량*	권장량	충분량	상한량
영아	0~5(개월)		300	600		5	25		3			4	
	6~11		400	600		5	25		4			7	
유아	1~2(세)	300		600		5	60		5	100		25	
	3~5	300		700		5	60		6	140		30	
남자	6~8(세)	400		1,100		5	60		8	200		45	
	9~11	550		1,500		5	60		9	280		55	
	12~14	700		2,100		5	60		10	380		70	
	15~18	850		2,400		5	60		12	430		80	
	19~29	750		3,000		5	60		12	540		75	
	30~49	750		3,000		5	60		12	540		75	
	50~64	700		3,000		10	60		12	540		75	
	65~74	700		3,000		10	60		12	540		75	
	75 이상	700		3,000		10	60		12	540		75	
여자	6~8(세)	400		1,100		5	60		7	200		45	
	9~11	500		1,500		5	60		8	280		55	
	12~14	650		2,100		5	60		9	380		65	
	15~18	600		2,400		5	60		10	430		65	
	19~29	650		3,000		5	60		10	540		65	
	30~49	650		3,000		5	60		10	540		65	
	50~64	600		3,000		10	60		10	540		65	
	65~74	600		3,000		10	60		10	540		65	
	75 이상	600		3,000		10	60		10	540		65	
임신부		+70		3,000	+5		60			540			
수유부		+490		3,000	+5		60	+3		540			

*RRR-α-tocopherd

영양소별 영양 섭취 기준 ③ 수용성 비타민

성별	연령	비타민 C(mg/일)			티아민(mg/일)			리보플라빈(mg/일)			나이아신(mg NE/일)			
		권장량	충분량	상한량	권장량	충분량	상한량	권장량	충분량	상한량	권장량	충분량	상한량*	상한량**
영아	0~5(개월)		35			0.2			0.3			2		
	6~11		45			0.3			0.4			3		
유아	1~2(세)	40		350	0.5			0.6			6		10	180
	3~5	40		500	0.5			0.7			7		10	250
남자	6~8(세)	60		700	0.7			0.9			9		15	350
	9~11	70		1,000	0.9			1.1			11		20	500
	12~14	100		1,400	1.1			1.5			15		25	700
	15~18	110		1,600	1.3			1.7			17		30	800
	19~29	100		2,000	1.2			1.5			16		35	1,000
	30~49	100		2,000	1.2			1.5			16		35	1,000
	50~64	100		2,000	1.2			1.5			16		35	1,000
	65~74	100		2,000	1.2			1.5			16		35	1,000
	75이상	100		2,000	1.2			1.5			16		35	1,000
여자	6~8(세)	60		700	0.7			0.7			9		15	350
	9~11	80		1,000	0.9			0.9			11		20	500
	12~14	100		1,400	1.1			1.2			14		25	700
	15~18	100		1,600	1			1.2			14		30	800
	19~29	100		2,000	1.1			1.2			14		35	1,000
	30~49	100		2,000	1.1			1.2			14		35	1,000
	50~64	100		2,000	1.1			1.2			14		35	1,000
	65~74	100		2,000	1.1			1.2			14		35	1,000
	75 이상	100		2,000	1.1			1.2			14		35	1,000
임신부		+10		2,000	+0.4			+0.4			+4		35	1,000
수유부		+35		2,000	+0.4			+0.4			+5		35	1,000

한국영양학회, 한국인 영양 섭취 기준 위원회, 2010

성별	연령	비타민 B6(mg/일)			엽산(μg/일)***			비타민 B12(μg/일)			판토텐산(mg/일)			비오틴(mg/일)		
		권장량	충분량	상한량	권장량	충분량	상한량	권장량	충분량	상한량	권장량	충분량	상한량	권장량	충분량	상한량
영아	0~5(개월)		0.1			65			0.3			1.7			5	
	6~11		0.3			80			0.5			1.8			7	
유아	1~2(세)	0.6		25	150		300	0.9				2			9	
	3~5	0.7		35	180		400	1.1				3			11	
남자	6~8(세)	0.9		45	220		500	1.3				3			15	
	9~11	1.1		60	300		600	1.7				4			20	
	12~14	1.5		80	400		800	2.3				5			25	
	15~18	1.5		90	400		900	2.7				6			30	
	19~29	1.5		100	400		1,000	2.4				5			30	
	30~49	1.5		100	400		1,000	2.4				5			30	
	50~64	1.5		100	400		1,000	2.4				5			30	
	65~74	1.5		100	400		1,000	2.4				5			30	
	75 이상	1.5		100	400		1,000	2.4				5			30	
여자	6~8(세)	0.9		45	220		500	1.5				3			15	
	9~11	1.1		60	300		600	1.9				4			20	
	12~14	1.4		80	400		800	2.4				5			25	
	15~18	1.4		90	400		900	2.4				6			30	
	19~29	1.4		100	400		1,000	2.4				5			30	
	30~49	1.4		100	400		1,000	2.4				5			30	
	50~64	1.4		100	400		1,000	2.4				5			30	
	65~74	1.4		100	400		1,000	2.4				5			30	
	75 이상	1.4		100	400		1,000	2.4				5			30	
임신부		+0.8		100	+200		1,000	+0.2				+1				
수유부		+0.8		100	+150		1,000	+0.4				+2			+5	

*니코틴산(mg/일) **니코틴아미드(mg/일) ***Dietary Folate Equivalents, 가임기 여성의 경우 400μg/일의 엽산 보충제 섭취를 권장함, 엽산의 상한 섭취량은 보충제 또는 강화식품의 형태로 섭취한 μg/일에 해당됨.

영양소별 영양 섭취 기준 ④ 다량 무기질

성별	연령	칼슘(mg/일)			인(mg/일)			나트륨(g/일)			
		권장량	충분량	상한량	권장량	충분량	상한량	권장량	충분량	상한량	목표량
영아	0~5(개월)		200			100			0.12		
	6~11		300			300			0.37		
유아	1~2(세)	500		2,500	500		3,000		0.7		
	3~5	600		2,500	500		3,000		0.9		
남자	6~8(세)	700		2,500	700		3,000		1.2		
	9~11	800		2,500	1,000		3,500		1.3		2
	12~14	1,000		2,500	1,000		3,500		1.5		2
	15~18	900		2,500	1,000		3,500		1.5		2
	19~29	750		2,500	700		3,500		1.5		2
	30~49	750		2,500	700		3,500		1.5		2
	50~64	700		2,500	700		3,500		1.4		2
	65~74	700		2,500	700		3,500		1.2		2
	75 이상	700		2,500	700		3,000		1.1		2
여자	6~8(세)	700		2,500	600		3,000		1.2		
	9~11	800		2,500	900		3,500		1.3		2
	12~14	900		2,500	900		3,500		1.5		2
	15~18	800		2,500	800		3,500		1.5		2
	19~29	650		2,500	700		3,500		1.5		2
	30~49	650		2,500	700		3,500		1.5		2
	50~64	700		2,500	700		3,500		1.4		2
	65~74	700		2,500	700		3,500		1.2		2
	75 이상	700		2,500	700		3,000		1.1		2
임신부		+280		2,500			3,000				2
수유부		+370		2,500			3,500				2

한국영양학회, 한국인 영양 섭취 기준 위원회, 2010

성별	연령	염소(g/일)			칼륨(g/일)			마그네슘(mg/일)		
		권장량	충분량	상한량	권장량	충분량	상한량	권장량	충분량	상한량*
영아	0~5(개월)		0.18			0.4			30	
	6~11		0.56			0.7			55	
유아	1~2(세)		1.1			1.7		75		65
	3~5		1.4			2.3		100		90
남자	6~8(세)		1.8			2.8		150		130
	9~11		2			3.2		210		180
	12~14		2.3			3.5		300		250
	15~18		2.3			3.5		400		350
	19~29		2.3			3.5		340		350
	30~49		2.3			3.5		350		350
	50~64		2.1			3.5		350		350
	65~74		1.9			3.5		350		350
	75 이상		1.6			3.5		350		350
여자	6~8(세)		1.8			2.8		150		130
	9~11		2			3.2		210		180
	12~14		2.3			3.5		290		250
	15~18		2.3			3.5		340		350
	19~29		2.3			3.5		280		350
	30~49		2.3			3.5		280		350
	50~64		2.1			3.5		280		350
	65~74		1.9			3.5		280		350
	75 이상		1.6			3.5		280		350
임신부								+40		350
수유부						+0.4				350

*식품 외 급원의 마그네슘에만 해당.

영양소별 영양 섭취 기준 ⑤ 미량 무기질

성별	연령	철(mg/일)			아연(mg/일)			구리(μg/일)			불소(mg/일)		
		권장량	충분량	상한량	권장량	충분량	상한량	권장량	충분량	상한량	권장량	충분량	상한량
영아	0~5(개월)		0.3	40		1.7			230			0.01	0.6
	6~11	6		40	2.8				300			0.5	0.9
유아	1~2(세)	6		40	3		6	290		1,500		0.6	1.2
	3~5	7		40	4		9	330		2,000		0.8	1.7
남자	6~8(세)	8		40	5		13	430		3,000		1	2.5
	9~11	11		40	8		18	570		5,000		2	10
	12~14	14		40	8		25	740		7,000		2.5	10
	15~18	15		45	10		30	870		8,000		3	10
	19~29	10		45	10		35	800		10,000		3.5	10
	30~49	10		45	9		35	800		10,000		3	10
	50~64	9		45	9		35	800		10,000		3	10
	65~74	9		45	9		35	800		10,000		3	10
	75 이상	9		45	9		35	800		10,000		3	10
여자	6~8(세)	8		40	5		13	430		3,000		1	2.5
	9~11	10		40	7		18	570		5,000		2	10
	12~14	13		40	7		25	740		7,000		2.5	10
	15~18	17		45	9		30	870		8,000		2.5	10
	19~29	14		45	8		35	800		10,000		3	10
	30~49	14		45	8		35	800		10,000		2.5	10
	50~64	8		45	8		35	800		10,000		2.5	10
	65~74	8		45	7		35	800		10,000		2.5	10
	75 이상	8		45	7		35	800		10,000		2.5	10
임신부		+10		45	+2.5		35	+130		10,000			10
수유부				45	+5		35	+450		10,000			10

한국영양학회, 한국인 영양 섭취 기준 위원회, 2010

성별	연령	망간(mg/일)			요오드(μg/일)			셀레늄(μg/일)			몰리브덴(mg/일)		
		권장량	충분량	상한량	권장량	충분량	상한량	권장량	충분량	상한량	권장량	충분량	상한량
영아	0~5(개월)		0.01			130	250		8.5	40			
	6~11		0.8			170	250		11	60			
유아	1~2(세)		1.4	2	80		300	20		85			100
	3~5		2	3	90		300	25		120			150
남자	6~8(세)		2.5	4	100		500	30		150			200
	9~11		3	5	110		700	40		200			300
	12~14		4	7	130		1,700	50		300			400
	15~18		4	9	130		1,900	60		300			500
	19~29		4	11	150		2,400	55		400			600
	30~49		4	11	150		2,400	55		400			600
	50~64		4	11	150		2,400	55		400			600
	65~74		4	11	150		2,400	55		400			600
	75 이상		4	11	150		2,400	55		400			600
여자	6~8(세)		2.5	4	100		500	30		150			200
	9~11		3	5	110		700	40		200			300
	12~14		3.5	7	130		1,700	50		300			400
	15~18		3.5	9	130		1,900	60		300			500
	19~29		3.5	11	150		2,400	55		400			600
	30~49		3.5	11	150		2,400	55		400			600
	50~64		3.5	11	150		2,400	55		400			600
	65~74		3.5	11	150		2,400	55		400			600
	75 이상		3.5	11	150		2,400	55		400			600
임신부			+0	11	+90		2,400	+4		400			600
수유부			+0	11	+180		2,400	+10		400			600

B. 다른 나라와 영양 섭취 기준 비교

지용성 비타민		영양 섭취 기준								
		한국인 영양 섭취 기준*			일본후생노동성**			미국 DRI***		
		권장량	충분량	상한량	권장량	충분량	상한량	권장량	충분량	상한량
비타민 A	남자	750μg RE		3,000μg RE	850μg RE		2,700μg RE	900μg RAE		3,000μg RAE
	여자	650μg RE		3,000μg RE	700μg RE		2,700μg RE	700μg RAE		
비타민 D	남자		5μg	60μg		5.5μg	50μg		15μg	100μg
	여자		5μg	60μg		5.5μg	50μg		15μg	
비타민 E	남자		12mgα-TE	540mgα-TE		7mgα-TE	900mgα-TE		15mgα-TE	1,000mgα-TE
	여자		10mgα-TE	540mgα-TE		6.5mgα-TE	700mgα-TE		15mgα-TE	
비타민 K	남자		75μg			75μg			120μg	
	여자		65μg			65μg			90μg	

수용성 비타민		영양 섭취 기준								
		한국인 영양 섭취 기준*			일본후생노동성**			미국 DRI***		
		권장량	충분량	상한량	권장량	충분량	상한량	권장량	충분량	상한량
비타민 B_1	남자	1.2mg			1.4mg			1.2mg		
	여자	1.1mg			1.1mg			1.1mg		
비타민 B_2	남자	1.5mg			1.6mg			1.3mg		
	여자	1.2mg			1.2mg			1.1mg		
비타민 B_6	남자	1.5mg		100mg	1.4mg		60mg	1.3mg		100mg
	여자	1.4mg		100mg	1.1mg		45mg	1.3mg		
비타민 B_{12}	남자	2.4μg			2.4μg			2.4μg		
	여자	2.4μg			2.4μg			2.4μg		
나이아신 (B_3)	남자	16mgNE		35mgNE-niacin 1,000mgNE-niacinamide	15mgNE		85mgNE-niacin 350mgNE-niacinamide	16mgNE		35mgNE
	여자	14mgNE			12mgNE		65mgNE-niacin 250mgNE-niacinamide	14mgNE		
판토텐산 (B_5)	남자		5mg			5mg			5.0mg	
	여자		5mg			5mg			5.0mg	
엽산	남자	400μg DFE		1,000μg DFE	240μg		1,400μg DFE	400μg DFE		1,000μg DFE
	여자	400μg DFE		1,000μg DFE	240μg		1,400μg	400μg DFE		
비오틴	남자		30μg			50μg			30μg	
	여자		30μg			50μg			30μg	
비타민C	남자	100mg		2,000mg	100mg			90mg		2,000mg
	여자	100mg		2,000mg	100mg			75mg		
콜린 (choline)	남자								550mg	3,500mg
	여자								425mg	

미네랄		영양 섭취 기준							
종류		한국인 영양 섭취 기준*			일본후생노동성**			미국 DRI***		
		권장량	충분량	상한량	권장량	충분량	상한량	권장량	충분량	상한량
칼슘(Ca)	남	750mg		2,500mg	650mg		2,300mg	1,000mg		2,500mg
	여	650mg			650mg		2,300mg	1,000mg		
인(P)	남	700mg		3,500mg		1,000mg	3,000mg	700mg		4,000mg
	여	700mg				900mg	3,000mg	700mg		
칼륨(K)	남		3.5g			2.5g	목표량 2.9g		4.7g	
	여		3.5g			2.0g	목표량 2.8g		4.7g	
나트륨(Na)	남		1.5g	목표량a			목표량 3.6g 미만 d		1.5g	2.3g
	여		1.5g	2g			목표량 3.0g 미만 d		1.5g	
염소(Cl)	남		2.3g						2.3g	3.6g
	여		2.3g						2.3g	
마그네슘(Mg)	남	350mg		350mg****	370mg			420mg		350mg
	여	280mg			290mg			320mg		
철(Fe)	남	10mg		45mg	7.5mg		55mg	8mg		45mg
	여	14mg			6.5mg(생리無) 11mg(생리有)		40mg	18mg		
아연(Zn)	남	9mg		35mg	12mg		45mg	11mg		40mg
	여	8mg			9mg		35mg	8mg		
구리(Cu)	남	800μg		10,000μg	900μg		10,000μg	900μg		10,000μg
	여	800μg			700μg		10,000μg	900μg		
불소(F)	남		3mg	10mg					4mg	10mg
	여		2.5mg						3mg	
요오드(I)	남	150μg		2,400μg	130μg		2,200μg	150μg		1,100μg
	여	150μg			130μg		2,200μg	150μg		
셀레늄(Se)	남	55μg		400μg	30μg		300μg	55μg		400μg
	여	55μg			25μg		230μg	55μg		
망간(Mn)	남		4mg	11mg		4mg	11mg		2.3mg	11mg
	여		3.5mg			3.5mg	11mg		1.8mg	
몰리브덴(Mo)	남			600μg	30μg		600μg	45μg		2,000μg
	여				25μg		500μg	45μg		

*한국인 영양 섭취 기준(30~49세 기준, 2010년도, 한국영양학회) **일본인의 식사 섭취 기준(30~49세 기준, 2010년도, 2010~2014년 적용, 일본후생노동성) ***Dietary Reference Intake 2011년(권장량Recommended Dietary Allowance, 충분량Adaquate Intakes: 31~50세, Food and Nutrition Board, National Academy of Sciences) ****마그네슘의 상한량은 음식과 물로부터 섭취를 제외한 양

참고 자료

● 정부, 공공기관, 전문단체 자료

한국영양학회(2010), 『2010 한국인 영양 섭취 기준』(한국영양학회).

대한약사회(1999), 『처방조제와 복약지도』(대한약사회).

Food and Nutrition Board, Institute of Medicine, National Academies(2010), "Dietary Reference Intakes."

厚生労働省(2010), "「日本人の食事摂取基準」"(http://www.mhlw.go.jp/bunya/kenkou/sessyukijun.html).

대한약전 제9개정판(2007), 일반시험법, "제제균일성시험."

대한약전 제9개정판(2007), 의약품각조, "아스코르브산 정."

국제당뇨병연합, "The IDF consensus worldwide definition of the metabolic syndrome" (http://www.idf.org/webdata/docs/MetS_def_update2006.pdf).

식품의약품안전청 건강기능식품 홈페이지(http://hfoodi.kfda.go.kr).

식품의약품안전청 고시 제2011-25호(2011), "건강기능식품의 기준 및 규격" 중 시험법.

식품의약품안전청 고시 제2011-25호(2011), "건강기능식품의 기준 및 규격" 중 기준규격.

식품의약품안전청 보도자료(2010), "건강기능식품, 기능성에도 등급이?"

식품의약품안전청 공고 제2008-272호, "임부금기 의약품 공고."

금연길라잡이, "1. 스트레스란 무엇인가"(http://www.nosmokeguide.or.kr/properly/properly2_05_01.asp).

미국 농무성 Nutrient Data Laboratory(http://www.nal.usda.gov/fnic/foodcomp/search).

미국가정의학회, "Erectile Dysfunction(ED)"(http://familydoctor.org).

미국소아과학회, "Ages and Stages"(http://www.healthychildren.org/English/ages-stages/Pages/default.aspx).

미국소아과학회, "Dietary Supplements for Toddlers"(http://www.healthychildren.org/english)

미국심장학회, "Why Cholesterol Matters"(http://www.heart.org).

미국암연구원(AICR), "Foods That Fight Cancer?"(http://www.aicr.org/foods-that-fight-cancer).

보건복지부(2006), "주민건강증진센터 시범사업 안내."

보건복지부고시(2010.3.12), "의약외품범위지정."

세계암연구기금-미국암연구원(2007), "Food, Nutrition, Physical Activity, and the Prevention of Cancer."

일본국립건강·영양연구소, "魚油"(http://hfnet.nih.go.jp/contents/detail1192.html).
일본국립건강·영양연구소, "亜鉛(아연)"(http://hfnet.nih.go.jp/contents/detail36.html).
일본국립건강·영양연구소, "DHA(ドコサヘキサエン酸)"(http://hfnet.nih.go.jp/contents/detail32.html).
일본국립건강·영양연구소, "アガリクス(아가리쿠스)"(http://hfnet.nih.go.jp/contents/detail75lite.html).
일본국립건강·영양연구소, "ウメ(매실)"(http://hfnet.nih.go.jp/contents/detail115.html).
일본국립건강·영양연구소, "カロテン(카로틴)"(http://hfnet.nih.go.jp/contents/detail42.html).
일본국립건강·영양연구소, "グルコサミン(글루코사민)"(http://hfnet.nih.go.jp/contents/detail24.html).
일본국립건강·영양연구소, "コエンザイムQ10(코엔자임큐텐)"
(http://hfnet.nih.go.jp/contents/detail40.html).
일본국립건강·영양연구소, "セイヨウヤドリギ(서양상기생)"
(http://hfnet.nih.go.jp/contents/detail1064.html).
일본국립건강·영양연구소, "ビタミン A(비타민 A)"(http://hfnet.nih.go.jp/contents/detail51.html).
일본국립건강·영양연구소, "ビタミンA解説(비타민 A 해설)"(http://hfnet.nih.go.jp/contents/detail171.html).
일본후생노동성, "メタボリックシンドローム"
(http://www.e-healthnet.mhlw.go.jp/information/metabolic/index.html).
EPA&FDA(2004), "What You Need to Know about Mercury in Fish and Shellfish."
MedlinePlus, "Fatigue"(http://www.nlm.nih.gov/medlineplus/ency/article/003088.htm).
MedlinePlus, "Green tea"(http://www.nlm.nih.gov/medlineplus).
MedlinePlus, "Iron deficiency anemia"
(http://www.nlm.nih.gov/medlineplus/ency/article/000584.htm).
National Cancer Institute at National Institute of Health, "Questions and Answers About
Mistletoe"(http://www.cancer.gov/cancertopics/pdq/cam/mistletoe/patient/page2).
National Cholesterol Education Program(2001), *ATP III Guidelines At-A-Glance*(NIH Publication).
NHS Choices, "How common is frozen shoulder?"(http://www.nhs.uk/conditions/Frozen-shoulder/Pages/Introduction.aspx).
NHS Choices, "Restless legs syndrome-Treatment"(http://www.nhs.uk/Conditions/Restless-leg-syndrome/Pages/Treatment.aspx).
Texas Heart Institute, "Beta-Blockers"
(http://www.texasheartinstitute.org/hic/topics/meds/betameds.cfm).
University of Maryland Medical Center, "Urinary tract infection in women"
(http://www.umm.edu/altmed/articles/urinary-tract-000169.htm).

WHO(2000), Technical report series 894: "Obesity: preventing and managing the global epidemic."

Harvard school of Public health, "The Nutrition Source Calcium and Milk: What's Best for Your Bones and Health?"(http://www.hsph.harvard.edu/nutritionsource).

"認知症とは何でしょうか?"(http://www.city.kashiwa.lg.jp/soshiki/061400/p003955.html).

骨粗鬆症の予防と治療GL作成委員会(2006), "ガイドライン."

● 단행본

佐藤務(2005),『医者がすすめるサプリメント』, PHP研究所.

Barbara A. et. al.(2001),『Present Knowledge in Nutrition 8th Ed』, ILSI Press.

MT Murray(1996),『Encyclopedia of Nutritional Supplements: The Essential Guide for Improving Your Health Naturally』, Prima Publishing.

清水俊雄(2006),『機能性食品素材便覧』, 薬事日報社.

김미경 외(2005),『생활 속의 영양학』, 라이프사이언스.

Reader's digest editors(1999),『The healing power of vitamins, minerals, and herbs』, Reader's Digest.

蒲原聖可(2005),『サプリメント事典』, 平凡社.

Maurice E. et. al.(1994),『Modern Nutrition in Health and Disease 8th Ed』, Lea & Febiger.

中村丁次(2005),『栄養の基本がわかる図解事典』, 成美堂出版.

P. Balch et. al.(2000),『Prescription for Nutritional Healing』, Avery.

吉川敏一외(2004),『医療従事者のための機能性食品(サプリメント)ガイド』, 講談社.

中村丁次(2001),『最新版からだに効く栄養成分バイブル』, 主婦と生活社.

月刊治療増刊号(1996),『標準処方ガイド'96』, 南山堂.

山口徹외(2004),『今日の治療指針2004年』, 医学書院.

中嶋洋子(2003),『最新栄養成分事典』, 主婦の友社.

의학교육연수원(2003),『가정의학(의학연수교육총서 제3집 개정판)』, 서울대학교출판부.

원태진(1995),『잘못된 식생활이 성인병을 만든다』, 형성사.

舛重正一(2005),『最新版栄養のキホンがわかる本』, 新星出版社.

『病気をなおす医学事典』, 1999, 主婦と生活社.

● 언론 자료

" '다이어트보충제' 좋아하다 '심장병·간손상' 까지", 《메디컬투데이》

(2010.8.4)(http://www.mdtoday.co.kr/mdtoday).

"Beyond Ephedra", *TIME*(2004.2.10)(http://www.time.com/time/printout/0,8816,589533,00.html).

"건강기능식품 등급제, 있으나마나", 《중앙일보》(2010.5.17).

"Medical Debt Huge Bankruptcy Culprit", CBS News(2009.7.23)(http://www.cbsnews.com).

"本当に血管が若返る！コレステロール調節術", NHK online

(http://www9.nhk.or.jp/gatten/archives/P20110119.html).

"가난한 병 '구루병' 이 다시 유행한다", 《연합뉴스》(2011.3.9).

"室内で凍死!?低体温が中高年を襲う", NHK online

(http://www9.nhk.or.jp/gatten/archives/P20100203.html).

"冷え症に悩むあなたへ「今日からできる対処法」", NHK online

(http://www.nhk.or.jp/kenko/kenkotoday/archives/2008/12/1216.html).

"肝臓の健康を守れSP", NHK online(http://www9.nhk.or.jp/gatten/archives/P20110629.html).

● 제품 자료

식품의약품안전청 이지드럭, "엘레비트프로나탈정"(http://ezdrug.kfda.go.kr/kfda2).

식품의약품안전청 이지드럭, "오라메디연고"(http://ezdrug.kfda.go.kr/kfda2).

식품의약품안전청 이지드럭, "오마코연질캡슐"(http://ezdrug.kfda.go.kr/kfda2).

식품의약품안전청 이지드럭, "우루사정100밀리그램"(http://ezdrug.kfda.go.kr/kfda2).

식품의약품안전청 이지드럭, "코포랑캅셀"(http://ezdrug.kfda.go.kr/kfda2).

식품의약품안전청 이지드럭, "크린브라이트연질캡슐"(http://ezdrug.kfda.go.kr/kfda2).

식품의약품안전청 이지드럭, "타겐에프연질캅셀"(http://ezdrug.kfda.go.kr/kfda2).

"브이푸드 멀티비타민 미네랄"(http://www.vfoodmall.com).

"브이푸드 브레인"(http://www.vfoodmall.com).

"브이푸드 비타민 B 복합"(http://www.vfoodmall.com).

"브이푸드 비타민 C"(http://www.vfoodmall.com).

Drug Information Portal-NIH, "INCRELEX®"(http://druginfo.nlm.nih.gov/drugportal).

Drug Information Portal-NIH, "ursodiol(UDCA)"(http://druginfo.nlm.nih.gov/drugportal).

● 인터넷 자료

http://www.pccnaturalmarkets.com/health/a-z-index.

"Optimum Daily Allowance(ODA)"(http://www.drlam.com/supplements/oda.asp).

Consumer Reports, "Supplements: The dirty dozen"(http://www.consumerreports.org/health).

Natural Medicines Comprehensive Database(http://naturaldatabase.therapeuticresearch.com).

"Vitamin C"(http://www.pccnaturalmarkets.com/health/nutritional-supplement/vitamin-c/~default).

"The untold dietary-supplement scandal"(http://www.menshealth.com/nutrition/beyond-balco).

Consumer Reports, "Supplements: No scientific backup required"
(http://www.consumerreports.org/health).

NMCD, "Confusion in the Supplement Aisle"(http://naturaldatabase.therapeuticresearch.com).

subscription(https://www.consumerlab.com/NewSubscriber.asp).

Wikipedia, "Dietary Supplement"(http://en.wikipedia.org/wiki/Dietary_supplement).

Consumer Reports, "Supplements: The dirty dozen"
(http://www.consumerreports.org/health/natural-health/dietary-supplements).

WebMD, "Slideshow: Brain Foods That Help You Concentrate"(http://www.webmd.com).

WebMD, "Premenstrual Syndrome(PMS)-Treatment Overview"
(http://women.webmd.com/pms/premenstrual-syndrome-pms-treatment-overview).

Medscape, "Human Papillomavirus Treatment & Management"
(http://emedicine.medscape.com/article/219110-treatment#a1131).

Medscape, "Cutaneous Manifestations of Smoking"
(http://emedicine.medscape.com/article/1075039-overview).

Mayo Clinic(http://www.mayoclinic.com).

"5 Ways to Reach (and Maintain!) a Healthy Weight"
(http://kidshealth.org/teen/food_fitness/dieting/weight_tips.html).

WebMD, "HRT: Where Are We Now?"(http://www.webmd.com/menopause/guide/hormone-replacement-therapy?page=4).

日経メディカル オンライン, "5年以上のホルモン補充療法が乳癌発症リスクを高める可能性"
(http://medical.nikkeibp.co.jp/leaf/all/search/cancer/news/200902/509433.html).

WebMD, "High Blood Pressure and Erectile Dysfunction(ED)"(http://www.webmd.com/sexual-conditions/guide/blood-pressure-medication-and-ed).

WebMD, "Erectile Dysfunction and Diabetes"(http://www.webmd.com/erectile-dysfunction/guide/ed-diabetes).

"Pregnancy & Supplement Safety"
(http://www.pccnaturalmarkets.com/health/feature/pregnancy-and-supplement-safety/~default).

Mayo Clinic, "Gingivitis"(http://www.mayoclinic.com/health/gingivitis/DS00363).

WebMD, "Healthy Habit No. 6: Practice Good Dental Hygiene"
(http://www.webmd.com/balance/features/13-healthy-habits-to-improve-your-life?page=3).

Doopedia, "냉증"(http://www.doopedia.co.kr).

"コレステロールが高い食品"(http://www.healthy-therapy.net/chole-takai.html).

"コレステロールの多い食品"(http://www.eiyoukeisan.com/calorie/nut_list/cholesterol.html).

"最近こんなこと気になりませんか"(http://www.e-65.net/find02_01.html).

한국인삼공사(http://www.globalkgc.com).

Mayo clinic, "Colon cleansing: Is it helpful or harmful?"
(http://www.mayoclinic.com/print/colon-cleansing/AN00065).

Wikipedia, "Cervical intraepithelial neoplasia"
(http://en.wikipedia.org/wiki/Cervical_intraepithelial_neoplasia).

Wikipedia, "Growth hormone"(http://en.wikipedia.org/wiki/Human_growth_hormone).

Wikipedia, "Puberty"(http://en.wikipedia.org/wiki/Puberty).

Wikipedia, "Safflower"(http://en.wikipedia.org/wiki/Safflower).

Wikipedia, "Ursodiol"(http://en.wikipedia.org/wiki/Ursodiol).

Wikipedia, "Anorexia(symptom)"(http://en.wikipedia.org/wiki/Anorexia_(symptom)).

Wikipedia, "DASH diet"(http://en.wikipedia.org/wiki/DASH_diet).

Wikipedia, "Bile acid"(http://en.wikipedia.org/wiki/Bile_acid).

Wikipedia 일본어판, "宿便"(http://ja.wikipedia.org).

● 학술 논문

K. Klipstein-Grobusch et. al.(1999), "Dietary iron and risk of myocardial infarction in the Rotterdam Study", *Am J Epidemiol* Vol.149, pp. 421-8.

J. L. Vanherweghem et. al.(1993), "Rapidly progressive interstitial renal fibrosis in young women", *Lancet* Vol.341(8842), pp. 387-91.

E. N. Taylor(2004) "Dietary factors and the risk of incident kidney stones in men: new insights after 14 years of follow-up" *J Am Soc Nephrol* Vol.15(12), pp. 3225-32.

J. A. Eisman1(1993), "Peak bone mass and osteoporosis prevention", *Osteoporosis Int* Vol.3, Supplement-1, pp. 56-60.

S. Hiai et. al.(1979), "Stimulation of pituitary-adrenocortical system by ginseng saponin", *Endocrinol Jpn* Vol.26(6), pp. 661-5.

M. Sohn et. al.(1991), "Ginkgo biloba extract in the therapy of erectile dysfunction", *J Sec Educ Ther* Vol.17, pp. 53-61.

N. Nass et. al.(2007), "Advanced glycation end products, diabetes and ageing", *Z Gerontol Geriatr* Vol.40(5), pp. 349-56.

Y. Takahashi et. al.(1968), "Growth hormone secretion during sleep", *J Clin Invest* Vol.47(9), pp. 2079-90.

A. B. Scholey et. al.(2002), "Acute, dose-dependent cognitive effects of Ginkgo biloba, Panax ginseng and their combination in healthy young volunteers: differential interactions with cognitive demand", *Hum Psychopharmacol* Vol.17(1), pp. 35-44.

S. Brody et. al.(2002), "A randomized controlled trial of high dose ascorbic acid for reduction of blood pressure, cortisol, and subjective responses to psychological stress", *Psychopharmacology* (Berl) Vol.159(3), pp. 319-24.

S. Sawazaki et. al.(1999), "The effect of docosahexaenoic acid on plasma catecholamine concentrations and glucose tolerance during long-lasting psychological stress: a double-blind, placebo-controlled study", *J Nutr Sci Vitaminol* Vol.45, pp. 655-65.

P. Jakeman et. al.(1993), "Effect of antioxidant vitamin supplementation on muscle function after eccentric exercise", *Eur J Appl Physiol* Vol.67, pp. 426-30.

D. A. MacLean et. al.(1994), "Branched-chain amino acids augment ammonia metabolism while attenuating protein breakdown during exercise", *Am J Physiol* Vol.267, pp. E1010-22.

R. I. Henkin et. al.(1976), "A double-blind study of the effects of zinc sulfate on taste and smell dysfunction", *Am J Med Sci* Vol.272, pp. 285-99.

J. L. Podratz et. al.(2004), "Antioxidants are necessary for myelination of dorsal root ganglion neurons, in vitro", *Glia* Vol.45(1), pp. 54-8.

G. S. Oostenbrug et. al.(1993), "A moderate in vivo vitamin E supplement counteracts the fish-oil-induced increase in in vitro oxidation of human low-density lipoproteins", *Am J Clin Nutr* Vol.57, p. 827S.

J. Avorn et. al.(1994), "Reduction of bacteriuria and pyuria after ingestion of cranberry juice", JAMA Vol.271, pp. 751-4.

E. G. Coeugniet et. al.(1986), "Recurrent candidiasis: Adjuvant immunotherapy with different formulations of Echinacin", Therapiewoche Vol.36, pp. 3352-8.

D. R. Axelrod(1985), "Ascorbic Acid and Urinary pH", JAMA Vol.254, pp. 1310-1.

H. Fontana-Klaiber et. al.(1990), "Therapeutic effects of magnesium in dysmenorrhea", Schweiz Rundsch Med Prax Vol.79, pp. 491-4.

A. J. Adler et. al.(1997), "Effect of garlic and fish-oil supplementation on serum lipid and lipoprotein concentrations in hypercholesterolemic men", Am J Clin Nutr Vol.65, pp. 445-50.

R. Luostarinen et. al.(1995), "Vitamin E supplementation counteracts the fish oil-induced increase of blood glucose in humans", Nutr Res Vol.15, pp. 953-68.

Gerster H(1998), "Can adults adequately convert alpha-linolenic acid (18:3n-3) to eicosapentaenoic acid (20:5n-3) and docosahexaenoic acid (22:6n-3)?", Int J Vitam Nutr Res Vol.68(3), pp. 159-73.

S. J. Duffy et. al.(1999), "Treatment of hypertension with ascorbic acid", Lancet Vol.354, pp. 2048-9.

J. W. Anderson et. al.(1999), "Effects of psyllium on glucose and serum lipid responses in men with type 2 diabetes and hypercholesterolemia", Am J Clin Nutr Vol.70, pp. 466-73.

E. A. Sotaniemi et. al.(1995), "Ginseng therapy in non-insulin dependent diabetic patients", Diabetes Care Vol.18, pp. 1373-5.

J. Tuomilehto et. al.(2004), "Coffee Consumption and Risk of Type 2 Diabetes Mellitus Among Middle-aged Finnish Men and Women", JAMA Vol.91, pp. 1213-9.

E. M. Rimm(1995), "Prospective study of cigarette smoking, alcohol use, and the risk of diabetes in men", EBBMJ Vol.310(6979), pp. 555-9.

M. Mazza et. al.(2006), "Ginkgo biloba and donepezil: a comparison in the treatment of Alzheimer's dementia in a randomized placebo-controlled double blind study", Eur J Neruol Vol.13, pp. 981-5."

M. Okada(1999), "Chinese-herb nephropathy", Lancet Vol.9191, p. 1732.

M. C. Morris et. al.(2004), "Dietary niacin and the risk of incident Alzheimer's disease and of cognitive decline", J Neurol Neurosurg Psychiatry Vol.75, pp. 1093-99.

P. Barberger-Gateau et. al.(2002), "Fish, meat, and risk of dementia: cohort study", BMJ

Vol.325, pp. 932-3.

R. A. Anderson(1998), "Chromium, glucose intolerance and diabetes", *J Am Coll Nutr* Vol.17, pp. 548-55.

A. G. Pittas et. al.(2006), "Vitamin D and calcium intake in relation to type 2 diabetes in women", *Diabetes Care* Vol.29(3), pp. 650-6.

T. Nagao et. al.(2007), "A green tea extract high in catechins reduces body fat and cardiovascular risks in humans", *Obesity* Vol.15, pp. 1473-83.

D. Martins et. al.(2007), "Prevalence of cardiovascular risk factors and the serum levels of 25-hydroxyvitamin D in the United States", *Arch Intern Med* Vol.167, pp. 1159-65.

N. Binkley et. al.(2011), "Evaluation of Ergocalciferol or Cholecalciferol Dosing, 1,600 IU Daily or 50,000 IU Monthly in Older Adults", *J Clin Endocrinol Metab* Vol.96(4), pp. 981-8.

J. Ma et. al.(1997), "Methylenetetrahydrofolate reductase polymorphism, dietary interactions, and risk of colorectal cancer", *Cancer Res* Vol.57, pp. 1098-102.

R. Jaszewski et. al.(2008), "Folic acid supplementation inhibits recurrence of colorectal adenomas: a randomized hemoprevention trial", *World J Gastroenterol* Vol.14(28), pp. 4492-8.

C. E. Butterworth et. al.(1982), "Improvement in cervical dysplasia associated with folic acid therapy in users of oral contraceptives", *Am J Clin Nutr* Vol.35, pp. 73-82.

E. White et. al.(1997), "Relationship between vitamin and calcium supplement use and colon cancer", *Cancer Epidemiol Biomarkers Prev* Vol.6, pp. 769-74.

S. Zhang 외(1999), "Dietary carotenoids and vitamins A, C, and E and risk of breast cancer", *J Natl Cancer Inst* Vol.91, pp. 547-56.

P. Terry et. al.(2002), "Fatty fish consumption lowers the risk of endometrial cancer: a nationwide case-control study in Sweden", *Cancer Epidemiol Biomarkers Prev* Vol.11, pp. 143-5.

A. T. Fleischauer et. al.(2000), "Garlic consumption and cancer prevention: meta-analyses of colorectal and stomach cancers", *Am J Clin Nutr* Vol.72, pp. 1047-52.

W. S. Ahn et. al.(2003), "Protective effects of green tea extracts (polyphenon E and EGCG) on human cervical lesions", *Eur J Cancer Prev* Vol.12, pp. 383-90.

T. E. McAlindon et. al.(1996), "Do antioxidant micronutrients protect against the development and progression of knee osteoarthritis?", *Arthritis Rheum* Vol.39, pp. 648-56.

W. B. Jonas et. al.(1996), "The effect of niacinamide on osteoarthritis: a pilot study", *Inflamm Res* Vol.45, pp. 330-4.

G. Klein et. al.(2000), "Short-term treatment of painful osteoarthritis of the knee with oral enzymes", *Clin Drug Invest* Vol.19, pp. 15-23.

P. Chantre et. al.(2000), "Efficacy and tolerance or Harpagophytum procumbens versus diacerhein in treatment of osteoarthritis", *Phytomedicine* Vol.7, pp. 177-84.

C. S. Cobb et. al.(2006), "Systematic review of a marine nutriceutical supplement in clinical trials for arthritis: the effectiveness of the New Zealand green-lipped mussel Perna canaliculus", *Clin Rheumatol* Vol.25, pp. 275-84.

V. A. Finkielstein et. al.(2006), "Strategies for preventing calcium oxalate stones", *CMAJ* Vol.174(10), pp. 1407-9.

S. M. Potter et. al.(1998), "Soy protein and isoflavones: their effects on blood lipids and bone density in postmenopausal women", *Am J Clin Nutr* Vol.68, pp. 1375S-9S.

Y. Somekawa et. al.(2001), "Soy intake related to menopausal symptoms, serum lipids, and bone mineral density in postmenopausal Japanese women", *Obstet Gynecol* Vol.97, pp. 109-15.

G. E. Abraham et. al.(1990), "A total dietary program emphasizing magnesium instead of calcium", *J Reprod Med* Vol.35, pp. 503-7.

G. Stendig-Lindberg et. al.(1993), "Trabecular bone density in a two year controlled trial of peroral magnesium in osteoporosis", *Magnesium Res* Vol.6, pp. 155-63.

L. A. Weiss et. al.(2005), "Ratio of n-6 to n-3 fatty acids and bone mineral density in older adults: the Rancho Bernardo Study", *Am J Clin Nutr* Vol.81, pp. 934-8.

P. Alexandersen et. al.(1999), "Monofluorophosphate combined with hormone replacement therapy induces a synergistic effect on bone mass by dissociating bone formation and resorption in postmenopausal women: a randomized study", *J Clin Endocrinol Metab* Vol.84, pp. 3013-20.

L. Vitetta et. al.(2003), "Black cohosh and other herbal remedies associated with acute hepatitis", *Med J Aust* Vol.178(8), pp. 411-2.

M. Vetrugno et. al.(2001), "A randomised, double masked, clinical trial of high dose vitamin A and vitamin E supplementation after photorefractive keratectomy", *Br J Ophthalmol* Vol.85, pp. 537-9.

R. G. Cumming et. al.(2000), "Diet and cataract: the Blue Mountains Eye Study", *Ophthalmology* Vol.10, pp. 450-6.

D. Albanes et. al.(1996), "α-Tocopherol and β-Carotene Supplements and Lung Cancer Incidence in the Alpha-Tocopherol, Beta-Carotene Cancer Prevention Study: Effects of Baseline Characteristics and Study Compliance", *J Natl Cancer Inst* Vol.88, pp. 1560-70.

S. Richer et. al.(2004), "Double-masked, placebo-controlled, randomized trial of lutein and antioxidant supplementation in the intervention of atrophic age-related macular degermation: the Veterans LAST study (Lutein Antioxidant Supplement Trial)", *Optometry* Vol.75, pp. 216-30.

D. A. Lebuisson et. al.(1986), "Treatment of senile macular degeneration with Ginkgo biloba extract. A preliminary double-blind drug vs. placebo study", *Presse Med* Vol.15, pp. 1556-8.

J. A. Mares-Perlman et. al.(2000), "Vitamin supplement use and incident cataracts in a population-based study", *Arch Ophthalmol* Vol.118, pp. 1556-63.

A. K. Mitra et. al.(1995), "Hyperimmune cow colostrum reduces diarrhoea due to rotavirus: a double-blind, controlled clinical trial", *Acta Paediatr* Vol.84, pp. 996-1001.

M. Alander et. al.(1999), "Persistence of Colonization of Human Colonic Mucosa by a Probiotic Strain, Lactobacillus rhamnosus GG, after Oral Consumption", *Appl Environ Microbiol* Vol.65(1), pp. 351-354.

E. Mian et. al.(1977), "Anthocyanosides and the walls of microvessels: Further aspects of the mechanism of action of their protective in syndromes due to abnormal capillary fragility", *Minerva Med* Vol.68, pp. 3565-81.

Y. Iwamoto et. al.(1975), "Study of periodontal disease and coenzyme Q", *Res Commun Chem Pathol Pharmacol* Vol.11, pp. 265-71.

V. M. Montori(2000), "Fish oil supplementation in type 2 diabetes: a quantitative systemic review (abstract)", *Diabetes Care* Vol.23, pp. 1407-15.

찾아보기

ㄱ

가르시니아캄보지아 추출물 218

간 31, 114, 125, 193-4, 259, 261

간염 114, 122, 125, 135, 259

감기 46, 121, 130-2, 155

개별인정형 건강기능식품 259

갱년기 남성 19, 87

갱년기 여성 19, 83, 282

갱년기 영양제 20, 316

거친 피부 72, 141

건강기능식품 17-8, 20-2, 33-5, 47, 55, 104, 155, 170, 172, 180, 182, 188, 199, 218, 229, 234, 253, 259-60, 269-70, 297, 310, 312-6

건조증 114, 152

게르마늄 58

겨우살이 294

계절별 영양제 26

고지혈증 31, 46, 85-6, 112, 126, 170-1

고혈압 58, 109, 121, 170, 176-83, 204-5, 207-8, 211, 217, 244, 253, 268, 276-7, 299

골다공증 20, 24, 58, 71, 77, 85, 92, 110, 165-6, 170, 188, 216, 231, 238-45, 282-3, 290-1, 299, 316

골밀도 37, 52, 77, 85, 89, 92, 105, 159, 238-9, 241, 242-4

골절 85, 92, 238, 242

공액리놀렌산 218

과민성대장증후군 58, 127

관절염 46, 58, 118, 148, 170, 211, 217, 231-7, 244, 292, 299

구내염 45, 274-5

권장섭취량 30, 40, 42, 161, 202, 227, 257, 279

그레이터 세랜다인 58

근육 경련 20, 144-6, 166, 188

글루코사민 20, 27, 33, 40, 89, 117-8, 149

기미 76, 142-3

기억력 40, 87, 93, 99, 100, 160, 196, 198, 200-1

기형과 저체중아 103

ㄴ

나이아신 42, 52, 69, 76, 81, 194, 201, 235

나트륨 19, 164, 167, 178, 181

난소암 92, 109, 216, 226, 229-30, 240-1, 285, 290, 292, 305

남성호르몬 82, 87-8

낮은 체온 133

내장지방 184, 204, 206-7, 209, 217

냉증 133, 138-40

노안 151, 153

노화 45, 75-6, 82-3, 85, 88, 91, 116, 133, 135, 148, 150-1, 197, 227, 246, 249, 281

녹내장 46, 58, 151-3, 250

녹색입홍합 20, 236, 273

찾아보기 • **345**

녹차추출물 74–5, 79–80, 126–7, 216, 228–9, 311

뇌 기능 100, 200, 259

눈꺼풀 떨림 144–5

ㄷ

단백질 14, 20, 27, 61, 69, 102, 108, 133, 142, 149, 151, 172, 178–9, 185, 191, 218, 225, 240, 248, 263

담낭질환 121, 211

당뇨병 19, 26, 52, 58, 80, 87, 92, 120–1, 126, 139, 145, 147–8, 153–4, 171, 180, 184–9, 199, 204–5, 208, 211, 247–51, 277–8, 299, 311

대사증후군 80, 126, 180, 186, 204–9

DASH 다이어트 179

대장직장암 225, 228, 230

더티더즌 51, 57–8, 259

덱스트린 15, 20

동결견 148, 150

동맥경화증 89

동물성 지방 103, 155, 241, 285, 290, 302–3, 305

디톡스 58, 308

DHA 73, 77, 101, 113, 159, 168, 170–1, 181, 193, 298–9, 304–5

DSHEA 54, 56

ㄹ

로벨리아 58

로열젤리 20, 273

루테인 20, 114, 153, 250–1, 258

ㅁ

마그네슘 20, 31, 40, 66, 72–3, 124, 146, 159, 166–7, 179, 187–8, 207, 243–4, 258

마늘 89–90, 140, 171, 182, 193, 228, 230

마이오키미아 144

마카 20

만성피로 80

망막증 153, 246–7, 249–51

매실 엑스 137

멀티비타민 미네랄 18, 25–6, 30, 38–9, 54, 71–2, 79, 81, 88, 92, 97, 99, 106, 110, 113, 117, 124, 126, 129, 132, 136, 146, 162, 164, 180, 194, 243, 250, 252, 257–8, 265, 279, 320

면역력 45, 91, 120, 130–3, 155–6, 227, 229, 272–3

모유 수유 109–111, 160, 285

미국 국립보건원(NIH) 54, 110, 179, 236, 288, 289

미네랄 14–5, 18–19, 21, 27, 30–1, 39, 40, 44, 49, 51, 61, 63, 65–6, 68–9, 92, 97, 99, 102, 105, 110, 117, 124, 126, 136, 153, 164, 166–7, 185, 208, 228, 238, 240, 243, 256–60, 269–71, 274, 308

미슬토 294

밀크시슬 31, 114–5, 125–6, 188, 262, 311

ㅂ

발기부전 58, 81–2, 87, 288

방광염 86, 154-6

백내장 114, 151-3, 246-9, 251-2

베타글루칸 194

베타시토스테롤 82, 194

베타인 114-5, 125, 262

베타카로틴 27, 52, 114, 132, 143, 152, 226, 236, 248-9, 292-3

변비 40, 73, 127, 146, 166-7, 177, 180, 186, 188, 215, 306-7

보리 61, 191, 195, 230

보중익기탕 20, 22

분지 아미노산 117

불소 245

불포화지방산 152, 303-4

붉은 클로버 242-3, 282

브로멜라인 235

블루베리 153, 230, 249, 252-3

비만 15, 75, 92, 96, 109, 123, 126, 155, 165, 170, 179-80, 185-6, 190, 204-5, 207, 210-8, 221, 231-2, 311

비문증 151

비타민 14-5, 18-9, 21, 30-3, 36, 38-9, 49, 50-1, 61, 63, 65-6, 68, 92, 99, 102, 105, 126, 185, 192, 260-1, 270-1, 300-1

비타민 A 25-7, 36, 43, 49-50, 52, 64, 69, 76, 103, 105-6, 108, 110, 114, 129, 131-2, 141-2, 152, 156, 172, 226, 248-9, 250, 258, 292, 300-1

비타민 B 복합 27, 36-7, 90, 113, 146, 257-8

비타민 B_1 27, 40, 43-4, 50, 69, 81, 124-5, 136, 138-40, 146

비타민 B_2 27, 40, 69, 81, 124-5

비타민 B_3(나이아신=니아신,니코틴아미드) 27, 69, 81, 124-5, 194, 235-6

비타민 B_6(피리독신) 27, 42, 50, 69, 72-4, 81, 89, 90, 101, 124-5, 138-9, 146, 163

비타민 B_{12}(시아노코발라민) 27, 36-7, 69, 74, 81, 89, 90, 101, 124-5, 138-9, 146, 163, 313

비타민 C 27, 33-4, 42-8, 50, 52, 64, 69, 75-7, 80, 82, 88-9, 108, 110, 112, 117-8, 121, 125, 128, 132, 136, 142-3, 149-50, 153, 156, 163, 178, 182, 200, 227, 234, 251-2, 256, 258, 273-5, 312-5

비타민 D 27, 43, 50, 52, 64, 66, 69, 75-7, 85, 89, 92, 96-7, 103, 106-10, 143, 150, 152, 165, 190, 217-8, 225-6, 239-43, 273, 286, 291, 301

비타민 E 27, 50, 52, 73, 76, 84-5, 89, 93, 108, 110, 131, 138-43, 146, 150, 152-3, 159, 166, 171, 183, 200, 226-7, 251, 295, 300, 301

비타민 K 121, 301

비타민제 17-8, 256, 313

비터오렌지 58

비헴철 104, 162

빈혈 19, 26, 71, 74, 77, 100, 110-1, 122, 157, 160, 162, 165-6, 263, 276-7, 280

빌베리 엑스 20, 114, 153, 249, 252-3

ㅅ

4대 음식군 60-3, 65, 70, 96

사십견 148-9

사춘기 19, 160, 286

생리통 73, 78, 157, 159, 217

생리통약 78

생리활성물질 14-6, 20, 31, 269

생선유 152, 159, 173, 181, 193, 198-9, 299

생약 14-5, 23, 50, 55, 58, 98, 103, 153, 188-9, 198, 216, 259, 287, 289

서양승마 20, 84-5, 245, 282

서플리먼트 17-8, 50-1, 53

성장 60-9, 94-8, 109, 134, 169, 215, 221, 269-71, 285, 299

세르니틴 88

셀레늄 187, 208, 228

셰퍼랠 58

소팔메토 20, 82, 88

소화불량 129, 134, 136, 171, 291

수동적 관절운동 149

수용성 비타민 257, 274, 300

수용성 식이섬유 207

수유부 110, 284-5, 289, 299

수축기 고혈압(ISH) 178

숙변 306-7

스트레스 15, 45-6 ,70, 72, 76, 79-81, 87, 95-6, 112-4, 122-4, 128-9, 133, 135-6, 140, 144-5, 154, 166, 177-8, 200, 220, 222, 240, 273

시력 저하 114, 151, 170, 246

식물성 지방 103, 302-3

식욕부진 134-5

식이섬유 14, 20, 27, 31, 40, 79-80, 85-6, 113, 126-7, 167, 179-80, 185-6, 191-2, 194-5, 207-8, 215, 222

식품의약품안전청 18, 30, 33-5, 218-9, 312

신장약 20

실리마린 20, 31, 115, 188, 262

실리엄허스크(차전자피) 167, 180, 186, 194, 207

심장병 19, 26, 58, 86, 92, 121, 123, 170, 176, 183, 190, 199, 205, 217, 268, 277-8, 299

심혈관질환 52, 170, 182, 217

십전대보탕 20, 22

쌍화탕 20, 22-3

ㅇ

아가리쿠스버섯 엑스 189

아데노실메티오닌 234

아르기닌 81-2, 87-8

아마인 168, 173, 230, 298-9, 304

아마인유 168, 173, 181, 217, 298-9, 305

아세트아미노펜 78, 158

아연 36, 38-9, 50, 66, 69, 71, 82, 88, 108, 110, 121, 129, 132, 135-6, 143, 149-50, 153, 243, 250, 252, 273-4

IGF 인슐린 유사 성장인자 98, 270

악마의 발톱 235

알로에 20

알코올 77, 82, 125-6, 144-5, 157, 166, 177, 189, 193, 223

알파리놀렌산 168, 181, 298, 304

암 30, 58, 74-5, 92, 109, 116, 121-2, 125, 130, 135, 172, 177, 211, 216, 220-30, 240-1, 245, 249, 281, 285, 290-2, 294-5, 299, 305, 311

암 예방 10가지 222

야맹증 43, 114, 152, 248-9, 253, 301

양파 20

어린이 60-5, 91-2, 101, 245, 289, 290, 299, 305

어지럼증 72, 138, 198, 276-7

에르고칼시페롤 217, 226

아세틸-엘-카르니틴 200

HDL(고밀도지단백) 191, 205

ATP(아데노신 3인산) 81, 118, 124

애코나이트 58

에키나시아 132, 155-6

FDA(식품의약국) 54, 56, 261

LDL(저밀도지단백) 86, 171, 186, 188, 191-5

MVM(멀티비타민 미네랄) 18, 25-6, 30, 38-9, 54, 71-2, 79, 81, 88, 92, 97, 99, 106, 110, 113, 117, 124, 126, 129, 132, 136, 146, 162, 164, 180, 194, 243, 250, 252, 257-8, 265, 279, 320

여성호르몬 24, 72-3, 83-6, 242, 281-2, 283

여성호르몬제 158-9, 241, 282

연골 40, 117-8, 149, 231-4, 270, 273

엽산 25-6, 36-8, 42, 69, 74-5, 81, 90, 100, 103-6, 108, 161-3, 202, 225, 258, 263-6, 295

오메가-3지방산 27, 31, 73, 66, 73, 77, 84-6, 89-90, 101, 111-3, 124, 127, 139-40, 152, 159, 168-73, 181, 191, 193, 202, 217, 228, 244, 298, 304, 316

오메가-6지방산 73, 168-9, 217, 244, 303

오소판 물질 291

오십견 148-9

온찜질 149, 157

올리브 103, 230, 304

요힘베 55, 58

우르소데옥시콜린산(UDCA) 115, 261

우유 31, 61-2, 64, 71, 89, 92, 97, 102, 105, 127, 163, 214, 222, 240-1, 275, 285, 290, 305

운지 추출물 229

울금 50, 199, 259

월경 24, 58, 67-72, 83, 100, 157

월경전증후군 72

위밴드 수술 215

위장질환 129

유산균 14, 18, 27, 31, 36, 38, 40, 86, 127, 154-6, 215, 274, 296-7, 313, 316

은행잎 엑스 14, 31, 40, 81-2, 87, 93, 100, 139-140, 150, 198-9, 250

의약외품 18, 20-1, 47, 315-6

의약품 영양제 18, 20-21, 32-5, 55, 65, 75, 82, 85, 93, 100, 105, 125, 149, 152-3, 182, 187-8, 199, 233, 237, 248-51, 257, 259-60, 269, 309-10, 312-5

이상지질혈증 190, 299

이소플라본 84-5, 240, 242-3, 282

이프리플라본 243

EPA 73, 84-5, 124, 159, 168, 170, 173, 181, 193,

298-9, 304-5

인 19

인삼 40, 77, 80-2, 87-8, 93, 100, 112-3, 124, 129, 132, 139-40, 187, 198, 200, 287-9

임산부 20, 30, 102, 104-7, 146, 162, 265-6, 292, 320

임신부 19, 26, 160-1, 284-5, 313

임신중독증 105

입덧 107

잇몸약 120, 267-8

잇몸질환 119-20

ㅈ

자궁경부이형성증 74-5

자궁경부암 74-5, 225, 227-8, 311

자외선 27, 75-6, 97, 116, 142-3, 221, 224, 240, 242, 248, 291

자율신경 혼란 84

자일리톨 20

장 청소 306-8

저림증 138-9

전립선비대증 82, 88

전립선암 92, 228-9, 240-1, 285, 290, 293, 305

제아잔틴 153

주름살 75-76, 121, 142-3

중성지방 78, 85-6, 170, 177, 188, 190-5, 205, 208, 210, 217, 299

지방 14-5, 18, 27, 37, 61, 81, 117, 140, 169, 178, 193-4, 205-6, 210, 216, 218, 222, 279, 302-3

지방간 79-80, 114, 125, 193

지용성 비타민 36, 38, 103, 106, 300

질염 86, 154-6

집중력 66, 72, 74, 87, 99-101, 166, 198

ㅊ

차이니즈허브신증 199, 259

차전자피 127, 167, 180, 186, 194, 207

참치 169, 172, 298

천연 비타민 20, 32, 43-4, 50, 152, 256-8

철 26, 36, 43-4, 50, 52, 68, 88, 97, 104, 106, 108, 160-3, 279, 313, 320

철결핍성 빈혈 19, 111, 277

철분 19, 24-6, 30, 37-9, 44-6, 50, 64, 67-9, 71, 74, 77, 92, 96, 99-100, 104-5, 110-1, 117 121, 124, 146-7, 160-3, 165-6, 199, 271, 276-80, 320

청소년 25-6, 30, 39, 67, 69-70, 94-5, 97, 160, 240, 285-6, 290, 305

체질량지수 211-2, 216

초유 272-3

최적섭취량 44, 274

치매 86, 89, 93, 100, 125, 135, 195-6, 198-203, 205, 227, 244, 288

치석 119-20, 268

치태 119-20, 268

ㅋ

카로틴 226

카바 58

카페인 78, 81, 122-3, 144-5, 158, 177, 189, 216, 273

칼륨 19, 164, 178-9, 181-2

칼슘 20, 25-7, 31, 36-40, 50, 52, 64, 66-9, 71-2, 76-77, 85, 89, 92, 96-7, 102, 105-8, 110, 119, 127, 146, 150, 165, 208, 216, 225, 231, 238-43, 258, 284-6, 290-1

캣츠클로 236

커피 74, 77, 88, 123, 127, 163, 177, 189, 201, 214, 230, 241, 303

컨슈머리포트 55, 57

컨트리 맬로우 58

컴프레이 58

코엔자임큐텐 20, 27, 31, 80-1, 92, 113, 117, 121, 124, 139-40, 143, 179, 268, 316

코코아 183

콘드로이틴 20, 40, 89, 117, 149, 231

콜라겐 45, 76, 89, 117-8, 143, 149-50, 231, 238, 274

콜레스테롤 85-6, 101, 125-6, 167, 171, 177, 180, 186, 188, 190-5, 205-6, 208, 215, 240, 262, 285, 304-5

콜레칼시페롤 218, 226, 242

콜로이드 실버 58

콜츠풋 58

콩 62, 66, 85, 89, 92, 96, 102, 161, 191, 194, 222, 230, 240, 242, 282, 285, 290

쿠쿠르비타 88

크랜베리 86, 155-6

크레아틴 118

크롬 187, 208

클로렐라 20

클린 308

ㅌ

타우린 262

탄수화물 14-5, 61, 99, 178, 185, 191, 208, 218

퇴행성관절염 118, 231-7

트랜스지방 15, 70, 114, 178

ㅍ

파이토에스트로겐 84-5, 242, 282-3

파킨슨병 52, 121, 147, 216

펩타이드 20

편식하는 아이 61

폐경 24, 26, 52, 83, 86-7, 160, 163, 216-7, 225-6, 238-9, 241-3, 277, 280, 284-5

폐암 52, 75, 226-8, 230, 249, 293

포도씨 추출물 143

포스파티딜세린 201-2

포화지방산 303-4

프로바이오틱 31, 36, 38, 86, 127, 132, 155, 215

프로스타글란딘 73, 78, 157, 159

프로폴리스 20, 273

프리바이오틱 31, 86, 127, 215, 297

피지움 82, 88

피하지방 141, 206, 209

ㅎ

하지불안증후군 123, 144, 146, 160

한국인 영양 섭취 기준 43, 50, 68, 91, 105–106, 108, 110, 279, 284

항산화 영양제 20, 75–6

항산화제 76, 82, 88, 114, 116–7, 142, 152–3, 159, 183, 249–52, 293, 311

해독 308

헴철 104, 162

혈압약 87, 111, 135, 140, 160, 171, 182, 277

혈액순환 20, 31, 40, 86, 113, 125, 128–9, 131–2, 138, 140, 146, 150, 154, 159, 170, 181, 250, 313

혈액응고 억제제(와파린) 171

호르몬 대체요법 84, 87, 245, 281–3

홍삼 20, 88, 187, 288–289

황반변성증 114, 121, 151–3, 170, 246, 249–52, 292, 299

황산글루코사민 118, 149, 232–3, 236

황산콘드로이틴 118, 233–4, 236

후페르진에이 201

흡연 24, 52, 76, 81, 142, 177, 221, 224, 226, 236, 239, 249, 293